总主编简介

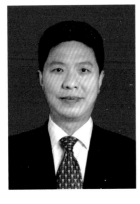

吴绪平，男，三级教授、主任医师、硕士研究生导师。现任中国针灸学会微创针刀专业委员会秘书长、世界中医药学会联合会针刀专业委员会学术顾问、湖北省针灸学会常务理事、湖北省针灸学会针刀专业委员会主任委员、湖北中医药大学针刀医学教研室主任、湖北中医药大学《针刀医学》重点学科带头人、国家自然科学基金评审专家。已收录《针刀医学传承家谱》中华针刀传承脉络第一代传承人。先后指导海内外硕士研究生60余名，2002年12月赴韩国讲学，分别于2003年3月和2011年5月赴香港讲学。2013年11月赴澳大利亚参加第八届世界针灸学术大会，并做学术报告。

40年来，一直在湖北中医药大学从事针灸与针刀教学、临床及科研工作。主讲《经络腧穴学》《针刀医学》及《针刀医学临床研究》。研究方向：①针刀治疗脊柱相关疾病的临床研究；②针灸治疗心、脑血管疾病的临床与实验研究。先后发表学术论文80余篇，主编针灸、针刀专著60余部。获省级以上科研成果奖6项。主持的教学课题"针灸专业大学生最佳能力培养的探讨"，于1993年获湖北省人民政府颁发优秀教学成果三等奖。参加国家自然科学基金项目"电针对家兔缺血心肌细胞动作电位的影响及其机理探讨"，其成果达到国际先进水平，于1998年荣获湖北省人民政府颁发科学技术进步三等奖。参加的国家自然科学基金课题"电针对家兔缺血心肌细胞动作电位影响的中枢通路研究"达到国际先进水平，2007年获湖北省科学技术进步三等奖。2005年10月荣获湖北中医药大学"教书育人，十佳教师"的光荣称号。先后主编新世纪全国高等中医药院校规划教材《针刀治疗学》和《针刀医学护理学》，全国中医药行业高等教育"十二五"规划教材《针刀医学》《针刀影像诊断学》和《针刀治疗学》，新世纪全国高等中医药院校研究生教材《针刀医学临床研究》，全国高等中医药院校"十三五"规划教材《针刀医学》；主编《针刀临床治疗学》《分部疾病针刀治疗丛书》（1套9部）及《专科专病针刀治疗与康复丛书》（1套16部）、《针刀医学临床诊疗与操作规范》《中华内热针临床诊断与治疗》《中华内热针大型系列临床教学视听教材（12集）》；总主编《分部疾病针刀临床诊断与治疗丛书》（1套10部）；编著大型系列视听教材《中国针刀医学（20集）》；独著出版《中国针刀治疗学》；主持研制的行业标准《针刀基本技术操作规范》于2014年5月31日由中国针灸学会发布，2014年12月31日实施。

主要临床专长：擅长运用针刀整体松解术治疗各种类型颈椎病、肩周炎、肱骨外上髁炎、腰椎间盘突出症、腰椎管狭窄症、强直性脊柱炎、类风湿关节炎、膝关节骨性关节炎、神经卡压综合征、腱鞘炎、跟骨骨刺及各种软组织损伤疼痛等症。

作 者 简 介

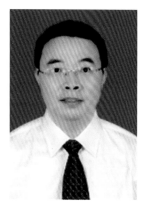

彭勋超，男，重庆医科大学附属永川中医医院针灸科主任，三级教授，硕士研究生导师，主任中医师，永川区名中医。中国针灸学会微创针刀专业委员会委员，中华中医药学会针刀分会委员，中国民族医药学会针刀分会常务理事，中医促进会针刀专委会副主任委员，重庆中医药学会疼痛专委会副主任委员，永川针刀专委会主任委员。

承担科研课题六项，发表论文四十余篇，主编《肩部疾病针刀临床诊断与治疗》（第2版），副主编《针刀骨伤科学》；参加编写全国高等中医药院校教材《针刀医学临床研究》和《针刀医学》（"十二五"、"十三五"）规划教材；参加编写《针刀脊柱病学》《针刀医学临床诊疗与操作规范》《针刀医学临床100问》等专著。

擅长针刀、针灸推拿学、中药经方为主治疗：颈椎病、腰椎间盘突出症、膝关节骨性关节炎等颈肩腰腿痛，中风偏瘫、面瘫，风湿骨病、筋伤科、神经科及内、妇五官与皮肤科疾病。

专科专病针刀整体松解治疗与康复丛书

总主编　吴绪平

神经卡压综合征针刀整体松解治疗与康复

主编　彭勋超

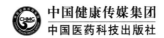

中国健康传媒集团

中国医药科技出版社

内 容 提 要

　　本书共分八章，第一章介绍骨与软组织的力学系统——人体弓弦力学解剖系统；第二章介绍神经卡压综合征病因病理学理论；第三章介绍针刀操作技术；第四章介绍神经卡压综合征体格检查方法；第五章介绍神经卡压综合征针刀整体松解治疗与康复；第六章介绍神经卡压综合征临证医案精选；第七章介绍神经卡压综合征针刀临床研究进展；第八章介绍神经卡压综合征针刀术后康复保健操。

　　全书内容丰富，资料详实，图文并茂，言简意赅，实用性强。适用于广大针刀临床医师，全国高等中医药院校针灸、骨伤、针刀及中医学专业大学生、研究生阅读参考。

图书在版编目（CIP）数据

　　神经卡压综合征针刀整体松解治疗与康复 / 彭勋超主编. —北京：中国医药科技出版社，2019.3

　　（专科专病针刀整体松解治疗与康复丛书）

　　ISBN 978-7-5067-9364-3

　　Ⅰ. ①神… Ⅱ. ①彭… Ⅲ. ①神经压迫综合征-针刀疗法②神经压迫综合征-康复医学 Ⅳ. ①R277.75

　　中国版本图书馆 CIP 数据核字（2017）第 134961 号

美术编辑　陈君杞

版式设计　张　璐

出版　**中国健康传媒集团** | 中国医药科技出版社

地址　北京市海淀区文慧园北路甲 22 号

邮编　100082

电话　发行：010-62227427　邮购：010-62236938

网址　www.cmstp.com

规格　787×1092mm　$\frac{1}{16}$

印张　15

字数　331 千字

版次　2019 年 3 月第 1 版

印次　2023 年 3 月第 2 次印刷

印刷　三河市万龙印装有限公司

经销　全国各地新华书店

书号　ISBN 978-7-5067-9364-3

定价　**39.80 元**

《专科专病针刀整体松解治疗与康复丛书》
编 委 会

总主编　吴绪平

编　委（以姓氏笔画为序）

石　笋　朱其彬　张　平　张　娟

陈贵全　周　鹏　周定军　秦保和

彭树刚　彭勋超　裴久国　镇水清

薛　莲

《神经卡压综合征针刀整体松解治疗与康复》
编委会名单

主　编　彭勋超

副主编　喻建兵　毕　宁　袁　瑕　黄　杰

　　　　吕范杰　杨　丽

编　委　（以姓氏笔画为序）

　　　　孔令清　任　婕　刘　娟　李　梦

　　　　杨泽志　吴平福　吴洪阳　汪永权

　　　　陈双平　陈永笛　陈崇华　张　意

　　　　罗明全　周朝进　莫中波　莫锐芳

　　　　候万洪　曾　林　游　玲

序

  针刀医学发展至今，已具备较完整的理论体系，治疗范围也已由慢性软组织损伤和骨质增生类疾病扩展到内、妇、儿、五官、皮肤、美容与整形等临床各科疾病。针刀医学事业要不断发展壮大，需确立个人的研究方向，做到专科、专家、专病、专技。把针刀治疗的优势病种分化为多个专病或专科。从事针刀医学的各位中青年人才，应该走先"专而精"，后"博而广"的道路，这样才能为针刀医学的繁荣发展打下坚实的基础，才能为针刀医学走出国门、面向世界，"让针刀医学为全世界珍爱健康的人民服务"成为现实。

  得阅由湖北中医药大学吴绪平教授总主编的《专科专病针刀整体松解治疗与康复丛书》，甚感欣慰。该套丛书提出了人体弓弦力学系统和慢性软组织损伤病理构架——网眼理论的新概念，进一步阐明了慢性软组织损伤和骨质增生类疾病的病因病理过程及针刀治疗的作用机理，将针刀的诊疗思路发展到综合运用立体解剖学、人体生物力学等知识来指导操作的高度上来，将针刀治疗从"以痛为腧"的病变点松解提升到对疾病病理构架进行整体松解的高度上来，发展和完善了针刀医学的基础理论，从不同的角度诠释了针刀医学的创新，这将极大地提高针刀治疗的愈显率，让简、便、廉、验的针刀医学更加深入人心。

  该套丛书按专病和专科分为 16 个分册，每分册详细地介绍了相关疾病的病因、临床表现以及针刀整体松解治疗的全过程，将每一种疾病每一支针刀的具体操作方法淋漓尽致地展现给读者，做到理论与实践紧密结合，提高临床医师学习效率。该丛书是一套不可多得的针刀临床与教学专著，将对针刀医学的推广应用起到重要作用。故乐为之序。

中 国 工 程 院 院 士
天津中医药大学教授
国 医 大 师
2017 年 3 月 10 日

前　言

《专科专病针刀治疗与康复丛书》（一套 16 本）由中国医药科技出版社于 2010 年出版以来，深受广大针刀临床医师和全国高等中医药院校本专科大学生的青睐，该套丛书发行量大，社会反响强烈。在 7 年多的临床实践中，针刀治疗的理念不断更新、诊断技术不断完善、治疗方法不断改进，有必要将上述优秀成果吸收到本套丛书中来。应广大读者的要求，我们组织全国针刀临床专家编写了《专科专病针刀整体松解治疗与康复丛书》。本套丛书是在《专科专病针刀治疗与康复丛书》的基础上，对针刀基础理论、针刀治疗方法进行了修改与补充，增加了针刀影像诊断、针刀术后康复及针刀临床研究进展的内容，以适应针刀医学的快速发展和广大读者的需求。

《专科专病针刀整体松解治疗与康复丛书》包括《颈椎病针刀整体松解治疗与康复》《腰椎间盘突出症针刀整体松解治疗与康复》《强直性脊柱炎针刀整体松解治疗与康复》《脊柱侧弯针刀整体松解治疗与康复》《痉挛性脑瘫针刀整体松解治疗与康复》《股骨头坏死针刀整体松解治疗与康复》《肩关节疾病针刀整体松解治疗与康复》《膝关节疾病针刀整体松解治疗与康复》《类风湿关节炎针刀整体松解治疗与康复》《关节强直针刀整体松解治疗与康复》《常见运动损伤疾病针刀整体松解治疗与康复》《神经卡压综合征针刀整体松解治疗与康复》《常见内科疾病针刀整体松解治疗与康复》《常见妇儿科疾病针刀整体松解治疗与康复》《常见五官科疾病针刀整体松解治疗与康复》《常见美容减肥与整形外科疾病针刀整体松解治疗与康复》。各分册分别介绍了针刀临床应用解剖、生物力学、骨与软组织的力学系统——人体弓弦力学系统、慢性软组织损伤的病因病理学理论及骨质增生的病理构架、疾病的诊断与分型、针刀操作技术、针刀整体松解治疗、针刀术后康复治疗与护理、针刀临证医案精选、针刀治疗的临床研究进展及针刀术后康复保健操等内容。

本套丛书以人体弓弦力学系统和慢性软组织损伤的病理构架理论为基础，从点、线、面的立体病理构架分析疾病的发生发展规律。介绍临床常见病的针刀基础术式，如"T"形针刀整体松解术治疗颈椎病，"C"形针刀整体松解术治疗肩周炎，"回"字形针刀整体松解术治疗腰椎间盘突出症及"五指定位法"治疗膝关节骨性关节炎等。将针刀治疗从"以痛为腧"病变点的治疗提升到对疾病的病理构架进行整体治疗的高度上来，提高了针刀治疗的临床疗效。同时，以人体解剖结构的力学改变为依据，着重介绍了针刀闭合性手术的术式设计、体位、针刀定位、麻醉方法、针刀具体操作方法及其疗程，并按照局部解剖学层次，描述每一支针刀操作的全过程，将针刀医学精细解剖学和立体解剖学的相关知识充分应用到针刀的临床实践中，提出了针刀术后整体康复的重要性和必要性，制定了针刀术后的康复措施及具体操作方法。

本套《专科专病针刀整体松解治疗与康复丛书》共计 300 余万字，插图约 3000 余幅，图文并茂，可操作性强。成稿后，经丛书编委会及各分册主编多次修改审定后召开编委会定稿，突出了影像诊断在针刀治疗中的指导作用，达到了针刀基础理论与针刀治疗相联系、针刀治疗原理与针刀术式相结合、针刀操作过程与局部解剖相结合的目的，强调了针刀术后护理及康复治疗的重要性，反映了本时期针刀临床研究的成果。由于书中针刀治疗原则、术式设计及操作步骤全过程均来源于作者第一手临床资料，可使读者直接受益。本丛书适用于广大针刀临床医师，全国高等中医药院校的针灸推拿学、针刀、骨伤及中医学专业大学生和研究生阅读参考。

丛书编委会非常荣幸地邀请到中国工程院院士、国医大师、天津中医药大学石学敏教授为本套丛书作序，在此表示诚挚的谢意！

尽管我们做出了很大努力，力求本套丛书全面、新颖、实用，但由于针刀医学是一门新兴的医学学科，我们的认识和实践水平有限，疏漏之处在所难免，希望广大中西医同仁及针刀界有识之士多提宝贵意见。

丛书编委会
2017 年 6 月

编写说明

《神经卡压综合征针刀治疗与康复》第一版于 2010 年 5 月出版发行以来，至今已经 8 年了，该书指导针刀医师治疗神经卡压综合征，对提高针刀诊疗技术与术后康复起到重要作用，深受广大读者的青睐。随着社会的飞速发展，临床诊疗技术日新月异，针刀整体松解治疗疾病的思路不断拓展。经本书编委会反复酝酿、讨论，并对该书进行了认真修订。明确了针刀整体松解术治疗神经卡压综合征的新理念和具体操作方法，有助于提高临床疗效；强化了现代康复治疗，重视针刀治疗与术后康复相结合。故命名为《神经卡压综合征针刀整体松解治疗与康复》。

本书共分八章，第一章介绍骨与软组织的力学系统——人体弓弦力学解剖系统；第二章介绍神经卡压综合征病因病理学理论；第三章介绍针刀操作技术；第四章介绍神经卡压综合征体格检查方法；第五章介绍神经卡压综合征针刀整体松解治疗与康复；第六章介绍神经卡压综合征临证医案精选；第七章介绍神经卡压综合征针刀临床研究进展；第八章介绍神经卡压综合征针刀术后康复保健操。本书的特色在于以骨与软组织的力学系统为主线，详细阐述了神经卡压综合征的力学病因、发病机制，论述了神经卡压综合征立体网络状病理构架与临床表现之间的联系，并根据骨与软组织的力学系统平衡失调，设计了针刀整体松解术式。本书的另一个特色在于重视针刀术后的整体康复治疗对针刀疗效的影响，设计了多种针刀术后康复方法供针刀医师在临床上使用。

全书内容丰富，资料翔实，图文并茂，言简意赅，实用性强。适用于广大针刀临床医师，全国高等中医药院校针灸骨伤、针刀及中医专业大学生、研究生阅读参考。

《专科专病针刀整体松解治疗与康复丛书》编委会

2018 年 3 月

目　　录

第一章

骨与软组织的力学系统——
人体弓弦力学系统

一、人体与力的关系

1. 人类的基本属性与力的关系

（1）人类有两大属性。第一是人的自然属性，第二是人的社会属性。人的自然属性告诉我们，人为了生存，必须进行物质索取（比如衣食住行），人类为了延续必须自我再生产（性欲）；人的社会属性告诉我们，人的一切行为不可避免地要与周围所有的人发生各种各样的关系，比如生产关系、亲属关系、同事关系等等。现实社会中的人，必然是一个生活在一定社会关系中的人。这种复杂的社会关系就决定了人的本质，形成了人的社会属性。人类的这两大基本属性中离不开一个共同点，就是人的运动性。运动是物质的固有性质和存在方式，是物质的根本属性，世界上没有不运动的物质，也没有离开物质的运动。同时运动具有守恒性，即运动既不能被创造又不能被消灭，人类的一切行为都离不开运动。

（2）力是运动中不可缺少的最重要的元素。力是一个物体对另一个物体的作用，物体间力的作用是相互的，力可以改变物体的运动状态，也可以改变物体的物理状态。人生活在地球上，首先会受到地心引力的影响。要维持人体的正常姿势，包括卧姿、坐姿、站姿，就必须形成与重力相适应的解剖结构，其次，人体为了生存要劳动、运动，会受到各种力的影响。

（3）人体内部的解剖结构分为两大类即固体物质和流体物质。固体物质包括各种软组织（如肌肉、韧带、血管、淋巴管、神经、腱鞘、滑囊、关节囊、筋膜、大脑、脊髓和各种内脏器官）和骨骼；流体物质包括血液和各种组织液。因此，人体内的力学系统就包括固体力学系统和流体力学系统。这两大系统所表现的力学形式是多种多样的，但是概括起来说，只有 3 种基本的力学形式，即拉力、压力、张力。

2. 人体内的三种基本力学形式

力的反作用力，又称为应力。各种力作用于人体时，都有一个反作用力，所以在研究力对人体影响时，都采用应力这个概念，这样人体内的 3 种基本的力学形式称之为拉应力、压应力、张应力。

（1）拉应力　拉应力是方向沿一条线向两端方向相反的离心作用力（图 1-1）。

（2）压应力　压应力是方向沿一条线方向相对的向心作用力（图1-2）。

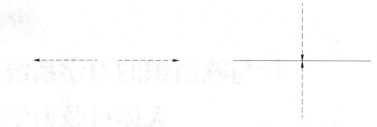

图1-1　拉力与拉应力　　　　　　　　图1-2　压力与压应力

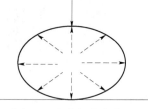

图1-3　张力与张应力

（3）张应力　张应力是方向从一个圆的中心或一个球的中心向周围扩散的作用力（图1-3）。

（4）组成人体的各种物质从外部物理性质来分类，可分为刚体、柔体和流体。骨组织属于刚体，各种软组织，包括大脑、脊髓、各内脏器官、肌肉、韧带、筋膜、腱鞘、神经、滑囊、关节囊等都属于柔体，各种体液（包括血液）都属于流体。压应力主要作用于刚体。它是沿一条线方向的相对向心作用力，不管是刚体、柔体，还是流体都可能受到压力的影响，但主要是刚体；拉应力主要作用于柔体，它是沿一条线方向的离心作用力；张应力主要作用于流体，它是当流体在流动时，管腔容量小而流体的流量大而产生的张力或流体被堵塞、滞留而产生的作用力。人体的所有关节都是由骨性组织（刚体）构成它的主要部分，故关节大多受到压应力的影响；大脑、脊髓和内脏器官（柔体）在人体内都呈现悬挂式的，因受到地球引力的作用，它自身的重量就形成了对抗性的拉力，所以都受到拉应力的影响，其他的软组织（柔体）的两端或周边都附着在其他的组织结构上，因此也都受到拉应力的影响；而体液（包括血液）容易产生张力，在组织器官内都易受到张应力的影响。

3. 人体对异常应力的三种自我调节方式

（1）当异常力学状态影响和破坏组织结构和生理功能时，人体通过自我调节进行纠正，恢复正常，这是最佳的结果。

（2）当异常力学状态影响和破坏骨关节时，人体通过对抗性的调节进行自我修复，即通过软组织的增生、硬化、钙化、骨化来对抗这种异常力学状态，阻止力的继续影响和破坏作用，但这种调节造成新的病理因素，形成新的疾病。如肌肉增生和各种软组织硬化、钙化、骨化最终形成骨质增生，引发临床表现。

（3）当异常的力学状态对人体的组织结构和生理功能产生较大强度的破坏时，以上两种调节方法已经无效，人体则被迫采取第3种调节方法，即适应性调节方法。这种调节只能保持一部分组织结构和生理功能不被破坏，而另一部分被破坏。比如，小儿髋关节半脱位长期得不到正确治疗和纠正，直至长大成人，人体就通过适应性的调节功能使髋臼变形，股骨头变形，股骨头外侧肌肉硬化和钙化，来保持髋关节的部分伸屈功能。

4. 人体是一个复杂的力学结构生命体

根据人类的自然属性、社会属性及运动属性得知，人体是一个复杂的力学结构生命体，比如，人体为了生存和自我保护，人体的形体结构形成了类似于圆形外形，这种近似圆形的形体结构最大限度地保护了人体免受外界的损伤。同时，人体将重要的结构均置于身体的内部或者内侧，比如，人体将神经系统置于颅腔和椎管内，将心血管系统置于胸腔内，将四肢的重要神经血管置于肢体的内侧深层，以保证人体重要器组织不受外界干扰和损伤。

二、骨杠杆力学系统

从物理学的知识得知，一个直的或者曲的刚体，在力的作用下，能围绕一固定点或者固定轴（支点）作转动，并克服阻力而做功。这个刚体在力学上称为杠杆。

人体的骨骼是支架，连接骨骼的软组织是维持这个支架保持正常位置和完成运动功能的纽带。骨骼本身不能产生运动功能，只有在软组织的牵拉作用下，才会完成运动功能。为了完成运动功能，人体根据其自身的特点形成了骨杠杆力学系统。所谓骨杠杆力学系统，是指骨相当于一硬棒（刚体），它在肌肉拉力（动力）作用下，围绕关节轴（支点）作用，并克服阻力而做功。为了完成不同的生理功能，人体形成了不同类型的关节连结，如单轴关节、双轴关节和多轴关节（图1-4），以保证关节能够沿冠状轴面进行屈伸运动，沿矢状轴面进行内收外展运动、沿垂直轴面进行内旋外旋以及环转运动。

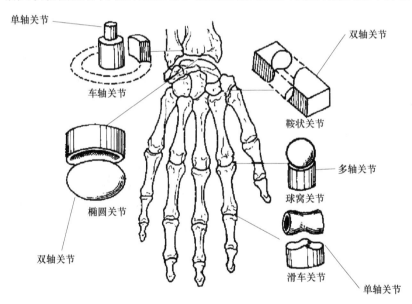

图1-4　骨杠杆系统示意图

综上所述，运动是人体的根本属性之一，力是人体运动的基本元素。所以，人体的力学结构就成为我们研究人体的生理病理时一个重要部分。那么，人体运动系统的力学结构是什么？这些力学结构的组成成分有哪些？它们之间的关系如何？力学结构如何影响疾病的发生、发展和转归？针刀治疗的原理是什么？不搞清楚这些问题，就不可能从学术的高度来认识针刀神奇的疗效，不可能解释针刀治疗众多临床疑难杂症的机理，不可能将针刀医学作为一门新兴的医学学科进行推广应用。经过上万例的针刀临床实践，作者发现了人类运动的力学解剖结构是人体弓弦力学系统，并根据弓弦力学系统提出了慢性软组织损伤的病理构架理论——网眼理论。现分述如下。

三、人体弓弦力学系统

（一）一副完整的弓箭由弓、弦和箭三部分组成，弓与弦的连结处称之为弓弦结合部，一副完整弓弦的力学构架是在弦的牵拉条件下，使弓按照弦的拉力形成一个闭合的静态力学系统。弦相当于物理学的柔体物质，主要承受拉力的影响；弓相当于物理学的刚体物质，主要承受压力的影响。射箭时的力学构架是在弦的拉力作用下，使弓随弦的拉力方向产生形变，最后将箭射出（图1-5）。

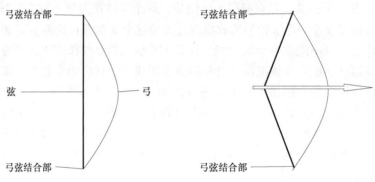

图 1-5　弓弦组成示意图

（二）人类在逐渐进化过程中，各骨骼与软组织的连结方式类似弓箭形状的力学系统，作者将其命名为人体弓弦力学系统。通过这个系统，人体能够保持正常的姿势，完成各种运动生理功能。人体弓弦力学系统是以骨为弓，关节囊、韧带、肌肉、筋膜为弦，完成人体特定运动功能的力学系统。它由动态弓弦力学单元和静态弓弦力学单元和辅助装置3个部分组成。静态弓弦力学单元是维持人体正常姿势的固定装置；动态弓弦力学单元是以肌肉为动力，是人体骨关节产生主动运动的基础；辅助装置是维持人体弓弦力学系统发挥正常功能的辅助结构，包括籽骨、副骨、滑液囊等，籽骨、副骨的作用是在人体运动应力最集中部位，将一个弓弦力学单元分为两个，从而最大限度地保持该部位的运动功能。比如，髌骨是人体最大的籽骨，它将膝关节前面的弓弦力学系统一分为二，减少了股四头肌的拉应力，避免了股四头肌腱与股骨和胫骨的直接磨擦，尤其是膝关节屈曲超过90°以后的肌肉与骨的磨擦。滑液囊的作用是在弓弦结合部周围分泌润滑液，减少软组织起止点与骨骼的磨擦。

（三）弓弦力学系统

人体弓弦力学系统分为3类，即四肢弓弦力学系统、脊柱弓弦力学系统和脊-肢弓弦力学系统。这3个弓弦力学系统相互联系，相互补充，形成了人体完整的力学构架。每个系统由多个单关节弓弦力学系统组成。由此可见，要理解人体弓弦力学系统，首先要掌握单关节弓弦力学系统（图1-6），因为它是人体弓弦力学系统的基础。

1. 单关节弓弦力学系统

（1）静态弓弦力学单元

骨与骨之间以致密结缔组织形成的关节囊及韧带连接方式称为关节连接。关节连接是人体保持姿势及运动功能的基本单位，是一个典型的静态弓弦力学系统。一个静态弓弦力学单元由弓和弦两部分组成，弓为连续关节两端的骨骼；弦为附着在关节周围的关节囊、韧带或/和筋膜，关节囊、韧带或/和筋膜在骨骼的附着处称为弓弦结合部（图1-7）。

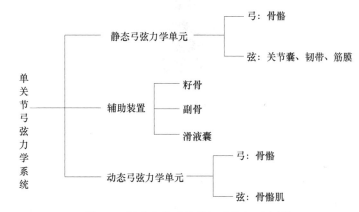

图1-6　弓弦力学系统的组成构架示意图

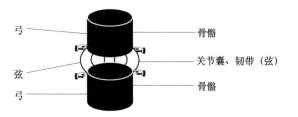

图1-7　静态弓弦力学单元示意图

由于关节囊、韧带及筋膜本身没有主动收缩功能，它们的作用是保持关节正常的对合面，同时又维持关节稳定性，所以，静态弓弦力学单元的作用是维持人体正常姿势的固定装置。

（2）动态弓弦力学单元

人体进化为直立行走，其关节连接的形状和关节受力方式也发生了变化。骨骼本身不能产生运动，关节是将骨骼连接起来的一种高度进化模式，只有骨骼肌收缩，才能带动关节的运动，从而完成关节运动，也就是说，正常的关节是运动的基础，肌肉收缩是运动的动力。我们的骨骼肌都是跨关节附着，即肌肉的两个附着点之间至少有一个以上的关节，肌肉收缩会使这些关节产生位移，完成特定的运动功能。一个动态弓弦力学单元包括一个以上的关节（静态弓弦力学系统）和跨关节附着的骨骼肌，骨骼肌在骨面的附着处称为弓弦结合部（图1-8）。

由于动态弓弦力学单元以肌肉为动力，以骨骼为杠杆，是骨杠杆系统的力学解剖结构。骨骼肌有主动收缩功能，所以，动态弓弦力学单元是骨关节产生主动运动的力学解剖学基础。

2. 四肢弓弦力学系统

人体的四肢以单关节弓弦力学系统为基础，构成了众多的形状不同、功能不同的弓弦力学系统。这些弓弦力学系统的作用是维持四肢关节的正常位置，完成四肢的运动功能。

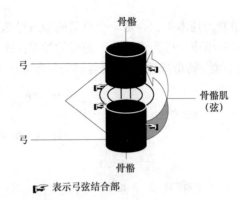

☞ 表示弓弦结合部

图 1-8　动态弓弦力学单元示意图

（1）四肢静态弓弦力学单元

四肢静态弓弦力学单元以四肢关节连结的骨为弓，以关节囊、韧带、筋膜为弦，维持四肢关节的正常位置及静态力学平衡。上肢的关节如肩关节、肘关节、腕关节、掌指关节、指间关节，下肢的关节如髋关节、膝关节、踝关节、跗骨间关节、跖趾关节、趾间关节等关节连结以及由韧带或者筋膜连结起来的多关节解剖结构都属于单关节静态弓弦力学单元。

图 1-9 显示一个滑膜关节的静态弓弦力学单元，它们是以骨骼为弓，以关节囊为弦，关节囊在骨骼的附着处称为弓弦结合部。各种原因引起关节囊受力异常，人体会通过粘连、瘢痕、挛缩来代偿这些过大的应力，导致关节囊增厚。如果这种异常应力不解除，人体就会在关节囊的附着处即弓弦结合部进行对抗性的调节，即在此处形成硬化、钙化、骨化，最终形成骨质增生。

图 1-10 显示以跟距关节、距舟关节、舟楔关节、楔骰关节直到趾间关节的骨骼为弓，以足底腱膜为弦所形成的足纵弓静态弓弦力学单元。足底腱膜本身没有主动收缩功能，但它是维持足纵弓正常形状的重要结构。人体在行走过程中，通过足底腱膜的形变来改变足弓的形状来适应行走的力学变化。如果足底腱膜长期受到超过人体调节范围的应力，在足底腱膜的起止点即弓弦结合部就会通过粘连、瘢痕、挛缩来代偿这些过大的应力，又由于足底腱膜只有一个起点即跟骨结节，向前分裂成五束分别止于 5 个脚趾骨，所以在跟骨结节处所受的应力最大，当人体通过粘连、瘢痕、挛缩都不能代偿这些过大的应力，就会在跟骨结节处对抗性的调节，即形成硬化、钙化、骨化，最终形成跟骨骨刺。

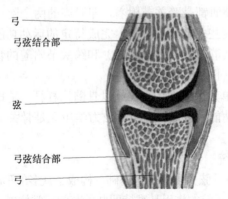

图 1-9　滑膜关节的静态弓弦力学单元

（2）四肢动态弓弦力学单元

四肢动态弓弦力学单元以四肢关节连结的骨为弓，以骨骼肌为弦，完成四肢关节的运动功能及动态力学平衡。上肢的关节如肩关节、肘关节、尺桡上关节、尺桡下关节、腕关节、掌指关节、指间关节，下肢的关节如髋关节、膝关节、踝关节、跗骨间关节、跖趾关节、趾间关节等关节的运动都属于单关节动态弓弦力学单元。

图 1-11 显示旋前方肌所形成的单关节动态弓弦力学单元。旋前方肌起于尺骨远端前面，止于桡骨远端前面。它所形成的动态弓弦力学单元是以尺桡下段前面为弓，以旋前方肌为弦，完成前臂主动旋前功能。

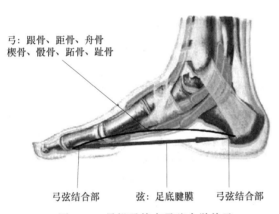

弓：跟骨、距骨、舟骨
楔骨、骰骨、跖骨、趾骨

弓弦结合部　　弦：足底腱膜　　弓弦结合部

图 1-10　足纵弓静态弓弦力学单元

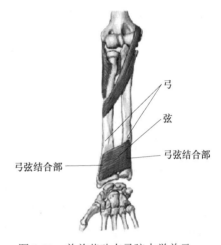

弓
弦
弓弦结合部
弓弦结合部

图 1-11　单关节动态弓弦力学单元

3. 脊柱弓弦力学系统

脊柱是人体的中轴线，人体为了生存的需要，在脊柱的矢状面上逐渐形成了一个曲线形状，这就是脊柱弓弦力学系统，也就是我们常说的脊柱的生理曲度。脊柱弓弦力学系统由多个单关节弓弦力学系统组成，由颈段、胸段、腰段、骶尾段的弓弦力学系统组成（图 1-12）。

（1）颈段弓弦力学系统：以枕骨、颈椎为弓，连结颈椎的软组织如椎间关节的关节突关节韧带、颈椎间盘、项韧带、黄韧带、椎枕肌、前斜角肌、中斜角肌、后斜角肌、骶棘肌颈段等软组织为弦所形成的一个弓弦力学系统，颈段弓弦力学系统的功能是维持颈椎的生理曲度，完成颈部的部分运动功能，另一部分颈部的运动功能由脊肢弓弦力学系统完成。

（2）胸段弓弦力学系统：以胸椎及肋骨、胸骨为弓，连结这些骨骼的软组织如椎间关节的关节突关节韧带、

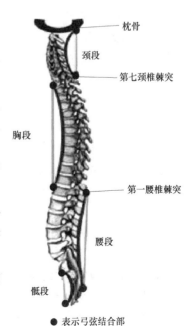

枕骨
颈段
第七颈椎棘突

胸段

第一腰椎棘突

腰段

骶段

● 表示弓弦结合部

图 1-12　脊柱弓弦力学系统

肋横突韧带、黄韧带、前后纵韧带、胸段、胸椎间盘等软组织为弦所形成的一个弓弦力学系统，胸段弓弦力学系统的功能主要是维持胸椎的生理曲度，并参与胸椎在矢状面的运动功能。

（3）腰段弓弦力学系统：以腰椎为弓，连结腰椎的软组织如椎间关节的关节突关节韧带、腰椎间盘、前后纵韧带、黄韧带、髂腰韧带、骶棘肌腰段等软组织为弦所形成的一个弓弦力学系统，腰段弓弦力学系统的功能是维持腰椎的生理曲度，完成腰部的部分运动功能，另一部分腰部的运动功能由脊肢弓弦力学系统完成。

（4）骶尾段弓弦力学系统：以骶尾椎为弓，连结骶尾椎的软组织如骶棘韧带、骶结节韧带、骶棘肌腰段等软组织为弦所形成的一个弓弦力学系统，骶尾段弓弦力学系统的功能是维持骨盆平衡。

（5）颈段、胸段、腰段、骶尾段的弓弦力学系统共同组成脊柱矢状面的整体弓弦力学系统，骶棘肌、项韧带、斜方肌等软组织在枕骨的附着处及第7颈椎的附着处为颈段的弓弦结合部，前纵韧带在第1胸椎、第12胸椎前面的附着处为胸段的弓弦结合部，骶棘肌、棘上韧带、背阔肌等软组织在第1腰椎、第5胸椎后面的附着处为腰段的弓弦结合部，骶棘韧带、骶结节韧带等软组织在骶椎侧面、坐骨结节、坐骨棘的附着处为骶尾段的弓弦结合部。

根据数学曲线变化规律，当一段曲线弧长一定时，这段曲线其中的一部分曲率变小，剩下的那一部分曲线的曲率会相应的增大。由于这些弓弦结合部都是脊柱矢状轴发生转曲的部位，所以，此部位的软组织尤其容易受到损伤。当弓弦结合部的软组织发生粘连、瘢痕、挛缩等损伤时，就会引起脊柱生理曲度的变化，引发颈椎病、腰椎病、颈-腰综合征等众多临床疑难病症。

4. 脊肢弓弦力学系统

躯干是人体的主干，人体要完成复杂的运动功能，如肢带关节（肩关节、髋关节）的运动，上、下肢同时运动，就需要围绕脊柱的多个关节的联合协调运动。从而形成了脊肢弓弦力学系统。后者由多个单关节弓弦力学系统组成，分为胸廓与肢体弓弦力学系统及脊柱与肢体弓弦力学系统。脊肢弓弦力学系统以脊柱为中心，相互协调，相互补充，保证了脊动肢动、肢动脊动的统一。这个弓弦力学系统从形状上看，类似斜拉桥的结构，斜拉桥的桥塔相当于脊柱，斜拉桥的桥面相当于肢带骨，连续斜拉桥的拉索相当于连结脊柱和肢带骨的软组织。桥塔和桥面相当于弓，拉索相当于弦（图1-13）。

根据斜拉桥的原理，我们得知，斜拉桥由桥塔、拉索和桥面组成。我们以一个索塔来分析。桥塔两侧是对称的斜拉索，通过斜拉索将桥塔和桥面连接在一起。假设索塔两侧只有两根斜拉索，左右对称各一条，这两根斜拉索受到主梁的重力作用，对桥塔产生两个对称的沿着斜拉索方向的拉力，根据受力分析，左边的力可以分解为水平向向左的一个力和竖直向下的一个力；同样的右边的力可以分解为水平向右的一个力和竖直向下的一个力；由于这两个力是对称的，所以水平向左和水平向右的两个力互相抵消了，最终主梁的重力成为对桥塔的竖直向下的两个力，这样，力又传给索塔下面的桥墩了。斜拉索数量越多，分散主梁给斜拉索的力就越多。

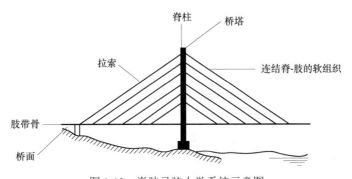

图1-13 脊肢弓弦力学系统示意图

脊柱与肢带骨的连结类似于斜拉桥的力学原理，脊柱两侧肌肉、韧带、筋膜等软组织的正常应力是维持脊柱和肢带骨的正常力学传导的必要元素。如果这些软组织受到异常的拉应力，就会造成脊柱的移位。换言之，脊柱的错位不是脊柱本身引起的，而是由于脊柱两侧软组织的应力异常导致的。当脊柱一侧的软组织的拉应力异常，脊柱就会向拉力侧倾斜，在影像学上就会发现脊柱在矢状面、冠状面、垂直面出现单一的或者多方向的移位表现。而且一侧的软组织的拉应力异常引起了脊柱的移位，必然引起对侧的软组织的拉应力异常。

与颈椎病有关的脊柱与肢体的弓弦力学系统：一是以颈椎、肩胛骨为弓，肩胛提肌为弦的动态弓弦力学单元，二是以脊柱、肱骨、肩胛骨为弓，斜方肌、背阔肌为弦的动态弓弦力学单元，三是以颈椎横突、肋骨为弓，前、中、后斜角肌为弦的动态弓弦力学系统。以斜方肌、背阔肌的动态弓弦力学单元为例，当斜方肌、背阔肌慢性劳损，人体在修复过程中在肌肉的起止点形成粘连、瘢痕，造成局部的应力异常，根据斜拉桥的力学原理，必然引起颈椎在冠状面的受力异常，最终引起颈椎侧弯，引起颈椎病的临床表现；同时，由于斜方肌与背阔肌有部分相同的起点，斜方肌的损伤后期会引起背阔肌慢性劳损，背阔肌又是腰部的脊肢弓弦力学系统，当背阔肌损伤应力异常以后，必然引起腰椎弓弦力学系统的代偿，严重者引起腰椎错位，引发腰神经根的卡压，引起下肢神经压迫的临床表现。这就是颈腰综合征的病理机制。

综上所述，我们可以得出以下结论：

（1）人体的弓弦力学系统是物理学的力学成分在人体骨关节与软组织之间的具体表现形式，是人体运动系统的力学解剖结构，它的基本单位是关节，一个关节的弓弦力学系统包括静态弓弦力学单元和动态弓弦力学单元及其辅助结构。

（2）由于人体骨关节周围软组织起止点的不同，在同一部位的骨骼上可以有一个或者多个肌肉、韧带的起止点。起于同一部位的肌肉、韧带可止于不同的骨骼，起于不同骨骼的多条肌肉、韧带等软组织也可止于同一骨骼。各部分的弓弦力学单元相互交叉，形成人体整体弓弦力学系统。

（3）脊柱弓弦力学系统对维持脊柱的生理曲度具有重要意义，脊柱前、后面软组织损伤是引起脊柱生理曲度变化的始发原因。

（4）脊-肢弓弦力学系统找到了脊柱与四肢的力学传导的路径，从力学层面实现了脊柱与四肢的统一。动、静态弓弦力学单元的关系可归纳为四句话，即动中有静，静中有动，动静结合，平衡功能。

（5）弓弦力学系统组成部分的慢性损伤，必然引起弓弦组成部的受力异常。在弓弦力学系统中，应力集中的部位首先是弓弦结合部即软组织的起止点，其次是弦即软组织的行经路线，最后是弓即骨关节。这就是为什么骨关节周围的软组织损伤在临床上最为多见，其次才是软组织行经路线的损伤，最后是骨关节本身的损伤如骨质增生、创伤性关节炎、骨性关节炎等。

（6）弓弦力学系统的创立，阐明了慢性软组织损伤及骨质增生等临床疑难杂症的病理机制和疾病的病理构架，完善和补充了针刀医学基础理论，将针刀治疗从"以痛为腧"的病变点治疗提升到对疾病的病理构架治疗的高度上来，解决了针刀治疗有效率高、治愈率低的现状，为针刀治愈困扰全人类健康的慢性软组织损伤性疾病，骨质增生症提供了解剖力学基础。

第二章

神经卡压综合征病因病理学理论

第一节　神经卡压局部慢性软组织损伤病因病理学理论

一、神经卡压局部慢性软组织损伤的概述

（一）针刀医学对人体的分类（综合分类法）

针刀医学根据人体组织的物理性能及外部物理形态，将人体分为刚体（骨组织）、柔体（软组织）和流体（人体的各种体液）。硬组织指骨组织。软组织包括肌肉、韧带、筋膜、关节囊、滑囊、腱鞘等运动系统的软组织、内脏器官以及神经、血管、大脑、小脑、延髓、脊髓等，体液包括血液、淋巴液、各种组织液。根据人体各部位的软组织和硬组织的形态结构和功能不同，将人体软组织和硬组织分为脊柱弓弦力学系统，四肢弓弦力学系统，脊-肢弓弦力学系统和内脏弓弦力学系统。这四个系统相互制约、相互联系、共同完成人体的力学功能，维持人体的力学平衡。

（二）针刀医学对慢性软组织损伤的认识

针刀医学认为慢性软组织损伤这一概念的内涵是各系统软组织急性损伤后，在人体自我修复和自我调节过程中所出现的失代偿现象，即慢性软组织损伤。它的外延是一种迁延难愈的慢性疾病。所以要研究慢性软组织损伤疾病的病因病理，首先要研究软组织损伤后，人体的自我修复和自我调节过程及其结果，才有可能找到所有慢性软组织损伤的真正病因。

（三）神经卡压局部慢性软组织损伤疾病的概念

针刀医学将除硬组织（骨组织）之外的一切组织损伤称软组织损伤。软组织损伤后，在人体自我修复和自我调节过程中所出现的失代偿现象，即慢性软组织损伤，包括脊柱弓弦力学系统损伤，四肢弓弦力学系统损伤，脊-肢弓弦力学系统损伤和内脏弓弦力学系统损伤。常见神经卡压性疾病包括脊柱弓弦力学系统损伤，四肢弓弦力学系统损伤，脊-肢弓弦力学系统损伤。运动致局部慢性软组织损伤即由局部软组织损伤后，在人体自我修复和自我调节过程中所出现的失代偿现象，即为局部慢性软组织损伤。并最终可导致常见神经卡压性疾病。

二、神经卡压局部慢性软组织损伤的范围

过去对慢性软组织损伤疾病的范围认识不足，认为慢性软组织损伤就是运动系统组织器官的损伤。其实这种认识是极不完整的，神经卡压局部慢性软组织损伤疾病不仅是指以上这些组织器官受到损害而导致的疾病，还包括损伤部位的神经、血管、韧带、筋膜、大脑、小脑、延髓、脊髓等。这些组织既然是软组织，那么它们的损伤性疾病就应该是软组织损伤疾病，由此导致的慢性疾病，就属于慢性软组织损伤的范围。比如众所周知的慢性支气管炎、中风后遗症等，是不是慢性软组织损伤范围的疾病？回答应该是肯定的。

不是要把原来认为不是软组织损伤范围的疾病，一定说成是慢性软组织损伤的疾病，而是因为上述组织均属于软组织，当它们受到各种损伤以后，导致的一些严重慢性病与通常所说的慢性软组织损伤疾病的病因病理完全一致。正因为过去不认识这一点，才使一些顽固损伤性疾病的病因病理难以认识，从而也就找不到有力而有效的治疗方法。这一观点的改变至关重要，它会使我们重新认识这类疾病的本质，而不会被临床错综复杂的现象所迷惑，因而也就能够找到针对性极强的治疗措施，使绝大部分顽固的慢性病得到根治，为成千上万的患者解除痛苦。

三、软组织损伤的各种形式

损伤就是指人体组织受到程度不同的破坏，如破裂、断裂、变形、坏死、循环通道堵塞、缺损等。造成软组织损伤的形式大约有如下八种：

1. 暴力损伤

指局部受到外来的跌、打、碰、撞、挤、压、拉等所造成的损伤。

2. 积累性损伤

指局部受到的一种较轻微的持续性的反复的牵拉、挤压而造成的损伤，这种损伤通过长时间的积累，超过人体的自我恢复代偿能力，就成为一种积累性损伤疾病。

3. 情绪性损伤

由于情绪过分激动造成局部血管膨胀、肌肉强烈收缩或痉挛，导致血管壁损伤、肌纤维断裂；或者情绪过分抑制，造成局部血液循环减慢，使之在某部位梗塞，导致的损伤。

4. 隐蔽性损伤

这种损伤大部分不为患者所察觉，比如在一些娱乐性活动中或偶然的较轻微的跌、打、碰、撞，所造成的损伤。当时有疼痛感觉，但并没在意，过了一段时间后发觉疼痛，患者往往忽略损伤史，而容易被误诊为其他疾病。

5. 疲劳性损伤

指人长时间超负荷工作所造成的损伤。如长期伏案工作造成颈椎有关部位的损伤就属于疲劳性损伤。

6. 手术性损伤

指局部外科手术的开展所造成的损伤。外科手术是为了治病的，但它所造成的损伤也是不可避免的，外科手术必须切开正常的组织结构才能达到病变部位，手术切口也要

通过瘢痕组织才能愈合。所以，外科手术除了治病的意义之外，手术同样对人体造成一种新的损伤。

7. 病损性损伤后遗症

指由某种疾病造成软组织损伤的结果。如类风湿关节炎引起关节周围的软组织炎性反应，出现渗出、水肿，最终导致软组织粘连、瘢痕和挛缩，骨关节变形。

8. 环境性损伤

指天气高温、严寒、超高温作业、火热灼伤等所造成的损伤。高温可以引起血管暴涨、破裂；严寒可引起软组织痉挛、挛缩（都可以造成牵拉性损伤）并会引起血液、体液潴留、堵塞；火热灼伤造成组织坏死、大量渗出、阻塞循环通道。

以上所列举的造成局部软组织损伤的 8 种形式，只有暴力性损伤、积累性损伤是过去医学上研究软组织损伤所指的范围，其余都被放到其他的疾病研究之中，这不能不说是一种失误。因为以上所举各种形式的损伤对腰骶软组织破坏的性质都是一样的，更为重要的是从组织形态学上来说，它们的病理变化的过程几乎是相同的，而且这些损伤过了急性期之后，都会导致一个新的疾病的致病因素。人体在哪里损伤，人体的自我调节机制就在哪里发挥作用，进行自我修复，在自我修复的过程中，导致四大新的病理因素——粘连、瘢痕、挛缩、堵塞（包括微循环阻塞、淋巴管阻塞、体液通道阻塞等等）的产生。这些新的病理因素就导致了新的疾病，即常说的慢性软组织损伤疾病。从这个病名不难理解，这些病都是慢性病，不过过去所说的慢性软组织损伤疾病，都是指运动系统的肌肉、韧带、筋膜、腱鞘、滑囊、关节囊等软组织的慢性疾病，远远没有认识到大多数内脏器官的顽固性慢性病和运动系统的慢性软组织损伤疾病具有相同的病理因素，正因为如此，到目前为止对许多属于慢性软组织损伤的内脏病，还处于无能为力的状态。当然，在慢性软组织损伤新的病因病理学的理论出现之前，对运动系统慢性软组织损伤疾病也是无能为力的。正是因为研究了运动系统慢性软组织损伤疾病的病因病理，并在实践中取得了出乎意料的疗效之后，才使我们进一步发现许多严重的慢性内脏病的发病机制和运动系统慢性软组织损伤疾病是相同的，这会给治疗这类慢性内脏病找到了根本的出路。

以上所列 8 种软组织损伤的形式，本身就包括了内脏的软组织损伤，从而使我们能够清楚认识到这类内脏病的根本病因是软组织损伤之后，在自我修复过程中产生的新的病理因素（粘连、瘢痕、堵塞、挛缩）造成的。

四、神经卡压局部慢性软组织损伤的病因

关于慢性软组织损伤，多少年来人类在不断的探讨它的病因，并提出了各种理论，这些理论都从不同角度揭示了慢性软组织损伤病理变化过程，为进一步研究慢性软组织损伤的病因提供了条件，但是都没有从根本上解决慢性软组织损伤病因问题。问题就在于把这些本来属于慢性软组织损伤病理变化过程中的一种现象，误认为是病因，使得我们的临床专家以"这种现象"当作"病因"，制定出各种各样的治疗方案都不能取得满意的疗效。

（一）中、西医学对慢性软组织损伤病因学的认识

关于慢性软组织损伤病因的各种学说颇多，在国内外比较有影响的有以下几种：

1. 无菌性炎症学说

任何刺激作用于机体，只要有适当的强度和时间，并超越了机体的防御能力都可引起炎症。一般致炎因子有如下四类。①生物性因子：致病微生物，如细菌、病毒、立克次体、真菌、螺旋体、寄生虫等。②物理性因子：高温、低温、放射线，以及各种机械损伤。③化学性因子：包括酸、碱等腐蚀性化学物质和战争毒气。④过敏性因子：如花粉、皮毛、鱼、虾及其他粉尘可作为过敏原引起变态反应性炎症。此外，某些感染后，抗原抗体复合物亦可引起炎症。

慢性软组织损伤的炎症反应，致炎因子当然主要是非生物因子，亦即由非细菌之类的致炎因子所致，故称为无菌性炎症。

慢性软组织损伤所引起的无菌性炎症多为慢性的，一般在急性发作期才有局部疼痛加剧现象。其炎症的局部症状，在体表表现不突出，也不易看到，因为血管充血、氧合血红蛋白增多而呈现的红色，只在表皮下的慢性软组织损伤疾病的急性发作期才可偶尔见到，轻度者病灶处皮肤可见红晕，只有在触诊时才可触知块状、条索状肿物；热也是在触诊时才偶可触知。最主要的局部症状为痛（或麻、酸、胀），功能障碍也表现最为明显。

炎症的转归，有愈复、转变为慢性、扩散三种情况。慢性软组织损伤都是损伤后没有完全愈复，变为不完全愈复，成为经久不愈的慢性疾病。也就是说慢性软组织损伤主要病理病机是慢性无菌性炎症。

无菌性炎症学说给治疗该疾病提供的理论依据就是要努力使这种无菌性炎症彻底消除，即可治愈该类疾病，从上述理论的叙述，可说是客观而清楚的。但临床实践证明，在慢性软组织损伤的急性发作期，其效果明显，但难以根除；不在急性发作期，几乎是无效的，这是所有从事慢性软组织损伤疾病治疗的临床医生都深有体会的。

2. 闸门学说

即闸门控制学说，这是 1965 年 Melzack 和 Wall 在特异学说和型式学说的基础上，为疼痛控制所提出的，其基本论点是：粗纤维和细纤维的传导都能激活脊髓后角上行的脑传递细胞（T 细胞），但又同时与后角的胶质细胞（SG 细胞）形成突触联系，当粗纤维传导时，兴奋 SG 细胞，使该细胞释放抑制递质，以突触前方式抑制 T 细胞的传导，形成闸门关闭效应。而细纤维传导则抑制 SG 细胞，使其失去 T 细胞的突触前抑制，形成闸门开放效应。另外粗纤维传导之初，疼痛信号在进入闸门以前先经背索向高位中枢投射（快痛），中枢的调控机制再通过下行的控制系统作用于脊髓的闸门系统，也形成关闭效应。细纤维的传导使闸门开放，形成慢性钝痛并持续增强。

3. 激发中心学说

激发中心学说是近 20 年来，国外在研究慢性软组织损伤疾病的病理机制中提出的一种学说。该学说认为慢性软组织损伤疾病的一些顽固性痛点处有一个疼痛的激发中心，这个激发中心是该种疼痛的根源，如果设法把这个激发中心破坏，疼痛就可消失。那么这个激发中心的内在原因是什么？它的组织学、形态学、生物化学和生理学基础是

什么?目前只是借助于现代仪器测知,疼痛部位有一个激发疼痛的疼痛源。

4. 筋膜间室综合征学说

筋间室综合征（osteofascial compartment syndrome）是一个外来语,"compartment"的英文原意为"隔室","隔间",如译成间隔综合征,则易于和解剖学上的"间隔"相混淆,（因为解剖学上一般将肢体内分隔肌肉群的筋膜板称为"间隔"）而造成误解,所以在我国统一命名为"筋膜间室综合征",以表明病变发生在筋膜内的组织上。

此理论认为在肢体中,在骨和筋膜形成的间室内,因各种原因造成组织压升高,由于间室容量受筋膜的限制,压力不能扩散而不断升高,致使血管受压损伤,血液循环受阻,供应肌肉、神经组织的血流量减少,严重者发展为缺血坏死,最终导致这些组织功能损害,由此而产生一系列症候群,统称为"筋膜间室综合征"。

各种致病因素,急性损伤（如骨折、严重软组织撕裂和挫伤、血管损伤或手术误伤等）和慢性损伤（如软组织劳损、肌肉疲劳,某些出血性、神经性疾病,药物刺激,肾性或医源性原因等）均可导致本病的发生。但其病理变化产生了一个共同的结果,即筋膜包围的间室内组织压不断增高,以致压迫血管,妨碍血液循环,肌肉和神经因此而缺血,甚至坏死。

5. 骨性纤维管卡压综合征学说

对慢性软组织损伤病理的研究发现,四肢许多骨性纤维管的狭窄卡压,可以引起错综复杂的临床症状。如骨间掌侧神经卡压综合征、肘管综合征、腕管综合征、踝管综合征、跗骨窦综合征等,都属骨性纤维管综合征范围。这一发现使我们认识到,途经这些纤维管的神经、血管、肌肉循行部位出现错综复杂的临床症状,其根源在于这些骨性纤维管受伤后变得狭窄,卡压了经过的神经、血管、肌肉。但对狭窄的由来及其在动态下的病理变化,还需进一步研究。

6. 痹症学说

慢性软组织损伤性疾病属于中医痹症范围。《灵枢·贼风》云:"若有所堕坠,恶血在内而不去,卒然自怒不节,……,寒温不时,腠理闭而不通,其开而遇风寒,则血气凝结,与故邪相袭,则为寒痹"。

痹者,闭也,闭塞不通之义。外伤日久,再"寒温不时",则"气血凝结,与故邪相袭",闭而不通而为痹,这是讲暴力外伤后遗的软组织损伤疾病。对于劳损引起者,经文也有阐述,《素问·宣明五气篇》云:"五劳所伤,久视伤血,久卧伤气,久坐伤肉,久立伤骨,久行伤筋,是谓五劳所伤"。所谓血、肉、筋都指软组织,所谓"久"就是时间长久,时间久而伤,即现代所说之劳损,亦即慢性软组织损伤。

关于痹症的临床症状,《素问·痹论》中说:"痹,或痛,或不痛,或不仁"。又说:"痛者寒气多也,有寒故痛也;其不通不仁者,病久入深,荣卫之行痹,经络时疏,故不通,皮肤不营故为不仁。"不仁,就是知觉不灵、麻木之意,与慢性软组织损伤的痛、麻症状完全一致。

当然,中医学所言之"痹"不是单指目前常说的慢性软组织损伤疾病,包括范围较广,有筋痹、骨痹、皮痹、脉痹、肌痹等多种疾病。

"痹"是不通的意思,是气血运行郁滞而导致功能紊乱的病理概念;也是气血郁滞后产生局部疼痛和感觉迟钝、麻木不仁、运动障碍、无力、挛缩等症状的总称。清代医家沈金鳌在《杂病源流犀烛》一书中，对"痹"的说明更加清楚："痹者，闭也，三气杂至，壅蔽经络，血气不行，不能随时祛散，故久而为痹。或遍身或四肢挛急而痛者，病久入深也。"

对于慢性软组织损伤这一类疾病，在中医学"痹"症病理学的理论指导下，千百年来用"温通辛散、活血化瘀"等方法进行治疗，虽费时费药，但取得了一定的效果。

7. 筋出槽学说

皮肤、皮下组织、肌肉、肌腱、筋膜、韧带、关节囊、滑液囊以及神经、血管等在中医学中统称为筋，西医学中称为软组织。筋出槽，就是说这些软组织在损伤后离开原来的正常位置，故中医学有筋转、筋歪、筋走、筋翻等具体名称。软组织损伤的各种疾病，中医学统称为"伤筋"，筋出槽为其重要的病理变化。

筋出槽学说，是中医学在软组织损伤疾病病理方面的一大独特贡献，对临床治疗具有积极而有效的指导作用，对急性软组织损伤疾病的完全性愈复具有重要作用，有一些急性软组织损伤未能完全性愈复，变为慢性软组织损伤疾病，一部分就是由于在治疗急性软组织损伤时，未能将筋转、筋歪、筋走、筋翻等病理变化纠正而造成的。当然急性软组织损伤不是都有筋转、筋歪、筋走、筋翻这一筋出槽问题，还有其他如筋断、筋柔、筋粗等问题。

急性损伤的筋出槽未纠正，变为慢性筋出槽问题依然存在，并且都会因自我修复、血肿机化而被固定下来。那么，到了慢性期"筋出槽"问题还是不是主要病理因素？筋翻、筋歪、筋转等问题是否有办法解决？慢性软组织损伤包括的另一类积累性劳损所引起的疾病，就很少有筋出槽的问题。筋出槽的病理学说能否给慢性软组织损伤的治疗提供有效的理论依据？又有何方法解决？这都是值得深思的问题。

8. 气滞血瘀学说

中医学对慢性软组织损伤所表现的疼痛，认为主要是由于"气滞血瘀"所引起，即所谓"不通则痛"。因为慢性软组织损伤疾病，显著的肿胀都不明显，皮肤颜色大都正常。不像急性损伤那样，伤肿严重，病情严峻急迫，疼痛剧烈，而是慢慢隐痛，亦有的时发时止，休息后减轻，劳作后加重，此即为气血凝滞、流通不畅使然。

这种对慢性软组织损伤的病理认识是有一定道理的。中医所讲的"气"，即现代所说的能量动力之类和呼吸之气。"血"，即血液，血流。损伤日久，局部和整体能量均受损耗，且加疼痛，动力无从发挥；损伤时络破血溢，日久不能恢复，局部组织变性，甚至有无菌性炎症反应，局部血液被阻，病变部位缺氧缺血，当然就是气滞血瘀了。

9. 肌筋紧张学说

近年来，中国学者通过对慢性软组织损伤的病理作深入的观察和研究，根据中医学的有关理论，提出了可与气滞血瘀理论相媲美的肌筋紧张学说，并提出和"不通则痛"相对应的"不松则痛"的论断。这一病理观点，无疑更加接近慢性软组织损伤病理的本质，所以带给临床更多的启迪和指导。损伤日久，在局部发生一连串生物物理学和生物化学变化，在自我修复过程中，局部缺氧缺血，软组织挛缩。中医学就有"大筋变短，小筋变粗"的说法。

这一学说的提出，对慢性软组织损伤的病理研究来说确是一大进步，它揭示了慢性软组织损伤疾病中一个重要的病理变化。

前文所述的九种病因学说，都是从静态的组织学、形态学、生物物理学和生物化学的角度对慢性软组织损伤的病理机制来研究的，没有从人体解剖组织的力学功能和力学关系进行研究，主要针对某些运动系统软组织损伤的组织形态结构及有效成分变化进行研究，所以得出的结果共性小，差异性大。同时没有将内脏等组织列为软组织的范畴，所以，更谈不上是研究慢性内脏疾病与软组织关系。

比如，说它是无菌性炎症，将无菌性炎症解决了，治疗后吸收了，病情也好转了，甚至恢复了正常工作，但不久又复发了；说它是"痹"症，气滞血瘀，用药疏通气血，时或有效，时或无效；说它是中枢传导路有闸门控制人体的痛觉，膜电位的生物电流有变化，用电子治疗仪进行调整，疼痛可顿时减轻或消失，可是离开电子治疗仪器不久，疼痛又会依然如故；说它是筋膜间室内压升高，何以休息时就不升高，活动一段时间就升高了；说它是骨纤维管卡压，休息时就好转，活动后就复发或加剧；说它是筋出槽，出槽日久，还能归槽吗?归之很难，休息可缓解，活动后加剧和复发；说它有一个激发中心，将这个中心挖掉很难，甚至不可能，一活动就加剧。

依据以上这些病理学说，发明相应的治疗措施，大都有效，尽管有的收效很慢，说明这些有关慢性软组织损伤的病理学说都是科学的、客观的、不可否认的。唯一的问题，就是疗效难以巩固，甚至无法巩固。无法巩固的最根本的问题，就是人体需要运动造成的。人要劳动，要完成生活自理，要进行体育活动。就在一个"动"字上使我们毫无办法，无能为力，十分沮丧。

综上所述，由于慢性软组织损伤的病因和病理机制模糊，所以对慢性软组织损伤的治疗就成为治疗学上一个老大难的问题，就是因为对该类疾病的主要病理机制还未全面搞清楚的缘故。现代骨伤科教科书《中国骨伤科学》指出：软组织损伤常就诊于骨伤科，但其发病机制和病理形态的改变，知道的很少，应列入骨伤科病理学的研究范围。《黄家驷外科学》上有类似的提示。

（二）针刀医学对慢性软组织损伤病因学的认识

慢性软组织损伤是人体对软组织损伤的自我修复和自我代偿的结果。当人体某一软组织受到异常应力的作用后，首先在病变部位造成局部的出血、渗出，人体会通过自身的调节系统，利用粘连、瘢痕对损伤部位进行修复。如果这种修复在人体的代偿范围内，人体的力学平衡状态未被打破，则不会引起相关的临床表现。如果这种修复超过人体代偿所能承受的最大代偿范围，就会导致人体的力学平衡失调，从而引起相应的临床症状。

因此，针刀医学认为各种原因引起人体相关弓弦力学系统解剖结构的形态变化，导致弓弦力学系统的力平衡失调是导致慢性软组织损伤性疾病根本原因。

五、神经卡压局部慢性软组织损伤的病理机制——网眼理论

（一）网眼理论的定义

慢性软组织损伤不是一个点的病变，而是以人体弓弦力学系统为基础，形成以点成线、以线成面、以面成体的立体网络状的一个病理构架。我们可以将它形象地比喻为一张鱼网，鱼网的各个结点就是弓弦结合部，是软组织在骨骼的附着点，是粘连、瘢痕和挛缩最集中、病变最重的部位，是慢性软组织损伤病变的关键部位；连结各个结点网线

就是弦（软组织）的行径路线。

由于软组织的附着部位不同，同一个骨骼又有多个软组织的附着，而这些软组织的行经路线也是各不相同，所以就形成了以软组织在骨骼的附着点为结点，以软组织的路线为网线的立体网络状病理构架。

慢性软组织损伤是人体对软组织损伤的自我修复和自我代偿的结果。当人体某一软组织受到异常应力的作用后，首先在病变部位造成局部的出血、渗出，人体会通过自身的调节系统，利用粘连、瘢痕对损伤部位进行修复。如果这种修复在人体所能承受的代偿范围内，人体就恢复正常的力学平衡状态，不引发临床表现。如果人体不能通过粘连、瘢痕和挛缩对抗异常应力，就会引起软组织挛缩，导致这个软组织的力平衡失调。由于同一骨平面有多个软组织的附着，一个软组织损伤后，就会引起周围软组织的粘连和瘢痕，导致周围软组织的受力与异常。而同一骨平面所附着的软组织的行经路线各不相同，又会引起这些多个软组织的粘连、瘢痕和挛缩，从而形成一个以点成线，以线成面，以面成体的网络状病理构架。

慢性软组织损伤病理构架的网眼理论为研究慢性软组织损伤提供了形态病理学论据，为提出针刀治愈率，降低复发率提供了形态解剖学基础。理解和掌握慢性软组织损伤的病理构架理论—网眼理论，首先要弄清创伤的修复愈合方式，粘连、瘢痕、挛缩和堵塞，才能理解慢性软组织损伤的本质及其病理构架。

（二）现代创伤愈合的方式

1. 炎症反应期

软组织损伤后，局部迅速发生炎症反应，可持续 3～5 日。此过程中最主要的病理反应是凝血和免疫反应。凝血过程中，引发血小板被激活、聚集，并释出多种生物因子，如促进细胞增殖的血小板源性生长因子、转化生长因子，这些因子和血小板释放的花生四烯酸、血小板激活的补体 C5 片段等共同具有诱导吞噬细胞的趋化作用，血小板源性内皮细胞生长因子在炎症反应期后参与肉芽毛细血管的形成，增加血管通透性，使中性粒细胞、单核细胞游离出血管，并在趋化物的作用下到达损伤部位。免疫反应首先是中性粒细胞、单核/巨噬细胞的作用，中性粒细胞首先进入损伤组织，并分泌血小板活化因子和一些趋化物质，在各种生长因子和趋化物的联合作用下，随之单核细胞到达损伤部位，并转化为巨噬细胞。上述中性粒细胞和单核/巨噬细胞均具有很强的清除坏死组织、病原体的功能。单核巨噬细胞是炎症阶段的主要分泌细胞，它可以分泌许多生长因子和刺激因子。这些因子为炎症后期的细胞增殖分化期打好了坚实的基础。同时，巨噬细胞还可影响生长因子和细胞间的相互作用，没有巨噬细胞，它们将不易发挥作用。淋巴细胞和肥大细胞也参与炎症反应期，它们对血管反应、组织再生修复能力等均有影响。

2. 细胞增殖分化期

此期的特征性表现是通过修复细胞的增殖分化活动来修复组织缺损。对表浅损伤的修复主要是通过上皮细胞的增殖、迁移并覆盖创面完成；对于深部其他软组织损伤则需要通过肉芽组织形成的方式来进行修复。肉芽组织的主要成分是成纤维细胞、巨噬细胞、丰富的毛细血管和丰富的细胞间基质。在普通软组织中，成纤维细胞是主要的修复细胞。肉芽组织内的血供来源于内皮细胞的增殖分化和毛细血管的形成，先是内皮细胞在多肽生长因子的趋化下迁移至伤处，迁移至伤处的内皮细胞在一些生物因子的刺激下开始细胞增殖，当内皮细胞增殖到一定数目时，在血管生成素等血管活性物质的作用下，分化成血管内皮细胞，并彼此相连形成贯通的血管。

3. 组织的修复重建期

肉芽组织形成后，伤口将收缩。而后，体表损伤由再生上皮覆盖或瘢痕形成；深部损伤则形成肉芽组织达到损伤的暂时愈合。在普通的软组织损伤中，再经过组织重建，即肉芽组织转变为正常的结缔组织，成纤维细胞转变为纤维细胞，从而实现损伤组织的最终愈合。

（三）慢性软组织损伤的本质

慢性软组织损伤后，人体通过自我修复、自我调节过程对受损软组织进行修复和重建，其修复重建方式有 3 种：一是损伤组织完全修复，即组织的形态、功能完全恢复正常，与原来组织无任何区别；二是损伤组织大部分修复，维持其基本形态，但有粘连或瘢痕或者挛缩形成，其功能可能正常或有所减弱；三是损伤组织自身无修复能力，必须通过纤维组织的粘连、瘢痕和挛缩进行修复，其形态和功能都与原组织不同或完全不同，成为一种无功能或为有碍正常功能的组织。了解创伤愈合的过程，正确认识粘连、瘢痕和挛缩及堵塞的本质，对针刀治疗此类疾病具有重要临床指导作用。

1. 粘连的本质

粘连是部分软组织损伤或手术后组织愈合时必然经过的修复过程，它是人体自我修复的一种生理功能。但是，任何事物都有两面性，当急、慢性损伤后，组织的修复不能达到完全再生、复原，而在受伤害的组织中形成粘连、瘢痕或（和）挛缩，且这种粘连和瘢痕影响了组织、器官的功能，压迫神经、血管等，就会产生相关组织、器官的功能障碍，从而引发一系列临床症状。此时，粘连就超过了人体本身修复的生理功能，而成为慢性软组织损伤中的病理因素。粘连的表现形式有以下几种：

（1）肌束膜间的粘连：正常状态下，每块肌肉收缩时并非所有的肌纤维全部同时参与活动，而是部分舒张，部分收缩，这样交替运动才能保持肌张力。如果肌内部损伤，肌束间发生粘连，肌束间便会产生感觉或运动障碍，在肌内可产生条索或结节之类的病变，这种情况多发生在单一的肌肉组织肌腹部损伤。

（2）肌外膜之间的粘连：即相邻的肌肉外膜之间的粘连。如果是两块肌肉的肌纤维方向相同，而且是协同肌之间的粘连，可能不产生明显的运动障碍，也就不会引起较重症状；如果两块肌肉的肌纤维走行方向不同，当一块肌肉收缩时，这种粘连影响到收缩肌肉本身及相邻肌肉的运动，妨碍其正常功能，临床上可检查到压痛、条索、结节等改变，如肱二头肌短头与喙肱肌之间的粘连。

（3）肌腱之间的粘连：如桡骨茎突部肌腱炎引起拇长展肌与拇短伸肌之间的粘连。

（4）腱周结构之间的粘连：腱周结构包括腱周围疏松结缔组织、滑液囊、脂肪垫或软骨垫等组织，它是保护腱末端的组织结构，当肌腱末端受到损伤时，因出血、渗出、水肿等无菌性炎症而产生腱末端与腱周结构的紧密粘连，这种粘连可发生在腱与自身的腱周结构之间，也可发生于两个相邻的腱周围结构之间。

（5）韧带与关节囊的粘连：关节囊周围，有许多韧带相连，有的与关节囊呈愈着状态，密不可分，成为一体，而另一部分则多是相对独立、层次分明的。它们各自有独立的运动轨迹，当它们损伤之后，关节囊与韧带之间、韧带与韧带之间，会产生粘连。如踝关节创伤性关节炎，就是由于外伤引起踝关节囊与三角韧带及腓跟韧带的粘连等。

（6）肌腱、韧带与附着骨之间的粘连：肌腱和韧带均附着于骨面上，有的肌腱行于骨纤维管道中，在肌腱、韧带的游离部损伤时，肌腱和韧带的起止点及骨纤维管会产生粘连，影响关节运动，造成关节运动障碍，产生一系列症状，如肩周炎，就是肩关节周围的肱二头肌短头起点、肱二头肌长头通过结节间沟部，以及肩袖周围起止点之间的粘连，引起肩关节功能障碍。

（7）骨间的粘连：即骨与骨之间连接的筋膜、韧带和纤维组织之间的粘连，如胫腓骨间膜的粘连，尺桡骨间膜的粘连，腕关节内部韧带连接处的粘连等。

（8）神经与周围软组织的粘连：神经与周围软组织发生粘连或神经行径线路周围的软组织因为粘连对神经产生卡压，如神经卡压综合征、颈椎病、腰椎间盘突出症、腰椎管狭窄症、梨状肌综合征等疾病的症状、体征就是由此而引起的。

2. 瘢痕的本质

通过西医病理学的知识，知道损伤后组织的自我修复要经过炎症反应期、细胞增殖分化期和组织修复重建期才能完成。在急性炎症反应期和细胞增殖分化期后，损伤处会产生肉芽组织，其成分为大量的纤维母细胞，这些细胞分泌原胶原蛋白，在局部形成胶原纤维，最终，纤维母细胞转变为纤维细胞。随着胶原纤维大量增加，毛细血管和纤维细胞则减少，随之，肉芽组织变为致密的瘢痕组织。3周后胶原纤维分解作用逐渐增强，3个月后则分解、吸收作用明显，可使瘢痕在一定程度上缩小变软。在软组织（肌肉、肌腱、韧带、关节囊、腱周结构、神经、血管等）损伤的自我修复过程中，肌肉、肌腱纤维及关节囊等组织往往再生不全，代之以结缔组织修复占主导的地位。于是，出现的瘢痕也不能完全吸收。从病理学的角度看，瘢痕大都是结缔组织玻璃样变性。病变处呈半透明、灰白色、质坚韧，纤维细胞明显减少，胶原纤维组织增粗，甚至形成均匀一致的玻璃样物。当这种瘢痕没有影响到损伤组织本身或者损伤周围的组织、器官的功能时，它是人体的一种自我修复的过程。然而，如果瘢痕过大、过多，造成了组织器官的功能障碍时，使相关弓弦力学系统力平衡失调，从而成为一种病理因素，这时，就需要针刀治疗了。

3. 挛缩的本质

挛缩是软组织损伤后的另一种自我修复形式，软组织损伤以后，引起粘连和瘢痕，以代偿组织、器官的部分功能，如果损伤较重，粘连和瘢痕不足以代偿受损组织的功能时，特别是骨关节周围的慢性软组织损伤，由于关节周围应力集中，受损组织就会变厚、变硬、变短，以弥补骨关节的运动功能需要，这就是挛缩。瘢痕是挛缩的基础，挛缩是粘连、瘢痕的结果。它们都因为使相关弓弦力学系统力平衡失调，从而成为一种病理因素。

4. 堵塞的本质

针刀医学对堵塞的解释是软组织损伤后，正常组织代谢紊乱，微循环障碍，局部缺血缺氧，在损伤的修复过程中所形成的粘连、瘢痕、挛缩，使血管数量进一步减少，血流量锐减，导致局部血供明显减少，代谢产物堆积，影响组织器官的修复，使相关弓弦力学系统力平衡失调，从而成为一种病理因素。

综上所述，通过对慢性软组织损伤的病理构架分析，我们可以得出以下结论：

第一、慢性软组织损伤是一种人体自我代偿性疾病，是人体在修复损伤软组织过程中所形成的病理变化。人体的自我修复、自我代偿是内因，损伤是外因，外因必须通过内因才能起作用，针刀的作用只是帮助人体进行自我修复、自我代偿，针刀治疗是一种恢复了人体弓弦力学系统的力平衡。

第二、粘连、瘢痕和挛缩的组织学基础有一个共同的特点，它们的结构都是纤维结缔组织，这是为什么呢？这是因为纤维结缔组织是软组织中力学性能最强的组织。由此可以看出，人体对外部损伤的修复和调节方式是一种力学的调节方式，意在加强人体对异常应力损害的对抗能力。如果纤维结缔组织都不能代偿异常的力学损害，人体就会通过硬化、钙化、骨化来代偿，这就是骨质增生的机制。

第三、慢性软组织损伤的病理过程是以点—线—面—体的形式所形成的立体网络状病理构架。它的病理构架形成的形态学基础是人体弓弦力学系统。慢性软组织损伤后，该软组织起止点即弓弦结合部的粘连、瘢痕、挛缩和堵塞，就会影响在此处附着的其他软组织，通过这些组织的行经路线即弦的走行路线向周围发展辐射，最终在损伤组织内部、损伤组织周围、损伤部位与相邻组织之间形成立体网状的粘连、瘢痕，导致弓弦力学系统形态结构异常，影响了相关弓弦力学系统的功能。

第四、内脏弓弦力学系统的力平衡失调是引起慢性内脏疾病的重要原因。

六、神经卡压局部慢性软组织损伤病因病理学理论对针刀治疗的指导作用

朱汉章先生通过对慢性软组织损伤类疾病及骨质增生疾病的病因病理学研究得出了动态平衡失调是引起慢性软组织损伤的根本病因，力平衡失调是引起骨质增生的根本病因，针刀通过切开瘢痕、分离粘连与挛缩、疏通堵塞，从而恢复动态平衡，恢复力平衡，使疾病得以治愈。也就是说慢性软组织损伤和骨质增生的病因病理是人体软组织和骨关节的运动功能受到限制。但针刀治疗与功能平衡的关系是什么？针刀手术如何调节平衡？病变的粘连瘢痕在什么部位？疼痛点或者压痛点就是粘连、瘢痕和挛缩的主要部位吗？针刀是通过什么方式去促进局部微循环的？针刀治疗脊柱相关疾病的机理是什么？一种疾病的针刀治疗点如何把握？多少个治疗点是正确的？一种疾病针刀治疗的疗程如何确定？在同一部位反复多次做针刀有没有限度？究其原因，其根本问题在于平衡只是一个功能概念，针刀治疗与功能平衡之间缺乏一个物质基础，没有这个基础，针刀疗法就变成了一种无序化过程，一种无法规范的盲目操作。想扎几针就扎几针，哪里疼痛就扎哪里。

在针刀医学原理及第一版针刀医学基础理论著作中将针刀术视为盲视闭合性手术。对照新华字典上对盲的解释：盲就是瞎，看不见东西，对事物不能辨认。而针刀切割和分离的是人体的解剖结构。如果将针刀闭合性手术定性为盲视手术，就会给人一种针刀是在人体内瞎扎乱捣的感觉，那么谁还敢接受针刀呢？这就导致了学术界和针刀医生都无法理解针刀治疗部位与疾病的内在联系，直接影响了针刀医学的纵深发展，限制了针刀医学与中医、西医界的学术交流，严重阻碍了针刀医学产业化进程。搞清楚人体弓弦力学系统受损是引起慢性软组织损伤的根本原因以及慢性软组织损伤的病理构架以后，

针刀治疗的解剖部位及范围就迎刃而解了，针刀治疗就从盲视手术变为非直视手术，就能做到有的放矢，准确治疗，从源头上解决了针刀安全性的问题，对针刀医学的发展具有重要的现实意义和深远的历史意义。

综上所述，可以得出以下结论：

第一、根据慢性软组织损伤的网眼理论，针刀整体治疗也应通过点、线、面、体进行整体治疗，破坏疾病的整体病理构架，针刀治疗最终目的是恢复弓弦力学系统力平衡失调，而不是仅以止痛作为治疗的目标。

第二、网眼理论将中医宏观整体的理念与西医微观局部的理念有机结合起来，既从总体上去理解疾病的发生发展，又从具体的病变点对疾病进行量化分析，对于制定针刀治疗慢性软组织损伤性疾病的整体思路、确定针刀治疗的部位、针刀疗程以及针刀术后手法操作都具有积极的临床指导意义。

第三、慢性软组织损伤的病理构架所提出的网眼理论将针刀治疗从"以痛为俞"的病变点治疗提高到对疾病的病理构架治疗的高度上来，将治疗目的明确为扶正调平，显著提高了针刀治疗疾病的治愈率，降低了针刀治疗疾病的复发率。

下面我们就以胸廓出口综合征为例，分析慢性软组织损伤的病因、病理构架及针刀治疗整体松解全过程。

胸廓出口综合征（TOS）是胸廓出口区重要的血管神经受压引起的复杂的临床症候群，临床症状和体征主要有疼痛、麻木、肌力减退和上肢不适，受压的血管神经结构从上到下包括：臂丛神经、锁骨下动脉和锁骨下静脉，压迫通常由肌纤维结构变化和先天性结构变化所致。TOS 的发病率一般为 0.3%～0.7%，文献报道最小患者的年龄为 6 岁，多数患者在 20～40 岁之间，男性与女性之比为 1:4，肥胖者居多。TOS 的病因可分为骨性因素和软组织因素两大类。骨性因素主要包括：①第 7 颈椎横突过长；②颈肋；③第 1 肋骨异常；④第 1 肋骨骨折；⑤锁骨骨痂形成。软组织因素主要包括：先天及后天斜角肌变化、先天性束带或韧带形成，其中斜角肌因素最为重要。因颈肩部创伤引起的 TOS 最为常见，其次为机械因素，炎症和肿瘤最少。

依据网眼理论，由于前、中斜角肌与小斜角肌均起于颈椎横突，前斜角肌起自 C_3～C_6 横突的前结节，中斜角肌最大、最长，起自 C_2～C_7 横突后结节，小斜角肌起自 C_6～C_7 椎体横突，依据针刀医学慢性软组织损伤病因病理学理论和针刀闭合性手术理论，通过对神经卡压点进行精确闭合性针刀松解，完全可以取代开放性手术松解，治愈该病。

针刀治疗方法是以人体的弓弦力学系统为基础，针对整体网络状病理构架进行整体松解。为此，我们设计了胸廓出口综合征针刀整体松解术。分三次进行，第 1 支针刀松解前中斜角肌间隙的卡压；第 2 支针刀松解前斜角肌锁骨止点的卡压；第 3 支针刀松解胸小肌的起点。通过针刀整体松解，破坏胸廓出口综合征的网状病理构架中的关键点，调节肩胛部、胸廓及颈椎横突的力平衡，使病变局部力平衡恢复到可代偿的范围以内，从而使患者功能恢复正常。

针刀之所以能在短时间内彻底治愈胸廓出口综合征，是源于针刀医学对慢性软组织的重新认识。针刀医学研究发现，人体的骨连接类似于弓箭连接，骨是弓，连接骨的软组织是弦，软组织在骨的附着部称为弓弦结合部。一副弓本身就是一个密闭的力学系统，根据弓箭的受力分析，弓弦结合部为应力集中部位，如果搭上箭，弦上又有一个应力集中点。应用于人体其应力集中点就在软组织与骨的附着处（弓弦结合部）以及软组织的行经路线与其他软组织产生摩擦的部位（弦的应力集中部）。肩胛部、胸廓及颈椎横突周围有众多软组织的起止点，它们各自按照不同的方向走行。所以，当一个弓弦结合部受损后，就会引起邻近的弓弦结合部的粘连和瘢痕。从而形成立体网络状的病理构架，所以，只对压痛点实施的治疗方法有一定疗效，但由于不能破坏病变局部的整体网络状病理构架，故疗效有限。针刀通过对病变关键点的松解，彻底破坏了胸廓出口综合征的整体网络状病理构架，从根本上阻断了疾病的发展，达到治疗目的。

第二节　神经卡压局部骨质增生病因病理学理论

一、骨质增生概述

（一）西医学对骨质增生的认识

关于骨质增生病因学的研究在世界范围内已有半个多世纪的历史，比较被公认的理论认为骨质增生的病因是退行性变（所谓退行性变，就是指骨质老化）。因为这种理论不能给临床提供治疗的帮助，人成年后随着年龄的增长，衰老是不可避免的，也是不可逆转的，即老化是不可逆转的。所以退行性变的理论，把骨质增生定位为一种不可逆转的疾病，另外退行性变的理论也不能完满的解释许多临床现象，许多二十多岁的人就患了骨质增生，二十多岁的人怎么就老化了呢？所以世界医学界同仁，不断地探索骨质增生的真正病因，有的从骨化学方面进行研究，对增生的骨质进行化学分析，结果发现增生的骨质和人体正常的骨质的化学成分完全一样；有的从骨内压方面进行研究，用现代先进的仪器设备对骨质增生部位的内压进行测量，结果也未发现异常；还有许多专家对骨质增生的病因进行了各种各样的研究探索，最终都毫无结果。因此骨质增生的病因成了一个世界之谜。由于骨质增生的病因搞不清楚，所以骨质增生所造成的疾病，也就成为一种无法治愈的疾病，有的人把它比喻为不死人的"癌症"。

（二）中医对骨质增生的认识

骨质增生属中医的"痹证"范畴，亦称"骨痹"。《素问·长刺节论》："病在骨，骨重不可举，骨髓酸痛，寒气至，名曰骨痹。"中医认为本病的发生发展与肝肾亏虚、外伤与劳损、感受风寒湿邪、痰湿内阻、瘀血阻络等有关。肝肾亏虚：中医认为"肾主藏精，主骨生髓"，若肾精充足则机体强健，骨骼外形及内部结构正常，且可耐劳累及一般伤损。而"肝主藏血，主筋束骨利关节"，肝血充足则筋脉流利强劲，静可保护诸骨，充养骨髓；动则约束诸骨，免致过度活动，防止脱位。若肾精亏虚，肝血不足，则骨髓发育异常，更兼筋肉不坚，荣养乏源。久之关节在反复的活动过程中，可渐渐地受到损害而过早过快地出现退变。外伤与劳损：一时性承受超强度的外力，包括扭、挫、撞、跌等，或长时间承受超强度的外力劳损，如特定状态下采取不正确姿式持续紧张地劳作等，都可造成关节的急性或慢性损伤，以发生在颈、腰段、脊柱及髋、膝、踝等负重关节较多。当这些外方作用于上述部位时，可引起受力最集中的关节局部发生气血逆乱，严重的导致筋损骨伤、血流不循常道而溢于脉外形成瘀血凝滞，导致关节骨骼结构受损，失去滋养，久之，退行性疾病便会出现。外感风寒湿邪：感受风寒、着凉、久居潮湿之地、冒雨涉水等，外邪乘隙侵犯肌表经络，客于关节、筋骨，可引起气血运行阻滞，经脉阻痹，筋骨失养，渐成骨痹。痰湿内阻："肥人多痰湿"，故体胖之人易患本病，肥胖之体，多阳虚湿盛，湿聚成痰，随经流注于关节部位；又体胖之人可加重关节之负重，二者均可造成关节局部血运不畅、筋骨失养，久则成痹。

（三）针刀医学对骨质增生病因病理的认识

过去的研究忽略了"力"在人体内的重大作用，更忽略了"力"在骨质增生发生当中的重大作用。针刀医学从人体力学解剖结构入手，提出了人体内存在一个以骨连接为中心的力学传导系统——人体弓弦力学系统，通过研究人体弓弦力学系统的力学特性，以及关节面软骨细胞和软组织的附着点处在持续长时间的高应力作用下的变化过程，发现一切骨质增生的真正原因是骨关节周围软组织的高应力所造成的，骨质增生是软组织损伤所造成的骨关节力平衡失调。所以提出了骨质增生的根本原因是"骨关节力平衡失调"，是慢性软组织损伤在骨关节的特殊表现形式的新理论。并且研究了人体内不同的异常力学状态（压力、拉力、张力）所造成骨质增生的不同情况，同时证明这些骨质增生的特点都是符合力学规律的（即力的三要素，作用点、方向、大小），这就全面地揭开了骨质增生病因的本质是"骨关节力学平衡失调"所致。这一理论的建立，不仅揭开了骨质增生病因病理学之谜，更重要的是对治疗骨质增生疾病找到了根本的出路，那就是恢复人体内骨关节周围软组织的力学平衡。针刀医学全面系统地阐述了恢复人体内骨关节周围软组织的力学平衡的方法和治疗原则，并且创造了一整套的治疗各种部位骨质增生的具体操作方法，已使数以百万计的骨质增生病患者恢复了健康状态。

二、人体对神经卡压局部异常力学状态的调节和适应

（一）人体的异常力学状态表现方式

人体内的正常的力学状态对人体的生命活动具有重大的意义。但是，任何事物都有两面性。当人体内的力学状态发生异常时，"力"对人的生命活动就会产生不良影响，甚至引起严重的疾病。人体的异常力学状态表现方式为"力"的作用点、"力"的方向、"力"的大小的改变。

通过人体弓弦力学系统，使我们认识到，人体的力学传导是通过骨连接进行传导的。不管是直接骨连接还是间接骨连接，它们的功能都是进行力的传导。所以，单关节弓弦力学系统就是人体内最小的力学传导系统。后者是一个密闭的力学系统。它同时传导三种力，即压应力、拉应力和张应力。

（二）人体对异常应力的三种自我调节方式

人是有生命的活体，人体内一切组织结构的力学状态都是为生命活动服务的，当这些组织结构的力学状态发生改变时，就会对人的生命活动产生影响甚至破坏，人体就会发挥自己生命的本能，对影响或者破坏生命活动的力学状态进行调整或对抗，使这种影响和破坏的程度尽量的降低或者是消失，只有当这种影响和破坏的程度完全超越了人体

自身的调整和对抗的能力以外，人体的这种自身调节和对抗的能力才无法发挥作用，这时人体的生命活动必将遭受严重的破坏甚至死亡。

下面以关节为例，阐述人体对异常的应力的调节过程。在一个关节中，同时受到张应力、压应力和拉应力的共同影响（图2-1）。三者之间既有区别，又有联系，不可分割。构成关节的骨骼主要承受压应力，关节周围的软组织（关节囊、韧带、筋膜）主要承受拉应力，关节内的滑液主要承受张应力。正常情况下，三个力相互平衡，相互渗透，相互制约，它们共同维持正常的关节位置及关节的运动功能。一旦其中的一个应力发生改变，就会影响关节的整体力学环境，最终导致三个应力平衡失调，引起关节功能障碍。

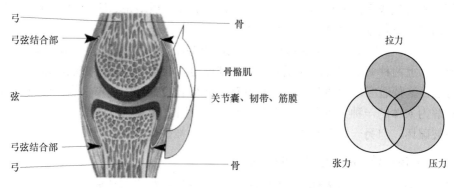

图 2-1　关节力学结构示意图

绝大多数情况下，关节的损害都是从软组织开始的，根据人体弓弦力学系统理论分析，弓弦结合部及弦的行经路线是应力的集中点，是最容易损伤的。临床上也是如此，外力首先损伤软组织，如肌肉、韧带、筋膜、关节囊。造成关节软组织的拉力平衡失调，出现局部软组织损伤出血、水肿、功能障碍，代谢产物堆积等，人体在损伤的同时就会自我修复和自我调节，首先动员体内凝血机制止血，同时在局部产生炎症样改变，最终通过粘连、瘢痕和挛缩形成纤维结缔组织代偿软组织所丧失的力量。如果是轻微损伤，粘连、瘢痕和挛缩的纤维组织就会剧变转变成为正常组织，恢复软组织的拉力平衡。短时间内完全恢复正常。如果损伤重，就会遗留部分粘连、瘢痕和挛缩的组织，软组织的拉力平衡不能恢复，随着病情的发展，在弓弦结合部（软组织在骨骼的附着处）的粘连、瘢痕和挛缩组织逐渐增加，当这些纤维结缔组织达到一定的面积和体积，超过人体自身的代偿和调节能力时，就会牵拉关节两端的骨骼，导致关节间隙变窄；此时就不单单是软组织的问题了，关节间隙的变窄，会使骨骼承受更大的压力，如果人体不对其进行调节，就会引起关节面的破坏，导致关节强直。此时人体动员另一种力学调节方式，即通过分泌大量滑液，达到润滑关节软骨的目的，在临床上，就会表现为关节积液。但大量的滑液又会产生巨大的张力，使周围的软组织承受更大的拉力，粘连、瘢痕和挛缩进一步加重。由于人体的代偿和调节能力是有限的，当超过人体的代偿能力和调节能力，人体就会通过将软组织变硬，甚至骨化来代偿，如果还不能代偿和调节异常应力，就会发生关节强直，以牺牲关节功能的代价来维持人体的生命活动。

综上所述，人体对异常力学损伤有三种调节方式。

第一种为，将被异常力学状态所影响和破坏的组织结构和生理功能通过自我调节功能进行纠正，使人体的组织结构和生理功能恢复正常，这样既不会造成疾病也不会产生新的病理变化而造成另一种疾病，这是最佳的结果。

第二种为，将被异常力学状态所影响和破坏的组织结构和生理功能，进行对抗性的调节，即用增生、硬化、钙化、骨化和组织重建来对抗被异常力学状态所破坏的组织结构和生理功能，并阻止这种异常力学状态的继续影响和破坏作用，这是在没有纠正异常力学状态的情况下的自身保护性调节。如人们在劳动时，双手握镐柄，时间长了，手掌接触镐柄的部位就会长出老茧，老茧是什么?是角质。这角质就是人体代偿作用的结果，手掌通过角质增生的方式来抵抗磨擦。否则，手掌这些部位表皮就会让镐柄磨破。但是这种调节容易造成新的病理因素，形成新的疾病。如骨质增生、肌肉增生和各种软组织硬化、钙化、骨化都是这种对抗性调节的结果。

第三种为，当异常的力学状态对人体的组织结构和生理功能产生影响和较大强度的破坏时，以上两种调节方法已经无效，人体则被迫采取第三种调节方法，即使其适应的调节方法，这种适应性的调节方法中间也有时夹杂着对抗性的调节，这种适应性的调节可以理解为人体的一种无可奈何的选择，因为这种调节只能保持一部分组织结构和生理功能不被破坏，但另一部分组织结构和生理功能将被破坏。

（三）人体对异常的力学状态的适应

当异常的力学状态对人体的组织结构和生理功能产生影响或较大强度的破坏，人体的自我调节功能长时间不能使其纠正时，人体则发挥另一种调节功能，使其逐渐适应，这也是人体避免进一步损伤的一种调节，这种调节可使人体相应的组织器官相对的保留一部分生命活动中必需的功能，这也可以说是人体对异常力学状态所造成的破坏无能力纠正时的一种对策。

比如，钩椎关节骨质增生以及项韧带钙化等，均是人体为了适应这种异常应力，通过钙化和骨化代偿的结果。其根本原因仍在软组织，而并非是骨组织自身出了问题，所以无论是针刀的诊断还是治疗都应该从软组织入手，而不是将增生的骨组织切除。

了解了人体对异常力学状态的适应性调节，对临床和科研都是重要的。因为懂得适应性调节这个道理，就能够知道哪些组织结构和生理功能的异常改变是人体自我适应性调节的结果，就知道该怎样处理了，而不会盲目地蛮干。在进行科学研究的时候，懂得了人体有自身适应性调节的生理功能，就知道从何入手来研究有关问题，而不会走弯路。

过去恰恰就因为不懂人体有自我适应性调节的生理功能，对一些疾病制订了一些非常不恰当的治疗方案，使这些疾病治疗后还不如治疗前，甚至造成终身残废或死亡。对一些疾病进行病因病理的研究时花费了大量的人力、物力，而收效甚微。

三、神经卡压局部骨质增生的病因

骨质增生或称为骨刺，为临床常见的疾病。对它的发病原因，普遍说法都是退行性变，所谓退行性变就是骨骼老化退变。但是这一理论有好多临床现象无法解释，如许多年轻人踝关节、髋关节、腰椎、颈椎等部位都可能有骨质增生现象，这怎么能是老化退变呢？又如许多患风湿和类风湿关节炎的病人，他们的关节常有骨质增生，这也和老化退变联系不起来。如果把骨质增生或骨刺作为一种疾病，那么有好多中年人骨质增生很严重，但并无临床症状，这也无法解释。

那么骨质增生的根本原因到底是什么呢？通过多年的大量临床观察，并运用生物力学原理对骨性关节炎的病因进行研究，发现临床的腰部骨质增生，大多都与以下几种软组织损伤或者疾病有关：

（一）软组织损伤与骨质增生的关系

1. 关节附近有软组织损伤、软组织挛缩

关于关节附近有软组织损伤，这种损伤大都是慢性的，或急性损伤后的慢性期。慢性软组织损伤中肌肉、韧带挛缩是常见的一种病理变化。挛缩的肌肉、韧带长期处于紧张状态，长时间的紧张状态，使得它们受到超常拉力的牵拉，引起肌肉或韧带损伤，甚至少量的肌纤维将被拉伤拉断。每块肌肉或韧带在被牵拉状态下，两端的肌腱及其附着点处是应力最集中的地方，所以在肌肉长期被紧张牵拉的过程中，两端的肌腱及其附着点就有可能被拉伤。这时候人体的代偿机制为了加强肌腱和附着点处的强度，避免它们被损伤，就将大量的钙质和磷输送到这儿来，就形成了骨刺或肌肉钙化、骨化。

2. 关节扭伤后遗症

关节扭伤，即中医所说之骨错缝。首先是关节周围软组织（包括肌肉、韧带、筋膜、关节囊）的损伤，如果未得到恰当治疗，必然造成关节内的力平衡失调，进而引起关节错位。

（1）从关节的形态结构可观察到人体任何一个关节都不是平面相连，关节面都是凹凸不平的，但相对的关节面都很吻合。就象每个人的上下牙齿一样，很少是平面相接触的，大多是长短不齐，厚薄不一，前后倾斜的，但是一咬合的时候，都是很吻合的，如不吻合，就不能咀嚼东西。而且正常情况下，关节所承受的压力仅在很小的范围内变化，分布于关节面每一个单位面积上的压力也相对稳定。

（2）当关节骨错缝后，关节就不那么吻合了，有些地方负重增加，有些地方负重减少，甚至不负重了，然而关节承受的压力并没有变，甚至还有增大，负重区受力的量就大幅度增加。关节面的每一部分所能承受的最大压力是一个常数，不能承受增加部分的压力。按压强定律公式知道，压力不变，受力面积越小，压强越大。骨错缝以后，关节内的受力面减少了，压力没有变，受力部分的压强增高了，关节软骨不能承受，必将有大量的软骨细胞被压坏、压死。所以，关节错缝移位不需很大的距离，只要移动 0.5mm 以上的距离，就足以造成以上的结果。如将任何一个人的下颌骨向任何方向移动 0.5mm，上下两组牙齿就不能吻合。关节错缝与这个道理是一样的。

（3）引起关节力平衡失调的原因是骨关节周围软组织损伤

外力首先损伤软组织，然后引起骨组织的损伤。这里需要说明的是除了巨大的直接暴力快速对人体的损伤可直接导致骨折、脱位外，绝大部分损伤都是从软组织损伤开始的。软组织损伤后，人体通过粘连、瘢痕和挛缩进行代偿和调节，在调节过程中，骨关节周围软组织的粘连和瘢痕就会引起关节的位置发生改变，导致关节错位，如果超过其代偿限度，人体对异常应力产生三种自我调节方式，人体会通过硬化、钙化、骨化的方式来代偿异常应力，钙化、骨化在影像学上就表现为骨质增生（骨刺）。wolff 定律也支持这个观点。wolff 定律指出，骨骼的生长会受到力学刺激影响而改变其结构。用之则强，废用则弱。

以上从各个方面、各个角度的分析论证，只能得到这样的结论：扭伤的关节，发生骨质增生或骨刺是"骨关节力平衡失调"引起。也就是说骨质增生或骨刺发生的根本原因是"力平衡失调"，用这个理论可以圆满解释临床上所有骨质增生和骨刺这一病理现象。

3. 单独的、较大的一个骨刺生长部位，必定是某一软组织的附着点

一个孤立的骨刺生长部位，必定是某一肌肉和韧带的附着点处。如跟骨骨刺总是位于跟骨结节上跖长韧带和跖腱膜的附着点上，根据上述观点，马上可以认定这一肌肉韧带必然是挛缩变性，处在紧张的牵拉状态。采取治疗措施将肌肉和韧带的紧张牵拉状态一解除，症状即可消失。治愈后，经长时间观察，骨刺也自然变钝，变小。

4. 脊柱骨质增生

发生在颈、胸、腰椎的骨质增生是不是退行性变呢？也不是，仍然是个力学问题。

人体的重量需要骨组织来承担，但力学的传导则必须通过软组织（肌肉、韧带、筋膜、关节囊）来进行。人是一个复杂的力学结构生命体。既是生命，就会随着时间的推移，逐渐衰老。而人体的组织尤其是承担体重的脊柱骨组织与其周围的软组织长期持续受到重力的影响，脊柱周围的软组织会首先产生疲劳性损伤和积累性损伤，人体通过对异常应力的三种自我调节（见第四节），最终也产生骨质增生。而骨质增生的部位也是弓弦结合部（软组织在骨组织的附着处）。因为根据人体弓弦力学系统，弓弦结合部是应力集中的部位。

一般来说，由于脊柱骨质增生都没有临床症状。一方面是因为脊柱的关节多，力学传导的方式也相应很多，而骨质增生的过程是一个很漫长的过程，在这个过程中，人体已经适应了这种异常的环境。另一方面是因为骨质增生已经代偿了异常的应力，所以没有临床表现。如果超过了人体的代偿和调节能力，就是病态了。它的特点是，骨质增生可以出现在颈、胸、腰段任何脊柱节段。

（二）疾病与骨质增生的关系

类风湿关节炎或风湿性关节炎关节周围常常有骨质增生出现。这两种病，如果得不到正确的治疗，关节周围的软组织就会由于炎性渗出、水肿、坏死，同样导致关节内三种力学平衡失调，最后引起骨质增生，可见，疾病所引起的骨质增生的原因仍然是"力平衡失调"而不是关节炎疾病的本身。

（三）骨质增生的病因是骨关节力平衡失调

通过对人体力学解剖结构以及人体对异常应力的调节机制的研究，以及对以上软组织损伤及疾病在临床是所出现骨质增生现象的分析都表明，不管情况千变万化，得出的结论都是一个："骨关节力平衡失调"是骨质增生的根本原因。搞清了这样一个根本病因，对于从根本上解决这类疾病所采取的治疗措施关系极大。可以根据这个根本病因研究出正确的治疗措施，使这一大类疾病的治疗问题迎刃而解。骨质增生有症状，有症状的称为骨质增生性疾病，是临床上需要积极治疗的范围；而没有症状的就不是骨质增生性疾病，也就没有必要去治疗它。

（四）骨质增生的本质

1.骨质增生是人体力平衡失调的结果

力有 3 个要素：大小、方向、作用点。这 3 个要素缺一都不称之为力，没有无方向的力，没有无作用点的力，也没有无大小及没有"量"的力。力是矢"量"，它不同于一般的"量"，因此，在用 F 来表示力的时候，都在 F 的上面加上一个小箭头，即 $\vec{F}$，如牛顿第一定律 F=ma，当它表示力的时候，即写成 $\vec{F}$=ma。骨质增生是有方向，大小和作用点的。骨质增生的作用点：均发生在弓弦结合部（软组织在骨骼的附着处）；骨质增生的纵轴方向：沿着弦的行经路线生长；骨质增生的大小：根据人体自身的条件（性别、年龄、身高、胖瘦等）不同，所受外力损伤的程度不同，部位不同，骨质增生的大小、形状也是不同的。如鹰嘴形，钳夹形，圆锥形等等各种不同的形状。

2. 骨质增生是人体代偿的产物

骨质增生的本质是骨关节周围软组织的应力异常后，人体通过粘连、瘢痕和挛缩这种代偿方式已不能对抗异常的应力情况下，启动的第二套代偿调节机制。其病理基础是弓弦结合部的软组织的力平衡失调，病理发展过程是硬化→钙化→骨化。

3. 骨质增生不是由于骨骼本身退变或者缺钙的结果，而是慢性软组织损伤在骨关节的特殊表现方式

由此可见，骨质增生（骨赘）是为适应损伤后软组织所产生的异常应力改变而发生的，它既是生理的，又可转为病理的；它既可以使增生部位增加稳定性，但也可能成为对周围神经、血管等重要器官产生刺激和压迫的因素。而当消除骨关节周围软组织的异常高应力时，骨质增生则可缩小或甚至吸收。

四、骨质增生的病理机制

（一）骨质增生的三个病理阶段

骨质增生形成的过程分为三个阶段：硬化、钙化和骨化。

1. 硬化

当骨关节周围软组织的应力异常后，人体通过粘连、瘢痕和挛缩都不能对抗异常应力时，就会通过将软组织的结构变硬对抗这种力，这就是硬化阶段。

2. 钙化

当软组织的硬化仍然抵抗不了这种持续的强大的拉力，人体就将采取进一步的对抗措施，进一步加强软组织的强度，以求不被进一步损伤，就把大量的钙质输送到该软组织应力最集中的地方，使软组织钙化，此处的软组织的强度就进一步加强了，这就是软组织对抗超过正常拉力的钙化阶段。

3. 骨化

当钙化都对抗不了这种日益加强的拉力，人体就会在应力最集中的部位，使已经钙化的软组织骨化。这就是软组织对抗超过正常拉力的骨化阶段。

（二）骨质增生的病理过程

人体在骨关节周围软组织损伤后，人体首先通过粘连、瘢痕和挛缩对损伤软组织进行自我修复的代偿，当异常力学状态已超过人体的代偿限度，无法纠正时，人体就会采取对抗性调节的对策。但是，这种对抗性调节也有三个阶段：第一阶段，当软组织受到超过正常的拉力影响时，人体首先的对抗措施是让受害的软组织本身增生大量的强度大、弹性小的新的肌肉纤维，使该软组织变粗（肌肉）、变窄（筋膜、韧带）、变短（也就是挛缩），使这种超常的拉力不能再继续拉伤该软组织，这就是软组织的硬化阶段；如果这种对抗措施仍然抵抗不了这种持续的强大的拉力，人体就将采取进一步的对抗措施，进一步加强软组织的强度，以求不被进一步损伤，就把大量的钙质输送到该软组织应力最集中的地方，使软组织钙化，此处的软组织的强度就进一步加强了，这就是软组织对抗超过正常拉力的钙化阶段，也就是第二阶段；如果这种对抗措施，仍然对抗不了这种日益加强的超常拉力，人体就要采取更进一步的对抗措施，在应力最集中的部位生成许多新的骨细胞，并调动一切有关因素使骨细胞迅速分裂，使该处软组织骨化。这就是软组织对抗超过正常拉力的骨化阶段，也就是第三阶段。

下面以跟痛症的跟骨结节部的前缘骨刺为例分析神经卡压局部骨质增生及钙化的病因病理机制。

足纵弓静态弓弦力学系统　图 1-10 显示以跟距关节、距舟关节、舟楔关节、楔骰关节直到趾间关节的骨骼为弓，以足底腱膜为弦所形成的足纵弓静态弓弦力学单元。足底腱膜本身没有主动收缩功能，但它是维持足纵弓正式形状的重要结构。人体在行走过程中，通过足底腱膜的形变来改变足弓的形状来适应行走的力学变化。如果足底腱膜长期受到超过人体调节范围的应力，在足底腱膜的起止点即弓弦结合部就会通过粘连、瘢痕、挛缩来代偿这些过大的应力，又由于足底腱膜只有一个起点即跟骨结节，向前分裂成五束分别止于 5 个脚趾骨，所以在跟骨结节处所受的应力最大，当人体通过粘连、瘢痕、挛缩都不能代偿这些过大的应力，就会在跟骨结节处对抗性的调节，即形成硬化、钙化、骨化，最终形成跟骨骨刺。

五、神经卡压局部骨质增生病因病理学理论对针刀治疗的指导作用

由于目前临床上是以退变理论为指导，认为疼痛是骨质增生本身造成的，所以对骨质增生的治疗主要是针对骨质增生本身的局部治疗。如理疗及药物止痛，开放性手术切除骨刺等，但疗程长，后遗症多，疗效有限。

针刀医学关于骨质增生的病因病理学理论明确了骨质增生的发生发展规律，为针刀治疗奠定了形态病理学基础。针刀治疗就是通过松解相关弓弦结合部的粘连、瘢痕，达到调节骨关节的力平衡的目的。

下面还是以跟痛症的跟骨结节部的前缘骨刺为例，介绍跟骨结节部的前缘骨质增生病因病理学理论对针刀治疗的指导作用。

根据针刀医学慢性软组织损伤的理论及骨质增生的理论，人体的足部以足纵弓静态弓弦力学系统为基础，构成了足纵弓正式形状。足纵弓静态弓弦力学系统由静态弓弦力学单元及辅助装置组成。足纵弓静态弓弦力学单元以跟距关节、距舟关节、舟楔关节、楔骰关节直到趾间关节的骨骼为弓，以足底腱膜为弦，维持足纵弓正式形状及静态力学平衡。人体在行走过程中，通过足底腱膜的形变来改变足弓的形状以适应行走的力学变化。如果足底腱膜长期受到超过人体调节范围的应力，在足底腱膜的起止点即弓弦结合

部就会通过粘连、瘢痕、挛缩来代偿这些过大的应力，又由于足底腱膜只有一个起点即跟骨结节，向前分裂成五束分别止于 5 个脚趾骨，所以在跟骨结节处所受的应力最大，当人体通过粘连、瘢痕、挛缩都不能代偿这些过大的应力，就会在跟骨结节处对抗性的调节，即形成硬化、钙化、骨化，最终形成跟骨骨刺。从力学角度看，骨刺其实就是缩短了关节连接（弓的长度），缩短筋膜的长度（弦的长度），从而代偿了跟骨结节部的前缘（弓弦结合部）的应力异常。

了解人体对软组织受到超常拉力时进行对抗调节的三个阶段，对于临床诊断和治疗是极有意义的。当看到软组织硬化时，就知道这是人体进行对抗调节的开始阶段；当看到软组织钙化时，就知道这是人体进行对抗调节的中间阶段；当看到软组织骨化时，就知道这是人体进行对抗调节的最后阶段。这使在治疗时能采取一个恰到好处的治疗方法，既不会治疗过分，也不会治疗不及，既将病治好又不会给人体造成不必要的损伤。

在针刀的治疗中，对于不同的阶段，方法也不尽相同，但治疗的宗旨是相同的，均是对软组织进行松解，而非针对增生的骨组织，并且松解的部位大同小异，也都是其应力集中点。不同就在于，病情轻，则针刀松解的部位相对较少、针刀相对较小、手法相对较轻；病情重，则针刀松解的部位相对较多、针刀相对较大、手法相对较重。具体的操作在此不再赘述，总之，方法均为目的服务，而针刀治疗的目的就是在于松解彻底，恢复力学平衡。

第三节　神经卡压局部针刀治疗理论与经筋理论的关系

一、经筋理论概述

《灵枢·经筋》对十二经筋进行了详细的描述。"肌肉解利"是经筋的生理常态，经筋病主要表现为筋急、筋纵和特殊经筋病 3 个方面，其中筋急为病多表现为十二经筋的痹症，以经筋牵掣、拘挛、疼痛、转筋、强直、关节运动障碍为主要特征。一般的观点认为经筋包括神经和肌、腱、腱围结构、筋膜、韧带、关节囊等软组织，筋急为病多为软组织损害。经筋病按病位划分可分为经筋所过局部的经筋本身病候与内脏病候，《灵枢·经筋》首先提及手足六筋病—经筋所过部位支转筋痛的局部病候，其中阴器扭痛、舌卷、耳中鸣痛等亦属于经筋所过的局部病症，此外在手三阴筋病中还出现了胸痛息贲、胁急吐血、伏梁唾血脓等内脏病候。

二、针刀治疗理论与经筋理论的关系

通过对经筋理论的深入探讨以及临床经验的总结，针刀医学提出软组织在人体内占有重要地位，以软组织改变为切入点横向看待疾病的发生和发展并以针刀软组织松解术为手段治疗疾病。针刀医学认为软组织纤维化、增生、肥厚等多种原因可引起软组织的力学发生变化，如长度缩短、相对运动受限、张力增高或者腔隙内压增高等异常改变等，这些异常力学改变能够参与或者导致某些疾病的发病过程。软组织异常力学改变能够对局部和外周产生影响。①对局部的影响：过高的软组织张力或腔隙内压，造成局部组织慢性缺血性损害而引起疼痛。②对外周的影响：这些异常性质改变也能通过影响病变软组织附近的神经、血管、骨关节、特殊器官等参与某些疾病的发病过程。并且通过对病变软组织的微创松解可以解除其对神经、血管、骨关节等组织器官的影响，达到治疗疾病的目的。越来越多的研究显示软组织改变可参与某些疾病的发病过程，例如：纤维化的软组织带来的缺血和牵张刺激使局部神经末梢敏感性增高，是软组织压痛点和痛性结节形成的原因之一；周围神经卡压综合征的重要原因之一就是软组织改变，可通过针刀手术切开减压治疗；牵系学说认为椎动脉型颈椎病的发病机制与椎动脉周围的纤维粘连带有关，由于反复的急慢性损伤形成的颈椎周围软组织粘连，可导致颈椎错位，引起椎动脉扭曲，产生相关的临床症状，也可采取针刀手术松解颈段粘连；髌外侧支持带挛缩可改变髌股关节力线，与髌股关节骨性关节炎关系密切，针刀手术同样可以切开外侧支持带松解手术达到治疗目的。

三、针刀松解部位的选择与"以痛为腧"的关系

《灵枢·经筋》强调"以痛为腧"，即在疼痛点、痛性结节或者条索点进行治疗，收到良好的效果。可见"以痛为腧"是治疗经筋病的基本原则之一，但"以痛为腧"的治疗有效率高，而治愈率低的现象普遍存在，而且由于经筋的解剖定位不清，极大地阻碍了经筋理论的发展和临床应用。针刀医学在研究经筋理论的基础上，提出了疾病的形成不是一个点的问题，而是通过人体弓弦力学系统在病变部位形成以点成线、以线成面、以面成体的立体网络状的病理构架。痛点治疗只是治疗点之一，更重要的要破坏疾病的病理解剖构架才能治愈疾病。

四、针刀治疗与经筋刺法的关系

1. 针刀治疗与经筋刺法的关系

针刀治疗是采用针刀将病变的软组织切开松解，使病变软组织减张减压或延长长度，破坏疾病的病理构架，解除其对血管、神经、骨关节的影响。针刺治疗经筋病的方法可分为火针治疗、单针多向刺、多针刺 3 类，《灵枢·经筋》反复提到"燔针劫刺，以知为数，以痛为腧"，指出经筋挛急疼痛可用火针治疗。一般认为火针治疗具有针和灸的双重作用，可振阳气、通经络、行气血、散风寒。火针治疗有软组织松解作用：第一，火针直径较粗，甚至有三头火针，因此火针治疗形成的伤口较大，软组织松解效果比毫针好；第二，高温具有扩大伤口和止血作用，因为外科手术用的电刀就是通过高频电流对组织加热，实现对组织的分离和凝固，从而起到切割和止血的作用。多针刺是在病变局部用多支毫针刺入，一般认为可增强刺激，促使针感放散传导，《灵枢·官针》记载有傍针刺、齐刺、扬刺等刺法，是治疗经筋病的常用手法。一般认为单针多向刺可扩大刺激范围，加强针感，有关刺法为恢刺法、分刺法、合谷刺法等。

针刀与针灸治疗的相同点在于两者都是作用于人体软组织，针刀与针灸治疗的不同点针灸治疗以得气为主，达到疏经通络的目的。而针刀治疗点是明确的人体解剖结构，针灸是以点的刺激治疗病变，针刀是以短线切割切开、松解病变软组织。在针法和刀法操作方面也不一样，针灸可以以针灸尖为圆心作顺向或者反向的捻转，达到补泻目的。而针刀不行，因为针刀刃的作用是切割，针刀刀法操作必须与重要神经血管走行方向一

致，不能随意捻转，否则就可能切断神经血管，造成医疗事故。针灸的合谷刺法通过一个针孔向不同的方向刺入，以得气为有效。针刀提插刀法也可以通过一个针孔向不同方向进行切割，但必须搞清楚刀下的组织结构，是筋膜、肌肉，韧带还是关节囊？根据不同的病变切割不同的解剖组织，才能达到治疗目的。

2. 针刀治疗是对经筋病刺法的发展

针刀治疗是对上述经筋病刺法的发展。首先，针刀治疗将经筋理论中的病变定位从"以痛为腧"的病变点治疗提升到对疾病病理构架治疗的高度上来。其次，针刀治疗将以人体解剖结构为基础，将针灸针刺法中某些模糊的概念进行了解剖学的量化。如《针灸大成·火针》："切忌太深，恐伤经络，太浅不能去病，惟消息取中耳"，何为太浅？何为太深？到达什么层次为适中？与人体的解剖关系是什么？针刀治疗是在人体弓弦力学系统的基础上，对疾病进行准确定位，并确定针刀需要松解的人体解剖结构。根据病情对病变部位的不同软组织如筋膜、韧带、肌肉、关节囊、滑囊等分别进行松解或者切割。这对进一步研究经筋经理提供了解剖形态学基础。

综上所述，如果说针刀医学有什么创造性、突破性的建树，那是在吸收老一辈专家开辟的中医现代化道路的结晶成果基础上的必然结果。针刀医学的主要内容之一，就是将中医学现代化，而且是从基础理论方面使之现代化。

由此，针刀医学关于中医现代化的研究并不是笔者心血来潮，而是历史的要求，时代的必然，要将中医现代化也不是笔者妄自空想，而是有它客观的条件作基础的。也就是说，针刀医学关于中医现代化的研究，是在中医现代化有其历史必然趋势的背景下，并有充分性的、现实性的条件下开始和成形的。

第三章
针刀操作技术

第一节　针刀手术室的设置

针刀是一种闭合性手术，与普通手术一样，必须在无菌手术室进行，国家对手术室有严格的规定。但由于针刀是一个新生事物，由于投入少，疗效好，所以几乎所有专业的临床医生都有学习针刀的，有外科、骨科、内科、儿科、中医科、针灸科、推拿按摩科、神经内科、皮肤科等，还有一些医技人员。所以，大家对针刀手术的无菌观念不强，学习针刀的医生对针刀手术器械也缺乏严格的消毒，仅在消毒液中做短时间的浸泡，即重复使用，这样难以达到杀灭肝炎、HIV 等病毒的消毒效果，极容易造成伤口感染，也容易染上肝炎和 HIV 等经血液传播的疾病。

有条件的医院应建立针刀专用手术室，一般医院要开展针刀，也必须有单独的针刀手术间。手术室基本条件包括：手术区域应划分为非限制区、半限制区和限制区，区域间标志明确，手术室用房及设施要求必须符合有关规定。为了防止手术室空间存在的飞沫和尘埃所带有的致病菌，应尽可能净化手术室空气。

一、空间消毒法

（一）紫外线消毒法

多用悬吊紫外线灯管（电压 220V，波长 253.7mm，功率 30W），距离 1m 处，强度＞70μw/cm²，每立方米空间用量大于 115W/m³，照射时间大于 30 分钟。室温宜在 20～35℃，湿度小于 60%。需有消毒效果监测记录。

（二）化学气体熏蒸法

1. 乳酸熏蒸法　　每 100m³ 空间用乳酸 12ml 加等量的水，加热后所产生的气体能杀灭空气中细菌。加热后手术间要封闭 4～6 小时。

2. 福尔马林（甲醛）熏蒸法　　用 40%甲醛 4ml/m³ 加水 2ml/m³ 与高锰酸钾 2g/m³ 混合，通过化学反应产生气体能杀灭空气中细菌。手术间封闭 12～24 小时。

除了定期空间消毒法外，尽量限制进入手术室的人员数；手术室的工作人员必须按规定更换着装和戴口罩；患者的衣物不得带入手术室；用湿法清除室内墙地和

物品的尘埃等。

二、手术管理制度

（一）严格手术审批制度，正确掌握手术指征，大型针刀手术由中级职称以上医师决定。

（二）术前完善各项常规检查如血常规检查、尿常规检查、凝血功能检查，对中老年人应做心电图、肝肾功能检查等。

（三）手术室常用急救药品如中枢神经兴奋剂、强心剂、升压药、镇静药、止血药、阿托品、地塞米松、氨茶碱、静脉注射液、碳酸氢钠等。

（四）手术室基本器械配置应配有麻醉机、呼吸机、万能手术床、无影灯、气管插管、人工呼吸设备等。

第二节　针刀手术的无菌操作

一、手术环境建立针刀治疗室，室内紫外线空气消毒 60 分钟，治疗台上的床单要经常换洗、消毒，每日工作结束时，彻底洗刷地面，每周彻底大扫除 1 次。

二、手术用品：消毒小针刀、骨科锤、手套、洞巾、纱布、外固定器、穿刺针等需高压蒸气消毒。

三、医生、护士术前必须洗手。用普通肥皂先洗 1 遍，再用洗手刷沾肥皂水交替刷洗双手，特别注意指甲缘、甲沟和指蹼。继以清水冲洗。

四、术野皮肤充分消毒，选好治疗点，用棉棒沾紫药水在皮肤上做一记号。然后用 2%碘酒棉球在记号上按压一下使记号不致脱落，以记号为中心开始逐渐向周围 5cm 以上涂擦，不可由周围再返回中心。待碘酒干后用 75%酒精脱碘 2 次。若用 0.75%碘伏消毒皮肤可不用酒精脱碘。之后，覆盖无菌小洞巾，使进针点正对洞巾的洞口中央。

五、手术时医生、护士应穿干净的白大衣、戴帽子和口罩，医生要戴无菌手套。若做中大型针刀手术，如关节强直的纠正、股骨头缺血性坏死、骨折畸形愈合的折骨术，则要求医生、护士均穿无菌手术衣，戴无菌手套，患者术后常规服用抗生素 3 日预防感染。

六、术中护士递送针刀等手术用具时，均应严格按照无菌操作规程进行。不可在手术人员的背后传递针刀及其他用具。

七、一支针刀只能在一个治疗点使用，不可在多个治疗点进行治疗，以防不同部位交叉感染。连续给不同患者做针刀治疗时，应更换无菌手套。

八、参观针刀操作的人员不可太靠近术者或站得太高，也不可随意在室内走动，以减少污染的机会。

九、术毕，迅速用创可贴覆盖针孔，若同一部位有多个针孔，可用无菌纱布覆盖、包扎。嘱患者 3 日内不可在施术部位擦洗。3 日后，可除去包扎。

第三节　患者的体位选择、术前麻醉和常用针刀刀具

一、患者体位选择

（一）仰卧位（图 3-1）

患者平卧于治疗床上，项部加软枕，头后仰。此体位适用于股神经卡压综合征、股前外侧皮神经卡压综合征、腓总神经卡压综合征、腓浅神经卡压综合征、morton 跖骨痛等疾病的针刀治疗。

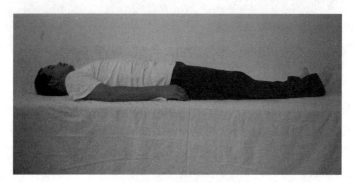

图 3-1　仰卧位

（二）侧卧位（图 3-2）

患者侧卧于治疗床上，下肢屈曲 90°。此体位适用于肋间神经卡压综合征、跖管综合征等疾病的针刀治疗。

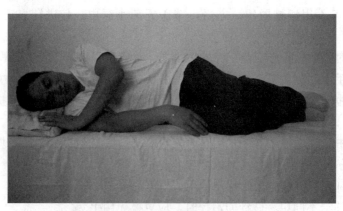

图 3-2　侧卧位

（三）俯卧位（图 3-3）

患者俯卧在治疗床上，腹部置软枕。此体位适用于枕大神经卡压综合征、胸廓出口

综合征、胸长神经卡压综合征、肩胛上神经卡压综合征、臀上皮神经卡压综合征、梨状肌综合征等疾病的针刀治疗。

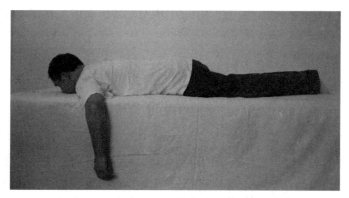

图 3-3　俯卧位

（四）坐位（图 3-4）

患者端坐于治疗床前，将患侧上肢屈曲 90°放于治疗床上，并将前臂下置软枕。此体位适用于肩胛背神经卡压综合征、四边孔综合征、前臂内侧皮神经卡压综合征、旋前圆肌综合征、肘管综合征、桡管综合征、骨间后神经卡压综合征、桡神经浅支卡压综合征、腕管综合征、腕尺管综合征、正中神经返支卡压综合征等疾病的针刀治疗。

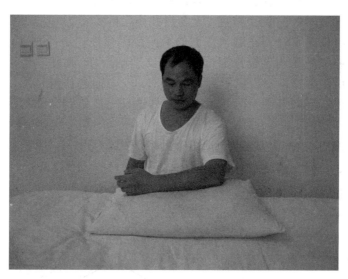

图 3-4　坐位

二、患者的术前麻醉

局部浸润麻醉

由针刀手术者完成局部麻醉。选用 1%利多卡因，一次总量不超过 100mg。适用于本书内全部神经卡压综合征疾病的患者。

三、常用针刀刀具

汉章牌Ⅰ型3号、4号针刀，适用于本书内全部神经卡压综合征疾病的患者。

第四节　常用针刀刀法

一、持针刀姿势

持针刀姿势正确是针刀操作准确的重要保证。针刀不同于一般的针灸针和手术刀，针刀是一种闭合性的手术器械，在人体内可以根据治疗要求随时转动方向，而且对各种疾病的治疗刺入深度都有不同的规定。因此正确的持针刀姿势要求能够掌握方向，并控制刺入的深度。

以医者的右手食指和拇指捏住针刀柄，因为针刀柄是扁平的，并且和针刀刃在同一个平面内，针刀柄的方向即是刀口线的方向，所以可用拇指和食指来控制刀口线的方向。针刀柄扁平呈葫芦状，比较宽阔，方便拇、食指的捏持，便于用力将针刀刺入相应深度。中指托住针刀体，置于针刀体的中上部位。如果把针刀总体作为一个杠杆，中指就是杠杆的支点，便于针刀体根据治疗需要改变进针刀角度。无名指和小指置于施术部位的皮肤上，作为针刀体刺入时的一个支撑点，以控制针刀刺入的深度。在针刀刺入皮肤的瞬间，无名指和小指的支撑力和拇、食指的刺入力的方向是相反的，以防止针刀在刺入皮肤的瞬间，因惯性作用而刺入过深（图3-5）。另一种持针刀姿势是在刺入较深部位时使用长型号针刀，其基本持针刀姿势和前者相同，只是要用左手拇、食指捏紧针刀体下部。一方面起扶持作用，另一方面起控制作用，防止在右手刺入针刀时，由于针刀体过长而发生针刀体弓形变，引起方向改变（图3-6）。

以上两种是常用的持针刀姿势，适用于大部分的针刀治疗。治疗特殊部位时，根据具体情况持针刀姿势也应有所变化。

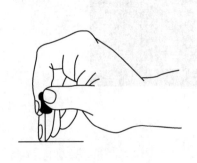

图3-5　单手持针刀法

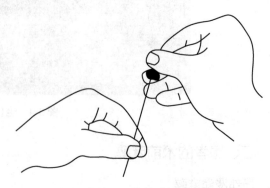

图3-6　夹持进针刀法

二、进针刀方法

（一）定点

在确定病变部位和精确掌握该处的解剖结构后，在进针部位用紫药水做一记号，局部碘酒消毒后再用酒精脱碘，覆盖上无菌小洞巾。

（二）定向

使刀口线和大血管、神经及肌肉纤维走向平行，将刀口压在进针点上。

（三）加压分离

在完成第 2 步后，右手拇、食指捏住针柄，其余 3 指托住针体，稍加压力不使刺破皮肤，使进针点处形成一个长形凹陷，刀口线和重要血管、神经以及肌肉纤维走向平行。神经和血管就会被分离在刀刃两侧。

（四）刺入

当继续加压，感到一种坚硬感时，说明刀口下皮肤已被推挤到接近骨质，稍一加压，即穿过皮肤。此时进针点处凹陷基本消失，神经和血管即膨起在针体两侧，此时可根据需要施行手术方法进行治疗。

所谓四步规程，就是针刀进针时，必须遵循的 4 个步骤，每一步都有丰富的内容。定点就是定进针点，定点的正确与否，直接关系到治疗效果。定点是基于对病因病理的精确诊断，对进针部位解剖结构立体的微观掌握。定向是在精确掌握进针部位的解剖结构前提下，采取各种手术入路确保手术安全进行，有效地避开神经、血管和重要脏器。加压分离，是在浅层部位有效避开神经、血管的一种方法。在前 3 步的基础上，才能开始第 4 步的刺入。刺入时，以右手拇、食指捏住针刀柄，其余 3 指作支撑，压在进针点附近的皮肤上，防止刀锋刺入过深，而损伤深部重要神经、血管和脏器，或者深度超过病灶，损伤健康组织（图3-7）。

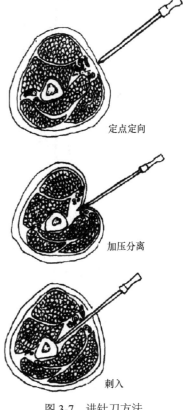

定点定向

加压分离

刺入

图 3-7　进针刀方法

三、常用针刀刀法

（一）纵行疏通法

针刀刀口线与重要神经、血管走行一致，针刀体以皮肤为圆心，刀刃端在体内做纵向的弧形运动。主要以刀刃及接近刀锋的部分刀体为作用部位。其运动距离以 cm 为单位，范围根据病情而定，进刀至剥离处组织，实际上已经切开了粘连等病变组织，如果疏通阻力过大，可以沿着肌或腱等病变组织的纤维走行方向切开，则可顺利进行纵行疏通（图3-8）。

（二）横行剥离法

横行剥离法是在纵行疏通法的基础上进行的，针刀刀口线与重要神经、血管走行一致，针刀体以皮肤为圆心，刀刃端在体内做横向的弧形运动。横行剥离使粘连、瘢痕等组织在纵向松解的基础上进一步加大其松解度，其运动距离以 cm 为单位，范围根据病情而定（图3-9）。

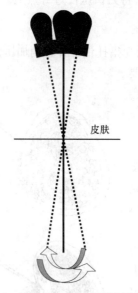

图 3-8　针刀纵行疏通剥离法示意图　　　　图 3-9　针刀横形剥离法示意图

纵行疏通法与横行剥离法是针刀手术操作的最基本和最常用的刀法。临床上常将纵行疏通法与横行剥离法相结合使用，简称纵疏横剥法，纵疏横剥1次为1刀。

（三）提插切开剥离法

针刀刀口线与重要神经、血管方向一致，刀刃到达病变部位以后，切开第1刀，然后当针刀提至病变组织外，再向下插入，切开第2刀，一般提插3～5刀为宜（图3-10所示第1支针刀）。适用于粘连面大、粘连重的病变。如切开挛缩的肌腱、韧带、关节囊等。

（四）骨面铲剥法

针刀到达骨面，刀刃沿骨面或者骨嵴切开与骨面连接的软组织的方法称为铲剥法（图3-11所示第1支针刀）。此法适用于骨质表面或者骨质边缘的软组织（肌肉起止点、韧带及筋膜的骨附着点）病变。

（五）电生理线路接通法

适用于因电生理线路紊乱或短路引起的各种疾病。从病变的电生理线路的两端经皮刺入，让两支针刀的刀刃反复接触（务使两针刀在同一条直线上），一般选择2～3条这样的直线进行上述操作，操作完毕出针（图 3-12）。

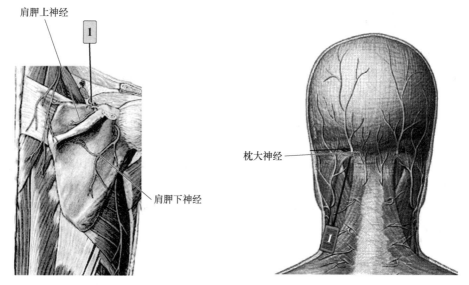

图 3-10　提插切开剥离法示意图　　　图 3-11　骨面铲剥法示意图

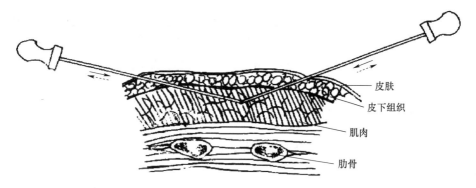

图 3-12　电生理线路接通法示意图

第五节　针刀术后处理

一、针刀术后常规处理

（一）全身情况的观察

针刀手术后，尤其是肩关节强直等严重病变的针刀手术后，应注意观察患者生命体征变化，如出现生命体征异常变化，随时通知医生，及时处理。

（二）预防感染

1. 针刀术后立即用创可贴覆盖针眼，防止针眼感染，72 小时后去除创可贴。

2. 术后用抗生素常规预防感染 3 日。

二、针刀意外情况的处理

（一）晕针刀

晕针刀是指在针刀治疗过程中或治疗后半小时左右，患者出现头昏、心慌、恶心、肢冷汗出、意识淡漠等症状的现象。西医学认为晕针多为"晕厥"现象，是由于针刀的强烈刺激使迷走神经兴奋，导致周围血管扩张、心率减慢、血压下降，从而引起脑部短暂的（或一过性）供血不足而出现的缺血反应。

晕针刀本身不会给机体带来器质性损害，如果在晕针出现早期（患者反应迟钝，表情呆滞或头晕、恶心、心慌等）及时采取应对措施，一般可避免发生严重晕针现象。据统计，在接受针刀治疗患者中，晕针的发生率约为 1%～3%，男女之比约为 1:1.9。

1. 发生原因

（1）体质因素 有些患者属于过敏性体质，血管、神经功能不稳定，多有晕厥史或肌肉注射后的类似晕针史，采用针刀治疗时很容易出现晕针现象。

在饥饿、过度疲劳、大汗、泄泻、大出血后，患者正气明显不足，此时接受针刀治疗亦容易导致晕针。

（2）精神因素 恐惧、精神过于紧张是不可忽视的原因。特别是对针刀不了解、怕针的患者。对针刀治疗过程中出现的正常针感（酸、胀、痛）和发出的响声，如针刀在骨面剥离的"嚓嚓"声，切割硬结的"咯吱、咯吱"声，切割筋膜的"嘣、嘣"声往往使患者情绪紧张加剧。

（3）体位因素 正坐位、俯坐位、仰靠坐位等体位下针刀治疗时，晕针发生率较高。卧位治疗时晕针发生率较低。

（4）刺激部位在肩背部、四肢末端部位治疗时，针刀剥离刺激量大，针感强，易出现晕针。

（5）环境因素 严冬酷暑，天气变化、气压明显降低时，针刀治疗易致晕针。

2. 临床表现

（1）轻度晕针 轻微头痛、头晕、上腹及全身不适、胸闷、泛恶、精神倦怠、打呵欠、站起时有些摇晃或有短暂意识丧失。

（2）重度晕针 突然昏厥或摔倒，面色苍白，大汗淋漓，四肢厥冷，口唇乌紫，双目上视，大小便失禁，脉细微。

（3）通过正确处理，患者精神渐渐恢复，可觉周身乏力，甚至有虚脱感，头部不适，反应迟钝，口干，轻微恶心。

3. 处理方法

（1）立即停止治疗，将未起的针刀一并迅速拔出，用创可贴保护针孔。

（2）扶患者去枕平卧，抬高双下肢，松开衣带，盖上薄被，打开门窗。

（3）症轻者静卧片刻，或给予温开水送服即可恢复。

（4）症重者，在上述处理的基础上，点按或针刺人中、合谷、内关穴。必要时，温灸关元、气海，一般 2～3 分钟即可恢复。

（5）如果上述处理仍不能使患者苏醒，应给予吸氧或做人工呼吸、静脉推注 50%葡萄糖 10ml 或采取其他急救措施。

4. 预防

（1）初次接受针刀治疗的患者要先做好解释工作，打消其顾虑。

（2）选择舒适持久的体位，一般都可采取卧位治疗。

（3）治疗前应询问病史、过去史，对有晕针史的患者及心脏病、高血压病患者，治疗时应格外注意。

（4）选择治疗点要精、少，操作手法要稳、准、轻、巧。

（5）患者在大饥、大饱、大醉、大渴、疲劳、过度紧张、大病初愈或天气恶劣时，暂不宜做针刀治疗。

（6）对个别痛觉敏感部位，如手、足部、膝关节部或操作起来较复杂、较费时间的部位，可根据情况用 0.5%～1%利多卡因局麻。必要时也可配合全麻、硬膜外麻醉等。

（7）对体质较弱、术中反应强烈、术后又感疲乏者，应让患者在候诊室休息 15～30 分钟，待恢复正常后再离开，以防患者在外面突然晕倒。

（二）断针刀

在针刀手术操作过程中，针刀突然折断没入皮下或深部组织里，是较常见的针刀意外之一。

1. 发生原因

（1）针具质量不好，韧性较差。

（2）针刀反复多次使用，在应力集中处也易发生疲劳性断裂。针刀操作中借用杠杆原理，以中指或环指做支点，手指接触针刀处是针刀体受剪力最大的部位，也是用力过猛容易造成弯针的部位，所以也是断针易发部位，而此处多露在皮肤之外。

（3）长期使用消毒液造成针身有腐蚀锈损，或因长期放置而发生氧化反应，致使针刀体生锈，或术后不及时清洁刀具，针刀体上附有血迹而发生锈蚀，操作前又疏于检查。

（4）患者精神过于紧张，肌肉强烈收缩，或针刀松解时针感过于强烈。患者不能耐受而突然大幅度改变体位。

（5）发生滞针　针刀插入骨间隙，刺入较硬较大的变性软组织中，治疗部位肌肉紧张痉挛时，仍强行大幅度摆动针刀体或猛拔强抽。

2. 临床现象

针刀体折断，残端留在患者体内，或部分针刀体露在皮肤外面，或全部残端陷没在皮肤、肌肉之内。

3. 处理方法

（1）术者一定要保持冷静，切勿惊慌失措。嘱患者不要紧张，切勿乱动或暂时不要告诉患者针断体内。保持原来体位，以免使针刀体残端向肌肉深层陷入。

（2）若断端尚留在皮肤之外一部位，应迅速用手指捏紧慢慢拔出。

（3）若残端与皮肤相平或稍低，但仍能看到残端时，可用左手拇、食指下压针孔两侧皮肤，使断端突出皮外，然后用手指或镊子夹持断端拔出体外。

（4）针刀断端完全没入皮肤下面，若断端下面是坚硬的骨面，可从针孔两侧用力下压，借骨面做底将断端顶出皮肤。或断端下面是软组织，可用手指将该部捏住将断端向上托出。

（5）若针刀断在腰部，因肌肉较丰厚，深部又是肾脏，加压易造成断端移位而损伤内脏。若能确定断针位置，应迅速用左手绷紧皮肤，用 2%利多卡因在断端体表投影点注射 0.5cm 左右大小的皮丘及深部局麻。手术刀切开 0.5cm 小口，用刀尖轻拨断端，断针多可自切口露出。若断针依然不外露，可用小镊子探入皮肤内夹出。

（6）若断针部分很短，埋入人体深部，在体表无法触及和感知，必须采用外科手术探查取出。手术宜就地进行，不宜搬动移位。必要时，可借助 X 线照射定位。

4. 预防

（1）术前要认真检查针具有无锈蚀、裂纹，左手垫小纱布捋一下针刀体，并捏住针刀体摆动一下试验其钢性和韧性。不合格的针刀不宜使用。

（2）术前应叮嘱患者，针刀操作时绝不可随意改变体位，尽量采取舒适耐久的姿势。

（3）针刀刺入深部或骨关节内治疗应避免用力过猛，操作时如阻力过大时，绝不可强力摆动。滞针、弯针时，也不可强行拔针。

（4）医者应熟练手法，常练指力，掌握用针技巧，做到操作手法稳、准、轻、巧。

（5）术后应立即仔细清洁针刀，洗去血污等，除去不合格针刀，一般情况下针刀使用两年应报废。

（三）出血

针刀刺入体内寻找病变部位，切割、剥离病变组织，而细小的毛细血管无处不在，出血是不可避免的。但刺破大血管或较大血管引起大出血或造成深部血肿的现象屡见不鲜，不能不引起临床工作者的高度重视。

1. 发生原因

（1）对施术部位血管分布情况了解不够，或对血管分布情况的个体差异估计不足而盲目下刀。

（2）在血管比较丰富的地方施术不按四步进针规程操作，也不问患者感受，强行操作，一味追求快。

（3）血管本身病变，如动脉硬化使血管壁弹性下降，壁内因附着粥样硬化物而致肌层受到破坏，管壁变脆，受到突然的刺激容易破裂。

（4）血液本身病变，如有些患者血小板减少，凝血时间延长，血管破裂后，出血不易停止。凝血功能障碍（如缺少凝血因子）的患者，一旦出血，常规止血方法难以遏制。

（5）某些肌肉丰厚处，深部血管刺破后不易发现，针刀术后又行手法治疗或在针孔处再行拔罐，造成血肿或较大量出血。

2. 临床表现

（1）表浅血管损伤　针刀起出，针孔迅速涌出色泽鲜红的血液，多为刺中浅部较小动脉血管。若是刺中浅部小静脉血管，针孔溢出的血多是紫红色且发黑、发暗。有的血液不流出针刀孔而瘀积在皮下形成青色瘀斑，或局部肿胀，活动时疼痛。

（2）肌层血管损伤　针刀治疗刺伤四肢深层的血管后多造成血肿。损伤较严重，血管较大者，则出血量也会较大，使血肿非常明显，致局部神经、组织受压而引起症状，可表现局部疼痛、麻木，活动受限。

（3）肩部大血管破裂出血　由于不熟悉肩部解剖，或者不知道针刀的刀口线方向，可能引起腋静脉的撕裂，甚至切断血管，引起严重的医疗事故。

3. 处理方法

（1）表浅血管出血用消毒干棉球压迫止血。手足、头面、后枕部等小血管丰富处，针刀松解后，无论出血与否，都应常规按压针孔 1 分钟。若少量出血导致皮下青紫瘀斑者，不必特殊处理，一般可自行消退。

（2）较深部位血肿局部肿胀疼痛明显或仍继续加重，可先做局部冷敷止血或肌注止血敏。24 小时后，局部热敷、理疗、按摩、外擦活血化瘀药物等以加速瘀血的消退和吸收。

（3）肩部大血管破裂出血，需立即进行外科手术探查。若出现休克，则先做抗休克治疗。

4. 预防

（1）熟练掌握治疗局部精细、立体的解剖知识。弄清周围血管运行的确切位置及体表投影。

（2）严格按照四步进针规程操作，施术过程中密切观察患者反应。认真体会针下感觉，若针下有弹性阻力感，患者有身体抖动、避让反应，并诉针下刺痛，应将针刀稍提起、略改变一下进针方向再刺入。

（3）术前应耐心询问病情，了解患者出凝血情况。若是女性，应询问是否在月经期，平素月经量是否较多。有无血小板减少症、血友病等，必要时，先做出凝血时间检验。

（4）术中操作切忌粗暴，应中病则止。若手术部位在骨面，松解时针刀刀刃应避免离开骨面，更不可大幅度提插。值得说明的是针刀松解部位少量的渗血有利于病变组织修复，它既可以营养被松解的病变组织，又可以调节治疗部位生理化学的平衡，同时又可改善局部血液循环状态等。

（四）周围神经损伤

临床上治疗时，针刀多在神经、血管周围进行操作，如对各种神经卡压综合征的治疗。但因在针刀技术培训时，已经特别强调针刀治疗的基础是精细、立体、动态的解剖知识，针刀临床医生对神经的分布、走向等情况一般都掌握较好，所以针刀损伤周围神经的案例并不很多。只有少数因针刀操作不规范，术后手法过于粗暴而出现神经损伤的，大多数也只引起强烈的刺激反应，遗留后遗症者极少。

1. 发生原因

（1）解剖知识不全面，立体概念差，没有充分考虑人体生理变异。

（2）手术部位采用局麻，特别是在肌肉丰厚处，如在腰、臀部治疗时针刀刺中神经干，患者没有避让反应或避让反应不明显而被忽视。

（3）盲目追求快针，强刺激，采用重手法操作而致损伤。

（4）针刀术后，用手法矫形时过于粗暴，夹板固定太紧、时间太久。尤其是在全麻或腰麻情况下，针刀、手法操作易造成损伤，如关节强直的矫形。

2. 临床表现

（1）在针刀进针、松解过程中，突然有触电感或出现沿外周神经向末梢或逆行向上放散的一种麻木感。若有损伤，多在术后 1 日左右出现异常反应。

（2）轻者可无其他症状，较重者可同时伴有该神经支配区内的麻木、疼痛、温度觉改变或功能障碍。

①正中神经损伤　表现为手握力减弱，拇指不能对指对掌；拇、食指处于伸直位，不能屈曲，中指屈曲受限；后期大鱼际肌及前臂屈肌萎缩，呈猿手畸形；手掌桡侧半皮肤感觉缺失。

②尺神经损伤　表现为拇指处于外展位，不能内收；呈爪状畸形，环、小指最明显；手掌尺侧半皮肤感觉缺失；骨间肌，小鱼际肌萎缩；手指内收、外展受限，夹纸试验阳性；Forment 试验阳性，拇内收肌麻痹。

③桡神经损伤　表现为腕下垂，腕关节不能背伸；拇指不能外展，拇指间关节不能伸直或过伸；掌指关节不能伸直；手背桡侧皮肤感觉减退或缺失；高位损伤时肘关节不能伸直；前臂外侧及上臂后侧的伸肌群及肱桡肌萎缩。

④腋神经损伤　表现为肩关节不能外展；肩三角肌麻痹和萎缩；肩外侧感觉缺失。

⑤肌皮神经损伤　表现为不能用二头肌屈肘，前臂不能旋后；二头肌腱反射丧失，屈肌萎缩；前臂桡侧感觉缺失。

3. 处理方法

（1）出现神经刺激损伤现象，应立即停止针刀操作。若患者疼痛、麻木明显，可局部先行以麻药、类固醇类药、维生素 B 族药等配伍封闭。

（2）24 小时后，给予热敷、理疗、口服中药，按照神经分布区行针灸治疗。

（3）局部轻揉按摩，在医生指导下加强功能锻炼。

（4）对保守治疗无效的患者，应作开放手术探查。

4. 预防

（1）严格按照四步进针规程操作。尤其要确定刀口线与重要神经血管方向一致。病变部位较深者，治疗时宜摸索进针，若刺中条索状坚韧组织，患者有触电感沿神经分布路线放射时，应迅速提起针刀，稍移动针刀位置后再进针。

（2）在神经干或其主要分支循行路线上治疗时，不宜针刀术后向手术部位注射药物，如普鲁卡因、氢化考的松、酒精等，否则可能导致周围神经损害。

（3）术前要检查针具是否带钩、毛糙、卷刃，如发现有上述情况应立即更换。

（4）术后手法治疗一定不要粗暴，特别是在腰麻或全麻下手法矫形，患者没有应有的避让反应等，最易造成损伤。

（5）针刀操作时忌大幅度提插。但需注意的是，刺伤神经出现的反应与刺中经络引起的循经感传现象有着明显的区别，不可混淆。刺伤神经出现的反应是沿神经分布线路放射，有触电感。其传导速度异常迅速，并伴有麻木感。刺中经络或松解神经周围变性软组织时，患者的感觉则是酸胀、沉重感，偶尔也有麻酥感，其传导线路是沿经络线路，其传导速度缓慢，术后有舒适感。

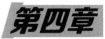

第四章
神经卡压综合征体格检查方法

（一）叩击试验（Tinel 征）

叩击或按压神经干受损部位，会产生疼痛感、过电感并向神经支配区域放射；同时，局部也产生针刺样疼痛，这种现象称为 Tinel 征，即叩击试验阳性。

如肘管综合征叩击试验，患者取坐位，检查者抓住患者的上肢，用叩诊锤轻轻敲打尺神经沟（图 4-1）。

（二）臂丛神经牵拉试验

患者坐位，头微屈，检查者立于患侧，一手置患侧头部，另一手握患腕做反向牵引，此时牵拉臂丛神经，若患肢出现窜痛麻木，则为阳性，提示臂丛神经受压，临床多见于神经根型颈椎病（图 4-2）。

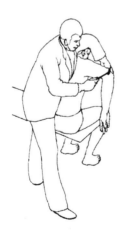 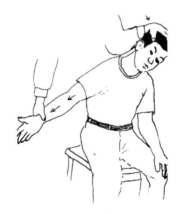

图 4-1 叩击试验　　　　图 4-2 臂丛神经牵拉试验

（三）旋前圆肌激发试验

屈肘、抗阻力前臂旋前时，肌力减弱为阳性（图 4-3）。

（四）指浅屈肌腱弓激发试验

中指抗阻力屈曲诱发桡侧 3 个半指麻木，为指浅屈肌腱弓激发试验阳性（图 4-4）。

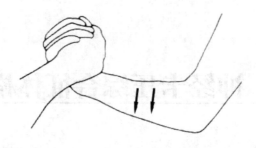

图 4-3　旋前圆肌激发试验

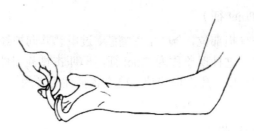

图 4-4　指浅屈肌腱弓激发试验

（五）肱二头肌腱膜激发试验

前臂屈肘 120°，抗阻力旋前，诱发正中神经感觉异常，为肱二头肌腱膜激发试验阳性（图 4-5）。

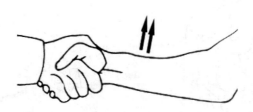

图 4-5　肱二头肌腱膜激发试验

（六）屈肘试验

患者上肢自然下垂位，屈肘 120°，持续约 3 分钟，出现手部尺侧感觉异常者为阳性。屈肘试验对于肘管综合征的诊断具有一定的特异性（图 4-6）。

（七）桡神经浅支激发试验

屈肘、抗阻力前臂旋前时，出现大拇指区域性麻痹为阳性（图 4-7）。

（八）Phalen 试验

双前臂垂直，双手尽量屈曲，持续 60 秒手部正中神经支配区出现麻木和感觉障碍为阳性。30 秒出现阳性表明病变较重。该检查灵敏度为 75%～88%，特异性为 47%，与单丝检查合用灵敏度增加 82%，特异性增至 86%（图 4-8）。

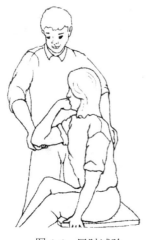
图 4-6　屈肘试验

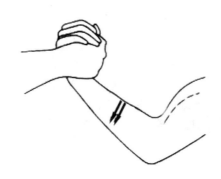
图 4-7　桡神经浅支激发试验

（九）改良 Phalen 试验

患者两腕关节屈曲 90° 双手的手背互相紧靠，请患者维持此姿势 30～60 秒，会引起患者麻木或刺痛的症状，典型的情形出现在拇指、示指、中指和环指桡例面的掌面（图 4-9）。

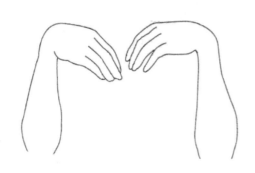
图 4-8　Phalen 试验

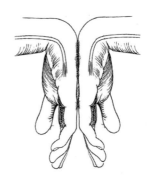
图 4-9　改良 Phalen 试验

（十）反向 Phalen 检查

患者两腕关节伸展 90° 或以上，双手的手掌互相紧靠在一起。检查者请患者维持此姿势 30～60s。若引起患者麻木或刺痛的症状即为阳性，典型的情形出现在拇指、示指、中指和环指桡侧面的掌面（图 4-10）。

（十一）Froment 征

患者用拇指和示指捏住一张纸或名片，检查者捏住纸张的另一端，并且指导患者用力捏住纸张（拇指内收），以免纸张被抽出（图 4-11）。

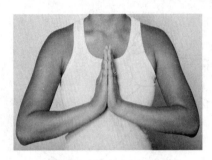

图 4-10 反向 Phalen 试验

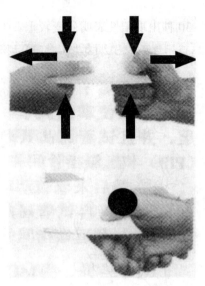

图 4-11 改良 Phalen 试验

（十二）梨状肌紧张试验

患者髋关节外展外旋位，抗阻力内收内旋，出现臀腿痛即为阳性（图 4-12）。

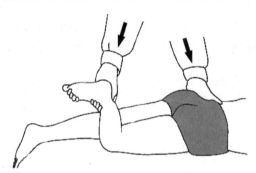

图 4-12 梨状肌紧张试验

（十三）股神经牵张检查

患者俯卧在检查台上，膝关节屈曲。检查者伸展（举高）患者髋部，维持膝关节屈曲姿势。当大腿前方和（或）背部疼痛或麻木为阳性，提示股神经受到刺激和（或）腰椎神经根病变。注意髋部疼痛并非阳性检查结果（图 4-13）。

（十四）改良股神经牵张试验

患者仰卧在检查台上，臀部置于检查台边缘，使骶髂关节正好位于边缘的上端；抱住膝部前方向上拉，使大腿贴近身体，让髋关节和膝关节做最大屈曲。检查者在大腿前方施加压力，使髋关节伸展，同时膝关节屈曲至 90°，出现向下传导至大腿前方和（或）腿部的剧痛或电击般疼痛为阳性。髋部疼痛并非阳性检查结果（图 4-14）。

（十五）直腿抬高试验

患者仰卧于检查台上，双腿和骨盆平放于检查台。检查者将患者的一条腿从 0° 缓慢举高到 70°，另一条腿和骨盆与检查台面保持平行。当腿部举到 30°～60° 时，引起疼痛和麻木感并传导到小腿为阳性。出现下背部或臀部或髋部疼痛，但不会向下传导时，则不列为阳性检查结果（图 4-15）。

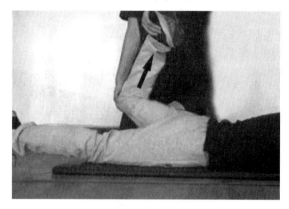

图 4-13　股神经牵张试验

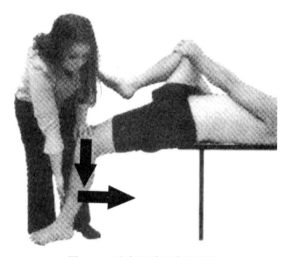

图 4-14　改良股神经牵张试验

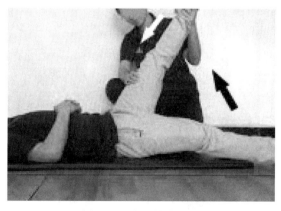

图 4-15　直腿抬高试验

（十六）小腿止血带试验

采用小腿止血带，充气后使压力维持在收缩压以下，阻滞静脉回流，而动脉保持通畅，患者跖面如出现疼痛与麻木感觉，则为阳性（图4-16）。

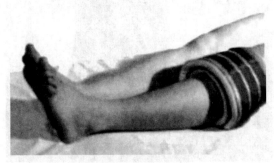

图4-16　止血带试验

神经卡压综合征针刀整体松解治疗与康复

第一节 头颈部神经卡压综合征

一、枕大神经卡压综合征

【概述】

本病是由于外伤、劳损或炎性刺激等原因导致局部软组织渗出、粘连和痉挛，刺激、卡压或牵拉枕大神经，引起头枕顶放射痛为主要表现的一种临床常见病。

【针刀应用解剖】

枕大神经发自颈 2 神经后支，绕寰枢关节后向上行，在枕外隆突旁、上项线处，穿过半棘肌及斜方肌止点及其筋膜至颈枕处皮肤。枕大神经的分支较多、较大并且相互交织成网状，分布于颈枕部皮肤。

【病因病理】

长期低头工作，颈肌痉挛，深筋膜肥厚，炎症渗出，粘连，可压迫枕大神经。由于枕大神经绕寰枢关节，当寰枢关节半脱位、脱位时亦可受牵拉或损伤；再者，颈部肌肉，尤其是斜方肌的肌筋膜炎，也可导致此神经受压，产生神经支配区的疼痛，局部淋巴结肿大，也可能是致痛的原因。

【临床表现】

（1）症状 以枕大神经痛为突出的症状，多呈自发性疼痛，常因头部运动而诱发，其疼痛为针刺样、刀割样，头部疼痛或咳嗽用力均可诱发疼痛。疼痛发作时常伴有局部肌肉痉挛，偶见枕大神经支配区有感觉障碍。

（2）体征 检查头颈呈强迫性体位，头略向后侧方倾斜，在枕外隆凸与乳突连线的内 1/3 处（即枕大神经穿出皮下处）及第 2 颈椎棘突与乳突连线中点有深压痛。在其上的上项线处有浅压痛。各压痛点可向枕颈放射，有时在枕大神经分布区尚有感觉过敏或感觉减退（图 5-1）。

【诊断要点】

枕大神经卡压综合征主要依据上述临床表现诊断。落枕患者无颈项部外伤史，晨起时感到一侧或双侧颈项部疼痛，活动困难，局部僵硬，头歪向患侧，颈部活动时疼痛加重，有时可牵涉肩背部。胸锁乳突肌呈痉挛状态，严重者可累及斜方肌和肩胛提肌，可触及条索状的肌束，局部压痛明显。

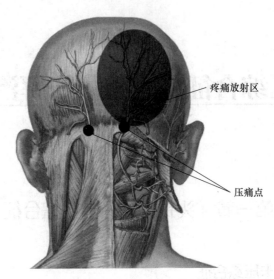

图 5-1　枕大神经的压痛点及其疼痛放射区

【针刀治疗】

1. 治疗原则

根据针刀医学关于慢性软组织损伤的理论及网眼理论，一侧神经受到卡压，另一侧的软组织也会挛缩和粘连，对枕大神经卡压进行整体松解，完全可以取代开放性手术松解，治愈该病。

2. 操作方法

（1）体位　俯卧位。

（2）体表定位　枕大神经穿出皮下处。

（3）消毒　在施术部位，用活力碘消毒 2 遍，然后铺无菌洞巾，使治疗点正对洞巾中间。

（4）麻醉　用 1%利多卡因局部浸润麻醉，每个治疗点注药 1ml。

（5）刀具　使用 I 型 4 号直形针刀。

（6）针刀操作（图 5-2）

①第 1 支针刀松解左侧枕大神经穿出皮下处的卡压　在枕骨粗隆与左侧乳突连线的内 1/3 处（即枕大神经穿出皮下处）定位。术者刺手持针刀，刀口线与人体纵轴一致，刀体向脚侧倾斜 45°，与枕骨垂直，押手拇指贴在上项线进针刀点上，从押手拇指的背侧进针刀，针刀到达上项线骨面后，调转刀口线 90°，铲剥 3 刀，范围不超过 0.5cm。

②第 2 支针刀松解右侧枕大神经穿出皮下处的卡压　针刀松解方法参照第 1 支针刀松解操作。

（7）注意事项（图 5-3）　在做针刀松解时，针刀体应向脚侧倾斜，与纵轴呈 45°角，与枕骨面垂直，不能与纵轴垂直，否则有损伤椎管的危险。

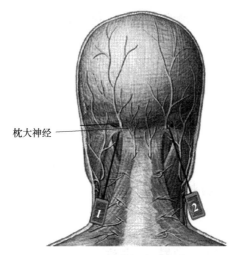

图 5-2　针刀松解枕大神经卡压

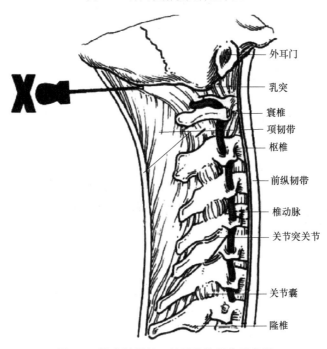

图 5-3　枕大神经针刀松解危险操作示意图

【针刀术后手法治疗】

针刀松解术毕进行手法治疗，患者俯卧位，一助手牵拉双侧肩部，术者正对患者头项，右肘关节屈曲并托住患者下颌，左手前臂尺侧压在患者枕骨，随颈部的活动施按揉法。用力不能过大，以免造成新的损伤。最后，提拿两侧肩部，并从患者肩至前臂反复揉搓几次。

【针刀术后康复治疗】

（一）目的

针刀整体松解术后康复治疗的目的是进一步调节后枕部的弓弦力学系统的力平衡，

促进局部血液循环，加速局部的新陈代谢，以利于损伤组织的早期修复。

（二）原则

枕大神经卡压针刀术后 48～72 小时可选用下列疗法进行康复治疗。

（三）方法

1. 针灸推拿疗法

（1）毫针法

处方：C_2～C_3 患侧夹脊、玉枕、风池、完骨、翳明、阿是穴。

操作：常规消毒后，针刺夹脊穴时针尖向内下方，其余各穴常规操作，得气后行泻法，留针 20 分钟。每日 1 次，10 次为 1 疗程。

（2）电针法

处方：颔厌、悬颅、悬厘、曲鬓、足临泣。

操作：取患侧穴位，常规消毒后进针，得气后接 G6805 电针仪，使用连续波，电流以患者能耐受为度，留针 25 分钟。每日 1 次，10 次为 1 疗程。

（3）耳压法

处方：脑、神门、耳尖。

操作：常规消毒后，将王不留行籽置于备制的小块胶布上，按于穴位上。每日自行按压 2～3 次，每次 10 分钟，3 日换 1 次。

（4）穴位注射法

处方：天柱、风池。

操作：常规消毒后，用 5ml 注射器抽取维生素 B_{12} 500μg、维生素 B_1 100mg、当归注射液 1ml 混合液，刺入后每穴注入 0.5～1ml。隔日 1 次，5 次为 1 疗程。

2. 现代物理疗法

（1）激光疗法

处方：风池、翳明。

操作：采用 He-Ne 激光仪，输出功率 82mW，光斑直径 0.8cm，聚集照射上述穴位，距离约 50cm，每次 10 分钟。每日 1 次，10 次为 1 疗程。

（2）磁疗法

处方：风池、完谷、翳风、百会、曲池、足三里、太冲。

操作：每次选 2～4 穴，使用旋转磁场仪，磁场强度为 3000GS，旋转机的治疗头对准穴位，紧贴皮肤，但不要压得过紧。每次治疗 30 分钟，10 次为 1 疗程。

二、锁骨上神经卡压综合征

【概述】

锁骨上神经发自颈 3 神经根的前支和颈 4 神经根的大部分，从胸锁乳突肌深面向后下方穿出，行于颈阔肌深面，至锁骨附近穿至皮下，行向外下方，分成内侧、中间、外侧 3 组，分布于颈下部侧面、肩部和胸壁上部的皮肤。

【针刀应用解剖】

1. 颈肩部表面解剖

肌性标志：胸锁乳突肌

2. 颈肩部骨及连接

（1）胸骨　胸骨为位于胸前壁正中的扁平骨，其前面微突，后面略凹。胸骨自上而下依次由三部分组成，即胸骨柄、胸骨体及剑突（图5-4）。

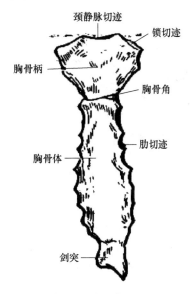

图5-4　胸骨前面观

（2）锁骨　锁骨位于胸廓前上部两侧，是一根横向的支柱，呈水平位。锁骨全长皆位于皮下，成人锁骨长度约 14.95（11.00～17.8）cm，其前有颈阔肌覆盖，居第一肋上方，从上面或下面观均似横位"～"状，有两个弯曲，内侧凸向前，约占全长 3/4～2/3；外侧凸向后，约占全长 1/4～1/3（图5-5）。

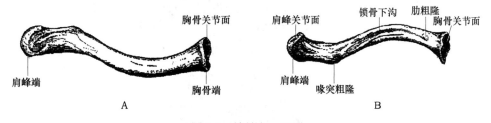

图5-5　锁骨上、下面

A 上面观　B 下面观

内侧端，也称胸骨端，呈圆柱形与胸骨相连，较粗大，其末端近似三棱形的关节面与胸骨柄的锁骨切迹相关节。外侧端，也称肩峰端，扁宽，有明显的上、下面，末端有卵圆形的关节面与肩峰相关节。中间部的内侧部分似圆柱体，前凸而后凹，前上缘有胸锁乳突肌锁骨部附着，前下缘有胸大肌锁骨部附着，其下面有肋粗隆，为肋锁韧带附着。外侧部分的前上缘有斜方肌附着，前下缘有三角肌附着；下面向后缘处有喙突结节，有喙锁韧带附着，其对稳定肩锁关节有重要意义（图 5-6）。

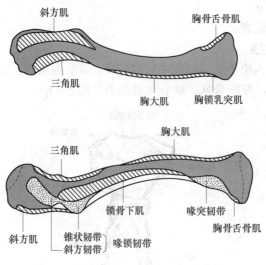

图 5-6 锁骨上、下面肌肉及韧带附着处

（3）椎间盘 由纤维软骨组成，并连结于上下两个椎体之间，自第 2 颈椎下方至第 1 胸椎上方，共 6 个，由纤维环和髓核组成。

（4）颈部筋膜 可分为颈固有筋膜、脏器筋膜和颈血管鞘等 3 部分。

（5）颈项部韧带 项韧带、黄韧带、棘间韧带、横突间韧带、关节囊韧带等。

3. 颈肩部肌肉

胸锁乳突肌（图 5-7）

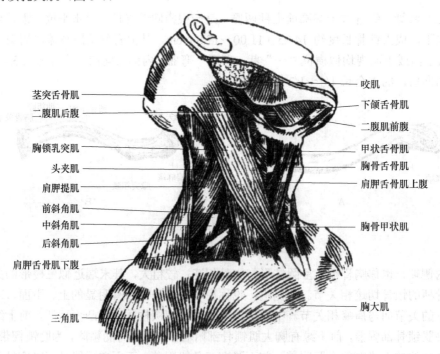

图 5-7 胸锁乳突肌示意图

胸锁乳突肌起于胸骨柄和锁骨内侧半，斜向外上，止于颞骨乳突。作用：单侧收缩时，面向对侧，头转向同侧；双侧收缩时，头后仰。

【病因病理】

软组织急性拉伤或挫伤治疗不彻底，残留了粘连或瘢痕；或因为长期慢性劳损，造成肌肉或肌腱处于长期紧张状态而出现营养障碍；不良姿势或长期处于一种姿势下会使应力集中于某一处，久之造成局部组织水肿、渗出、粘连；感受风寒湿邪的侵袭，可使局部毛细血管收缩，组织营养障碍，久之局部组织损伤，渗出增多，亦可造成肌肉痉挛，牵拉附近肌群，这些均可导致锁骨上神经的卡压，从而产生锁骨上神经卡压综合征。

【临床表现】

患者多为慢性起病，病程较长，自觉颈肩部钝痛、酸胀等不适感，以疼痛为主要症状，可为隐痛、胀痛、刺痛，疼痛可为急性发作，伴有肌痉挛和颈僵直，咳嗽可加重。疼痛可向头颈部或肩背部放射。严重者可有颈部活动受限，其所支配的肌肉如胸锁乳突肌、颈阔肌麻痹，偶见颈下部侧面、肩部和胸壁上部的皮肤出现感觉过敏或感觉减退。上述症状可在受凉或伏案工作后加重。

检查时可见患者颈部僵直，颈项肌感僵硬，痉挛而不松弛，肩胛骨内上角有明显压痛感，多伴有硬结和条索状物，部分患者有剥离感。颈部活动可受限，亦可见强迫性头位、单侧发病者，颈项偏向患侧，颈椎前屈，健侧侧屈受限。有时颈下部侧面、肩部和胸壁上部的皮肤可出现感觉过敏或感觉减退。化验基本正常。X 线检查对本病无特殊意义。

【针刀治疗】

1. 治疗原则

依据针刀医学关于慢性软组织损伤的理论及网眼理论，通过对神经卡压点进行精确闭合性针刀松解，完全可以取代开放性手术松解，治愈该病。

2. 操作方法

（1）体位　俯卧位。

（2）体表定位　胸锁乳突肌中段后缘 Tinal 征阳性点。

（3）消毒　在施术部位，用活力碘消毒 2 遍，然后铺无菌洞巾，使治疗点正对洞巾中间。

（4）麻醉　用 1% 利多卡因局部浸润麻醉，每个治疗点注药 1ml。

（5）刀具　使用 I 型 4 号直形针刀。

（6）针刀操作（图 5-8）

Tinal 征阳性点进针刀，刀口线与人体纵轴一致，针刀体与皮肤垂直，针刀经皮肤、皮下组织后，当刀下有韧性感时即到达锁骨上神经出筋膜卡压处，提插切割 3 刀，范围不超过 0.5cm。

【针刀术后手法治疗】

无需手法治疗。

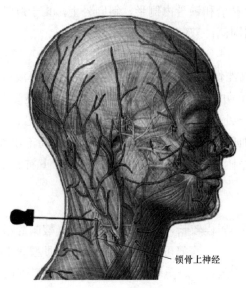

锁骨上神经

图 5-8　胸锁乳突肌中段后缘 Tinal 征阳性点针刀松解示意图

【针刀术后康复治疗】

（一）目的

针刀整体松解术后康复治疗的目的是进一步促进局部血液循环，加速局部的新陈代谢，有利于疾病的早期修复。

（二）原则

锁骨上神经卡压综合征术后 48～72 小时可选用下列疗法进行康复治疗。

（三）方法

1. 针灸推拿疗法

（1）针刺疗法

处方：主穴髃俞、肩髃、肩贞，配穴合谷、外关

操作：常规消毒后在肩部，当腋后纹头直上、肩胛冈下缘凹陷中取髃俞，直刺 0.6～1 寸，以患者有酸胀感为准，行平补平泻手法，留针 10 分钟后出针。然后嘱患者上臂外展或向前平伸，当肩峰前下方凹陷处取肩髃，肩峰后下方取肩贞，直刺 0.5～0.8 寸，以出现针感为准。每天 1 次，7 次为 1 个疗程。

（2）推拿疗法

处方：风池、肩中俞、肩外俞、肩井、曲垣、天宗、膈俞。

操作：患者坐位，术者立于患者后侧，用拇指尖螺纹面点压穴位，从上到下、由轻到重、深透入内，各点压约 30 秒。

2. 现代物理疗法

（1）中频电刺激疗法

处方：患部。

操作：采用中频电脑治疗仪（技术参数：电源电压 220V/50Hz，消耗功能 12W，输

出中频频率 1～10KHz，低频调制频率 0.1～60Hz；输出基本波形：方波、尖波、三角波、正弦波、指数波等）进行治疗，将中频电疗仪阴极置于患肌的运动点上，阳极置于躯干，电极下放置厚衬垫，电流强度以能引起肌肉收缩而无疼痛为度。每次 15 分钟，每日 1 次。

（2）激光疗法

处方：患部。

操作：常用的激光器是氦-氖及小功率的二氧化氮激光器。用激光器的原光束或散焦后的光束多次照射病变部位，每天 1 次，每次 15～20 分钟。

三、胸廓出口综合征

【概述】

胸廓出口综合征（TOS）是胸廓出口区重要的血管神经受压引起的复杂的临床症候群，临床症状和体征主要有疼痛、麻木、肌力减退和上肢不适，受压的血管神经结构从上到下包括：臂丛神经、锁骨下动脉和锁骨下静脉，压迫通常由肌纤维结构变化和先天性结构变化所致。TOS 的发病率一般为 0.3%～0.7%，文献报道最小患者的年龄为 6 岁，多数患者在 20～40 岁之间，男性与女性之比为 1:4，肥胖者居多。

1921 年，Cooper 描述了胸廓出口区神经血管受压的症状。1956 年，Peet 介绍了胸廓出口综合征颈肩疼及上肢麻木的表现。1958 年，Robert 建议命名为胸廓出口综合征。对胸廓出口综合征一直存在很大的争议。在病因学方面已否认了神经元学说，明确了卡压为致病的原因。TOS 因受压的结构不同而分为神经型 TOS 和血管型 TOS。近些年来有人又把神经型 TOS 分为真正的神经型 TOS 和非特异性神经型 TOS，前者有典型的临床症状、体征、放射学证据和肌电图改变，后者仅有类似的主观症状而无其他客观证据，以后者多见（85%以上）。

【针刀应用解剖】

1. 颈胸部表面解剖

骨性标志：喙突

肌性标志：前斜角肌、中斜角肌、胸锁乳突肌、胸小肌

2. 颈胸部针刀应用解剖

椎间盘　由纤维软骨组成，并连结于上下两个椎体之间，自第 2 颈椎下方至第 1 胸椎上方，共 6 个，由纤维环和髓核组成。

颈部筋膜　可分为颈固有筋膜、脏器筋膜和颈血管鞘等 3 部分。

颈项部韧带　项韧带、黄韧带、棘间韧带、横突间韧带、关节囊韧带等。

前斜角肌　起自 C_3～C_6 横突的前结节，止于第 1 肋斜角肌结节。作用：具有抬高第 1 肋、轻度屈颈和旋转的作用。

中斜角肌　起自 C_2～C_7 横突后结节，止点较宽，位于锁骨下动脉和第 1 肋之间。作用：具有抬高第 1 肋、轻度屈颈和旋转的作用。

胸锁乳突肌　斜列于颈部两侧，为颈部一对强有力的肌肉，起自胸骨柄前面和锁骨的胸骨端，肌束斜向后上方，止于颞骨的乳突。作用：两侧收缩，使头向后仰，单侧收缩，使头屈向同侧，面转向对侧。（见图 5-7）

胸小肌　位于胸大肌的深面，呈三角形，起自第3～5肋，止于肩胛骨喙突。作用：牵拉肩胛骨向前下方，如肩胛骨固定，可上提第3～5肋，协助吸气。（图5-9）

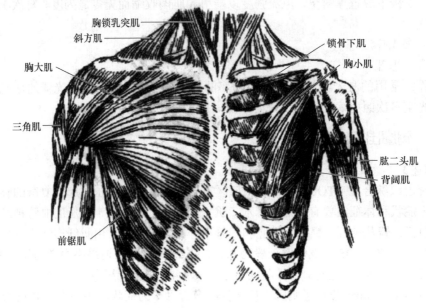

图5-9　胸小肌示意图

【病因病理】

TOS的病因可分为骨性因素和软组织因素两大类。骨性因素主要包括：①第7颈椎横突过长；②颈肋；③第1肋骨异常；④第1肋骨骨折；⑤锁骨骨痂形成。软组织因素主要包括：先天及后天斜角肌变化、先天性束带或韧带形成，其中斜角肌因素最为重要。因颈肩部创伤引起的TOS最为常见，其次为机械因素，炎症和肿瘤最少。

TOS患者神经和血管受压常同时存在，神经受压较血管受压明显，可单独也可同时存在。Roos将TOS分为3型：上干型、下干型和混合型。上干型主要是C_5、C_6受侵犯，有时也有C_7受侵犯；下干为C_8、T_1受损；混合型为全臂丛受损。临床上以下干型为主，占TOS数的85%～90%。

【临床表现】

1. 常见症状

患者常有疼痛、麻木、肌力减退、怕冷和肿胀感。疼痛常为钝痛，有时为锐痛，严重者须用麻醉药方能缓解。疼痛沿C_8～T_1支配区分布，麻木则分布于尺神经支配区。前臂内侧皮神经区麻木是TOS的一个重要体征。

2. 典型体征

（1）尺侧屈腕肌肌力正常　尺侧屈腕肌由C_7支配，下干受压时，尺侧屈腕肌无损伤。

（2）手部精细活动丧失　臂丛下干的神经纤维参与正中神经内侧束，主要支配屈腕肌、屈拇肌、大鱼际肌群及第1、2蚓状肌，下干受压，手部精细活动丧失。

3. 交感神经的表现

交感神经纤维受压，除上肢有酸痛外，还常有"雷诺现象"，表现为肢体苍白、发绀、怕冷，亦有患者表现为双手大量出汗。

4. 静脉及动脉 TOS 的症状

静脉 TOS 较动脉常见，表现为肢体远端肿胀、发青、疼痛及沉重感。动脉型 TOS 主要表现为疼痛、无力及肢体冰冷。

5. TOS 肌筋膜炎

5%左右的 TOS 患者由于患侧不适，对侧肢体过度使用，常引起肌筋膜炎。肌筋膜炎出现于斜方肌肩胛区和胸部，症状以疼痛和痉挛为主。

【诊断要点】

对于静脉型 TOS，多普勒检查及静脉造影可确诊；对动脉型 TOS，非侵入性血管检查及动脉造影具有重要价值；神经受压的临床表现已如前述。另可借助以下特殊检查来诊断：

（1）肩外展试验　患者坐位，检查者扪及患者腕部桡动脉，慢慢使前臂旋后，外展 90°～100°。屈肘 90°，桡动脉搏动消失或减弱，为阳性。该项检查阳性率很高，但存在一定的假阳性。

（2）斜角肌挤压试验　患者坐位，检查者扪及腕部桡动脉，肩外展 30°，略后伸，并令患者头颈后伸，逐渐转向患侧，桡动脉搏动如减弱或消失为阳性。该检查阳性率很低，但常常有诊断价值。

（3）锁骨上叩击试验　令患者头偏向健侧，叩击患侧颈部，出现手指发麻或触电样感，为阳性。

（4）锁骨上压迫试验　检查者用同侧手扪患者的腕部桡动脉，用对侧拇指压迫锁骨上，桡动脉搏动消失。作者曾在正常人群做过调查，90%的正常人，压迫锁骨上，桡动脉搏动亦消失。但是如果压迫点距锁骨上缘 2～3cm 桡动脉搏动亦消失。说明锁骨上动脉抬高明显，较有诊断价值。

（5）Roose 试验　为活动的肩外展试验，双上肢放在肩外展试验的位置上用力握拳，再完全松开，每秒钟 1 次，45 秒内就不能坚持者为阳性体征。

（6）肋间挤压试验　站正位，双上肢伸直后伸，脚跟抬起，桡动脉搏动消失，明显减弱为阳性。

（7）电生理检查　电生理检查在胸廓出口综合征的早期无特殊价值，可能会出现 F 波延长。其他常常无异常发现，晚期以尺神经运动传导速度在锁骨部减慢有较大的诊断价值。

（8）X 线片检查　通过胸片了解有无第 1、2 肋骨与锁骨的畸形及骨改变；颈椎正侧位片了解有无颈肋或第 7 颈椎横突粗大。

【针刀治疗】

1. 治疗原则

依据针刀医学慢性软组织损伤病因病理学理论和针刀闭合性手术理论，通过对神经卡压点进行精确闭合性针刀松解，完全可以取代开放性手术松解，治愈该病。

2. 操作方法

（1）体位　俯卧位。

（2）体表定位　斜角肌间隙，喙突。

（3）消毒　在施术部位，用活力碘消毒2遍，然后铺无菌洞巾，使治疗点正对洞巾中间。

（4）麻醉　用1%利多卡因局部浸润麻醉，每个治疗点注药1ml。

（5）刀具　使用Ⅰ型4号直形针刀。

（6）针刀操作（图5-10、图5-11）

①第1支针刀松解前中斜角肌间隙的卡压　术者站在患者头端靠患侧，确定前、中斜角肌间隙，该间隙位于胸锁乳突肌后缘，颈外浅静脉内侧。术者押手触到胸锁乳突肌的锁骨头，再缓慢向颈后部移行，触及前、中斜角肌间隙。约在锁骨上3～3.5cm处即为进针刀点，用龙胆紫标出此点的位置。常规消毒铺巾，刀口线与中斜角肌肌纤维走行一致，针刀体与皮肤呈90°角，从定位点进针刀，针刀通过皮肤、皮下组织，沿前、中斜角肌间隙垂直进针刀，达斜角肌间隙内，再将穿刺针向内、下、后稍稍向骶尾部方向推进。进针约2cm时，有筋膜脱空感时，已进入斜角肌间隙，缓慢进针刀，刀下有韧性感或者患者上肢有串麻感时，即到达粘连、瘢痕部，纵疏横剥3刀，范围不超过0.5cm。

②第2支针刀松解前斜角肌锁骨止点的卡压　头偏向健侧。术者站在患者头端患侧，押手食指在锁骨上窝深部触及锁骨下动脉搏动点（此点通常位于锁骨与颈外静脉交叉点附近）。在搏动点外侧0.5cm，锁骨上约1cm处进针刀。刀口线与中斜角肌肌纤维走行一致，针刀体与皮肤呈90°角，针刀穿过皮肤、皮下组织，然后向后、下、内方向推进，达第1肋骨骨面，沿着第1肋骨的纵轴向前探寻，当有韧性感时，即到前斜角肌止点，调转刀口线90°，提插刀法切割3刀，范围不超过0.5cm。

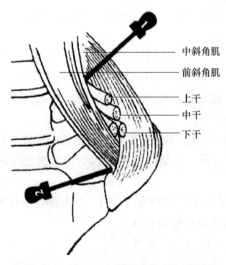

图5-10　针刀松解斜角肌卡压示意图

③第3支针刀松解胸小肌的起点　即喙突顶点的内1/3，先触摸到患侧肩胛骨喙突后定位，术者刺手持针刀，针刀体与皮肤垂直，刀口线与胸小肌肌纤维方向一致，直达喙突顶点骨面，然后针刀向内探寻，当有落空感时、即到喙突内缘，退针刀在喙突内1/3骨面上，调转刀口线90°，提插刀法在骨面上切割3刀，范围不超过0.5cm。

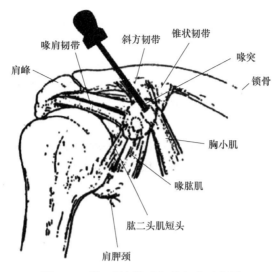

图 5-11　针刀松解胸小肌的起点示意图

（7）注意事项

①在做前中斜角肌间隙针刀松解时，应先确定前、中斜角肌间隙，不能盲目进针刀，针刀松解过程中，仔细体会刀下的感觉，进针刀速度不可太快。

②在做前斜角肌锁骨止点的针刀松解时，应先确定锁骨下动脉的搏动很重要，不能盲目进针刀，针刀松解过程中，仔细体会刀下的感觉，到达第 1 肋骨骨面后，方可调转刀口线进行松解，松解的范围不能超过 0.5cm，针刀松解过程都是在骨面上进行，不可脱离骨面，否则，有损伤重要神经血管的可能。

【针刀术后手法治疗】

针刀松解术毕，患者俯卧位，一助手牵拉双侧肩部，术者正对患者头项，右肘关节屈曲并托住患者下颌，左手前臂尺侧压在患者枕骨，向健侧牵拉颈部 1～2 次，用力不能过大，以免造成新的损伤。最后，提拿两侧肩部，并从患者肩至前臂反复揉搓几次。肩关节主动外展到最大位置 2～3 次，进一步拉开胸小肌的粘连和瘢痕。

【针刀术后康复治疗】

（一）目的

针刀整体松解术后康复治疗的目的是进一步促进局部血液循环，加速局部的新陈代谢，有利于疾病的早期修复。

（二）原则

胸廓出口综合征针刀术后 48～72 小时可选用下列疗法进行康复。

（三）方法

1. 针灸推拿疗法

（1）针刺疗法

处方：天鼎、风池、肩井、天宗、肩三针、臂臑、手五里。

操作：常规消毒，天鼎穴直刺 0.5～0.8 寸，做小幅度的提插捻转使针感向肩臂部传导，行针 1 分钟后出针，余穴常规针刺。每日 1 次，每次 20 分钟，10 次为 1 个疗程。

（2）推拿疗法

处方：患肢近端到远端的穴位。

操作：从患肢远端向近端点揉相应穴位，重点对合谷、外关、手三里、风池、扶突、天鼎、缺盆、肩井、肺俞、天宗进行点揉，每穴 1～2 分钟，重复 2～3 次。对下颈椎横突部、患侧斜角肌部、腋窝部（极泉穴）的血管神经束进行弹拨松解，患肢出现向肢体远端放射麻痛感，对挛缩组织进行提拿弹拨手法松解。

2. 现代物理治疗

（1）超短波疗法

处方：臂丛神经部。

操作：电极板放置在臂丛神经部，对置法，无热量。每次 15 分钟，每日 1 次。

（2）音频或干扰电疗法

处方：缺盆、天宗。

操作：电极板放置在缺盆、天宗两穴，耐受量。频率每分钟 50～60 次，每次 20 分钟，每日 1 次，10 次为 1 疗程。

（3）激光疗法

处方：患侧风池、扶突、天鼎、缺盆、合谷。

操作：低能量氦氖激光照射穴位。每穴 6～8 分钟，每日 1 次，10 次为 1 疗程。

（4）热疗

处方：当归 30g、狗脊 30g、伸筋草 20g、五加皮 20g、炙生姜 20g、透骨草 20g、羌活 20g、独活 20g、防风 15g、秦艽 15g、千年健 15g、川芎 15g、红花 15g、威灵仙 15g。

操作：取上述药物浸泡后，置于纱布袋中，再放入可加热容器中，容器中加水至完全浸泡药袋为止，再将容器加热煮沸后取出药袋，凉至患者可接受温度，置于患侧锁骨上窝即可，每日 2 次，每次 20 分钟，10 次为 1 个疗程。

第二节　胸背部神经卡压综合征

一、肩胛背神经卡压综合征

【概述】

本病表现为颈、肩、背、腋及侧胸壁的酸痛和不适，肩胛背神经是一来自 C_5 神经根与胸长神经合干的神经。

有关肩胛背神经卡压的文献报道较少。1993 年 Kevin 报道用肩胛背神经封闭治疗颈肩痛，取得一定的疗效，其封闭点为肩胛背神经易受压的中斜角肌及肩胛骨内上角内侧缘处，此处也正是临床压痛最为明显处，同时也符合解剖学观察。

【针刀应用解剖】

肩胛背神经多起自 C_5 神经根，部分纤维发自 C_4 神经根，同时存在着 C_4、C_5 共干的现象。肩胛背神经的起始部位为前斜角肌所覆盖，穿过中斜角肌后与副神经并行，至肩胛提肌前缘后穿过该肌达菱形肌，支配肩胛提肌和大小菱形肌。

（1）肩胛背神经的起源　肩胛背神经在距椎间孔边缘 5～8mm，自 C_5 外侧发出后即进入中斜角肌。其来源有 3 种情况：①肩胛背神经与胸长神经起始段合干；②肩胛背神经与胸长神经分别从 C_5 发出；③肩胛背神经接收 C_3～C_4 发出的分支。

（2）肩胛背神经的行径　上述 3 种形式发出的肩胛背神经，其起始部均穿过中斜角肌，在中斜角肌内斜行，行走约 5～30mm，距起点约 5mm 处有 2～3 束 2mm 粗的中斜角肌腱性纤维横跨其表面。

（3）肩胛背神经的分支　合干者，出中斜角肌 1～2mm，肩胛背神经和胸长神经分开后，主干即发出 1 分支，经肩胛提肌，然后在菱形肌深面下行。C_5 发出的胸长神经下行至锁骨水平先后与 C_6 及 C_7 发出的胸长神经支合干，然后沿前锯肌深面行走。

【病因病理】

肩胛背神经被头夹肌、肩胛提肌和大小菱形肌包绕，单纯性肩胛背神经卡压极少见，常常伴发于臂丛神经的损伤或卡压。肩胛背神经卡压产生的原因可能有：一是颈神经根（特别是 C_5 神经根）受压而累及作为其分支的肩胛背神经；另一原因是肩胛背神经在其行径中因解剖因素而受压，如穿过中斜角肌的腱性起始纤维；也可因局部肿瘤（如脂肪瘤）、放射性组织损伤或慢性组织损伤引起卡压。

【临床表现】

（1）病史及症状　本病常见于中青年女性。全部患者均以颈肩背部不适、酸痛为主要症状。颈部不适与天气有关，于阴雨天、冬天可加重，劳累后也可加重。上臂上举受限，颈肩背部酸痛，常不能入睡。肩部无力，偶有手麻，主要为前臂及手桡侧半发麻。

（2）体征和检查　部分患者可有前臂感觉减退，少数患者上肢肌力特别是肩外展肌力下降。局部压痛点明显，多数位于患侧背部 3、4 胸椎棘突旁 3cm 及胸锁乳突肌后缘中点。

【诊断要点】

可根据临床特点进行诊断，如颈肩部疼痛、不适，沿肩胛背神经行径有压痛，特别是按压 3、4 胸椎棘突旁可诱发同侧上肢麻痛，则可明确诊断为该病。

【针刀治疗】

1. 治疗原则

依据人体弓弦力学系统理论及疾病病理构架的网眼理论，肩胛背神经卡压是由于神经周围软组织卡压神经所致，通过针刀准确松解卡压即可。

2. 操作方法

（1）体位　坐位。

（2）体表定位　肩胛骨内上角与 C_6 棘突连线的中点。

（3）消毒　在施术部位，用活力碘消毒 2 遍，然后铺无菌洞巾，使治疗点正对洞巾中间。

（4）麻醉　用 1%利多卡因局部浸润麻醉，每个治疗点注药 1ml。

（5）刀具　Ⅰ型 4 号直形针刀。

（6）针刀操作（图 5-12）

①针刀松解肩胛背神经在菱形肌上缘的粘连和瘢痕　在肩胛骨内上角与 C_6 连线的中点明显压痛点处进针刀，针刀体与皮肤垂直，刀口线与足底纵轴一致，按四步进针刀规程进针刀，经皮肤、皮下组织，刀下有坚韧感，患者有局部酸麻痛感时，即到达肩胛背神经在菱形肌上缘的粘连和瘢痕，以提插刀法切割 3 刀，范围 0.5cm，然后再纵疏横剥 3 刀，范围 0.5cm。

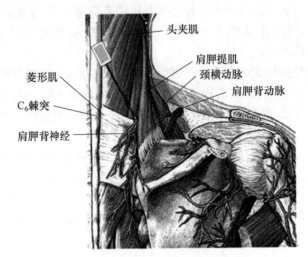

图 5-12　针刀松解肩胛背神经卡压

②术毕，拔出针刀，局部压迫止血 3 分钟后，创可贴覆盖针眼。

【针刀术后手法治疗】

针刀术后，患者坐位，嘱患者做拥抱动作 4 次，以进一步拉开局部的粘连。

【针刀术后康复治疗】

（一）目的

肩胛背神经卡压综合征针刀整体松解术后康复治疗的目的是进一步调节胸部弓弦力学系统的力平衡，促进局部血液循环，加速局部的新陈代谢，有利于损伤组织的早期修复。

（二）原则

肩胛背神经卡压综合征行针刀手术后 48～72 小时可选用下列疗法进行康复治疗。

（三）方法

1. 针灸推拿疗法

（1）针刺疗法

处方：阿是穴。

操作：患者俯卧或坐位，充分暴露患处，对阿是穴处 0.5 寸处常规消毒，用 1.5 寸毫针，针尖以 45° 角局部围刺，施提揉捻转手法 10～15 次，留针 20 分钟。不愈者隔日再针。

（2）推拿疗法

处方：痛侧的 C_5 横突端的最痛点。

操作：以痛侧的 C_5 横突端的最痛点为中心，双手拇指指腹沿耳垂与缺盆穴间的连线揉拨，揉拨上下移动的范围在 $C_5 \sim C_7$ 横突之间，拇指揉拨方向与手法移动方向垂直，每侧行手法 15 分钟，时间段按轻慢-重慢-轻快手法各 5 分钟分配。每日 1 次，15 次为 1 个疗程，共治疗 1 个疗程。疗程间间隔 3 日。

（3）浮针疗法

处方：阿是穴。

操作：患者反坐于椅子上，双手扶椅背，背部暴露，用 0.40mm×40mm 毫针距痛点 4～6cm，针尖对准痛点，上下左右各刺一针，针体与皮肤呈 15°～30° 角刺入 1～1.5 寸，患者没有酸、麻、胀痛感。逐进行扫散，即以进针点为支点，手握针柄，左右摇摆针体，使针体呈扇形运动 4～6 分钟，扫散时动作要轻柔、有节律、稳定，留针 1～2 小时，如有条件可留 4～6 小时。留针期间可重复作扫散运动。每日 1 次，5 次为 1 个疗程，2 个疗程观察疗效。

2. 现代物理疗法

（1）电疗法

处方：压痛点。

操作：采用音频治疗仪治疗，患者卧位，暴露肩胛背神经疼痛部位。以两块长条形绝缘之铜皮（外用消毒纱布包裹），用烧沸冷却后的水溶液浸湿后，分置于痛部位之两侧，上覆绝缘之胶皮，接上音频治疗仪正负极后，接通电源，根据治疗仪的输出指示，从 0～150MA 逐渐调节输出大小（即治疗量，以患者感适度为宜），此时患者感胁痛部位酸、麻、重、胀，时间约 20～30 分钟。本法治疗隔日 1 次，5 次为 1 个疗程。

（2）光疗法

处方：患处压痛部位。

操作：局部采用紫外线治疗，用 TCF2000-ⅢA 紫外光治疗仪，确定生物剂量后，用布把非治疗部分盖严，暴露患处。照射范围应比病变区域宽 3cm 左右，用 $E_2 \sim E_3$ 红斑量照射，每次视病情变化不同，可按 50%～100% 增量，每日一次，或隔日一次，共 2～5 次，相应神经根部用 $E_2 \sim E_3$ 红斑量照射，隔日一次，每次按 50%～100% 增量，红斑量的确定根据紫外线治疗仪测试的平均生物剂量，结合患者不同情况增减。

3. 现代康复疗法

（1）导引疗法

操作：患者正坐位，屏神静气，缓慢匀长呼吸，依次完成以下动作。第一步，头从中立位缓慢左转至极限（用时一个呼吸），头颈缓慢上仰至极限，两眼向上看（用时一个呼吸），头颈缓慢下俯至极限，两眼向下看（用时一个呼吸），头颈缓慢上仰至中间放松并向右转至中立位（用时一个呼吸）；第二步，头颈从中立位缓慢上仰至极限（用时一个呼吸），两眼向上看，头颈缓慢下俯至极限，两眼向下看（用时一个呼吸），头颈缓慢上仰至中立位放松（用时一个呼吸）；第三步，头颈缓慢右转至极限（用时一个呼吸），头颈缓慢上仰至极限，两眼向上看，头颈缓慢下俯至极限（用时一个呼吸），两眼向下看，头颈缓慢上仰至中间放松并向左转至中立位（用时一个呼吸），再缓慢上仰至极限，两眼向上看（用时一个呼吸），头颈缓慢下俯至极限，两眼向下看（用时一个呼吸），头颈缓慢上仰至中立位放松。如此完成了一个运动周期。应从二个周期起，逐渐增加运动量，亦可配合倒退走和飞燕式锻炼，应循序渐进和持之以恒，至少坚持 2 个月。

二、胸长神经卡压综合征

【概述】

胸长神经卡压征是由于胸长神经卡压而引起的一种以肩部疼痛，肩外展无力及抬臂困难为主要症状的疾病。胸长神经是人体最长的纯运动神经，起源于 C_5、C_6、C_7 神经根，支配前锯肌。大多数肩胛背神经在 C_5 的起始与胸长神经的起始合干，合干部分穿经中斜角肌的腱性起源和腱性纤维环，起源于 C_5 的胸长神经也可与肩胛背神经一起受到卡压。

【针刀应用解剖】

胸长神经起自 C_5、C_6、C_7 脊神经前支的后侧，初起时神经位于神经后丛，穿过中斜角肌，然后达前锯肌最上面发出分支。神经沿前锯肌下行，发出分支支配每个舌样肌束。前锯肌组成腋中壁，其作用是：肌的上部使肩胛骨拉向前方，肌的下部使肩胛骨拉向前下。该肌具有将肩胛骨固定至胸壁的作用。当用双臂将身体前推时，其作用是对抗重力作用。

【病因病理】

可致胸长神经损伤的因素很多：多种运动性牵拉伤，可致胸长神经损伤。重复性背负重物或用肩部较多的重体力劳动，也可导致胸长神经损伤。腋区手术或第 1 肋切除时，易损伤胸长神经导致胸长神经的麻痹。臂丛牵拉伤引起的瘢痕反应以及放射性组织硬化等可致胸长神经卡压征的发生。

【临床表现】

1. 病史和症状

（1）患者可能有颈部不适和"颈椎病"病史。

（2）胸前、胸侧壁和腋下不适，有胀痛、针刺样痛，如在左胸壁酷似心绞痛。

（3）如合并肩胛背神经卡压，患者可能有背部向心前区的放射痛。

（4）心内科检查排除心绞痛。

2. 体征

（1）胸锁乳突肌后缘中点上下压痛显著。

（2）叩击胸前可能诱发胸前刺痛。

（3）合并肩胛背神经卡压时有肩胛背神经卡压的体征。

（4）翼状肩胛是胸长神经损伤的典型体征。翼状肩胛的检查方法：伸臂、推墙时，可诱发翼状肩胛的发生。

【诊断要点】

颈部痛点局部封闭后症状消失，要高度考虑到胸长神经卡压的可能性。肌电图检查有助于诊断。

本病需与下列疾病相鉴别。

（1）心绞痛　左胸前的疼痛必须和心绞痛鉴别，做有关心脏的检查。

（2）胆绞痛　右胸前的不适和疼痛应考虑胆囊、胆道疾病的可能，结合腹部体征和胆道病史，不难排除。

【针刀治疗】

1. 治疗原则

针刀治疗依据针刀医学慢性软组织损伤病因病理学理论和针刀闭合性手术理论，通过对神经卡压点进行精确闭合性针刀松解，完全可以取代开放性手术松解，治愈该病。

2. 操作方法

（1）体位　俯卧位。

（2）体表定位　中斜角肌后缘中点，Tinel 阳性点。

（3）消毒　在施术部位，用活力碘消毒 2 遍，然后铺无菌洞巾，使治疗点正对洞巾中间。

（4）麻醉　1%利多卡因局部定点麻醉。

（5）刀具　使用汉章Ⅰ型针刀。

（6）针刀操作　在中斜角肌后缘中点处附近，以 Tinel 征阳性点定位，针刀体与皮肤垂直，刀口线与上肢纵轴一致，按针刀手术四步操作规程进针刀，针刀经皮肤、皮下组织、浅筋膜，当刀下有落空感时，即到达胸长神经在穿中斜角肌腱性结构时引起的卡压点，稍提针刀 0.3cm 后，纵疏横剥 2～3 刀，范围不超过 0.5cm，以松解中斜角肌腱性结构对胸长神经的卡压（图 5-13）。

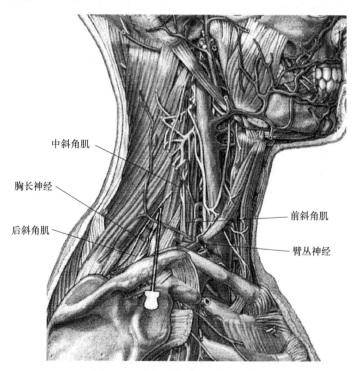

图 5-13　胸长神经卡压松解示意图

【针刀术后手法治疗】

针刀术后，俯卧位，做颈部伸屈，侧屈活动 2～3 次。

【针刀术后康复治疗】

（一）目的

胸长神经卡压综合征针刀整体松解术后康复治疗的目的是进一步调节胸部弓弦力学系统的力平衡，促进局部血液循环，加速局部的新陈代谢，有利于损伤组织的早期修复。

（二）原则

胸长神经卡压综合征行针刀手术后 48～72 小时可选用下列疗法进行康复治疗。

（三）方法

1. 针灸推拿疗法

（1）针刺疗法

处方：阿是穴。

操作：患者俯卧或坐位，充分暴露患处，对阿是穴处常规消毒，用 1.5 寸毫针，针尖以 45° 角沿神经走行方向排刺，疼痛局部围刺，施提揉捻转手法 10～15 次，留针 20 分钟。

（2）芒针疗法

处方：颈$_5$～颈$_7$夹脊穴、胸$_1$～胸$_9$夹脊穴、曲垣、肩贞、天宗、巨骨、秉风。

操作：患者取坐位，用 100～150mm 芒针沿皮平透颈$_5$～颈$_7$、胸$_2$～胸$_5$、胸$_6$～胸$_7$夹脊穴；沿皮平刺曲垣透天宗，秉风透天宗；肩贞深刺 2～3 寸；以 45° 针刺巨骨穴，针尖朝外向肩关节方向深刺 0.5～1 寸，使肩背部有麻胀感，得气后留针 30 分钟，起针后配合在局部拔罐 10 分钟。每次可轮流选 4～5 个穴位。隔日 1 次，10 次为 1 个疗程。

（3）推拿疗法

处方：患侧肩背部。

操作：患者取坐位，术者站患者背后，滚揉颈项、肩背部 3～5 分钟，以放松肌肉、疏通经络，找准胸锁乳突肌后缘中点压痛点，用拇指按揉，力量由轻到重，2～3 分钟；再用拇指尖前后弹拨深层肌肉，上下交替，2～3 分钟；再用拇指腹于胸锁乳突肌后缘上下按摩、疏顺肌肉 3～5 遍；术者左手托住下颌，右手托住后枕部，向上牵引颈椎，持续 2～3 分钟，最后左右旋转复位各 1 次，可闻及"咯嚓"，术毕。

2. 物理疗法

（1）光疗法

处方：患处。

操作：局部采用紫外线治疗，用 TCF2000-ⅢA 紫外光治疗仪，确定生物剂量后，用布把非治疗部分盖严，暴露患处。照射范围应比病变区域宽 3cm 左右，用 E$_2$-E$_3$ 红斑量照射，每次视病情变化不同，可按 50%～100% 增量，每日 1 次，或隔日 1 次，共 2～5 次，相应神经根部用 E$_2$-E$_3$ 红斑量照射，隔日 1 次，每次按 50%～100% 增量，红斑量的确定根据紫外线治疗仪测试的平均生物剂量，结合患者不同情况增减。

（2）激光疗法

处方：颈部压痛明显处。

操作：颈部压痛明显处红外线氦氖激光照射，每日 2 次，每次 20 分钟，连续 1 个月。

三、肋间神经卡压综合征

【概述】

外伤、劳损、带状疱疹及胸外科开放性手术后瘢痕粘连等均可以引起肋间神经的卡压，此处卡压，患者疼痛剧烈，封闭理疗难以解决问题，针刀可以对卡压的肋间神经进行精确松解。

【针刀应用解剖】

肋间隙即肋与肋之间的间隙，隙内有肋间肌肉、血管、神经和结缔组织等结构。肋间隙的宽窄不一，上部肋间隙较窄，下部较宽；肋间隙前部较宽，后部较窄，但可随体位的变化而改变。肋弯曲而有弹性，第 5～8 肋曲度大，易发生骨折。骨折断端如向内位移，可刺破胸膜和肋间血管及神经。

肋间内肌与肋间最内肌之间有肋间血管和神经通过，肋间神经共 11 对，在相应肋间隙内沿肋沟前行，至腋前线附近发出外侧皮支。第 2 肋间神经外侧皮支较粗大，称肋间臂神经，横经腋窝，分布于腋窝和臂内侧皮肤。肋间神经本干继续前行，上 6 对至胸骨侧缘、下 5 对和肋下神经经肋弓前面至白线附近浅出，易名为前皮支。

【病因病理】

肋间神经周围的粘连瘢痕压迫刺激了肋间神经引起临床表现。

【临床表现】

侧胸疼痛，呈持续性隐痛，阵发性加剧，老年患者，可因为胸痛不敢咳嗽，造成排痰困难，呼吸道分泌物堵塞，引起肺不张等严重并发症。检查：卡压部位的 Tinel 征（+）。

【诊断要点】

根据临床表现可确诊，X 线片排除其他疾病。

【针刀治疗】

1. 治疗原则

针刀治疗依据针刀医学慢性软组织损伤病因病理学理论和针刀闭合性手术理论，通过对神经卡压点进行精确闭合性针刀松解，完全可以取代开放性手术松解，治愈该病。

2. 操作方法

（1）体位　健侧卧位。

（2）体表定位　肋间神经卡压点。

（3）消毒　在施术部位，用活力碘消毒 2 遍，然后铺无菌洞巾，使治疗点正对洞巾中间。

（4）麻醉　1%利多卡因局部定点麻醉。

（5）刀具　使用汉章Ⅰ型针刀。

（6）针刀操作（图 5-14）　在 Tinel 征阳性点定位，针刀体与皮肤垂直，刀口线与肋弓方向一致，按针刀手术四步操作规程进针刀，针刀经皮肤、皮下组织、筋膜，直达肋骨骨面，然后针刀向下探寻，当有落空感时已到肋骨下缘，针刀沿肋骨下缘向下铲剥 2～3 刀，范围不超过 0.5cm。

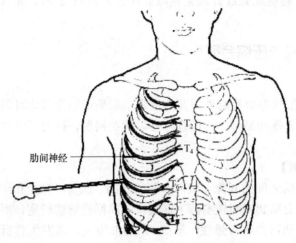

图 5-14　肋间神经卡压针刀松解示意图

（5）注意事项　在做针刀松解时，针刀先到达肋骨骨面，沿骨面向下找到肋骨下缘，针刀松解一定在肋骨骨面上操作，不可超过肋骨下缘，否则可能刺破胸膜引起创伤性气胸。

【针刀术后手法治疗】

针刀操作毕，患者坐位，深呼吸 1～2 次。

【针刀术后康复治疗】

（一）目的

肋间神经卡压综合征针刀整体松解术后康复治疗的目的是进一步调节胸部弓弦力学系统的力平衡，促进局部血液循环，加速局部的新陈代谢，有利于损伤组织的早期修复。

（二）原则

肋间神经卡压综合征行针刀手术后 48～72 小时可选用下列疗法进行康复治疗。

（三）方法

1. 针灸推拿疗法

（1）针刺疗法

处方一：相应节段及其上下各一节段的夹脊穴。

操作：常规消毒后进针，针尖向脊柱方向斜刺 1～1.5 寸，采用泻法，当患者有电击感后留针 30 分钟，留针期间行针 2 次。每日 1 次，7 次为 1 个疗程。

（2）推拿手法

处方：患处。

操作：病人取仰卧位，术者站于患侧，两手伸掌，以拳掌着力。从病人天突穴向下抚，经膻中穴下抚至肋角部反复 3～5 遍。掌揉法：医者以双掌从胸骨中央或胸骨侧面自下而上的施轻揉法。㨰法：医者站于患侧，用小鱼际在上胸部，施轻㨰法，反复施用 6～7 遍。拇指揉压法：医者以单手或双手拇指指腹着力，从病人天突穴开始向下沿胸骨中线压至膻中穴，再从天突穴外沿胸骨外缘压止膻中穴旁，然后从天突穴下两手分别向外压至肩前云门穴；以上几条路线均须反复施术，应以前两条线为主。梳理肋间法医者两手五指分开紧贴于病人的两肋间，用力向两侧肋下梳理，前上反下，多用抚法和揉法，这样进行反复施术 6～7 遍是治疗肋间神经痛的主要手法。如肝瘀气滞型多取肝俞、胆俞等穴。如瘀血凝阻型，多取脾俞、心俞、胃俞、缺盆等穴。如痰饮停滞型，多取肺俞、中府等穴。

（3）电针疗法

处方一：病变相应节段双侧胸夹脊穴。

操作：患者取俯卧位，病变相应节段双侧胸夹脊穴直刺 1～3.0cm，得气后行捻转手法。病变肋间用排刺法平刺进针 1～3.0cm，针尖向背部。夹脊穴接青岛产 G6805-Ⅰ型针灸治疗仪，疏波，以患者能耐受为度，留针 30 分钟。每日 1 次，6 次为 1 个疗程，间隔 1 日后，进行下 1 个疗程，共 3 个疗程。

处方二：偏歪棘突及上、下椎体的夹脊穴。

操作：偏歪棘突及上、下椎体的夹脊穴。患者取俯卧位，穴位皮肤常规消毒后，用 0.30mm×40mm 毫针分别刺入患椎相应夹脊穴 1.5 寸左右（根据病人胖瘦程度灵活掌握），以局部有麻胀感为佳。采用 GB6805-2 电治疗仪，连续波 20 分钟。每日 1 次，3 次为 1 个疗程。

处方三：支沟、外关、阳陵泉、疼痛相应节段的夹脊穴。

操作：每次选穴 1 对针刺，得气后通电 5～10 分钟，以有电麻感为度。每日 1 次，7 次为 1 个疗程，疗程间间隔 2 日。

（4）皮肤针法

处方一：背俞穴、夹脊穴、阿是穴。

操作：局部消毒后，用皮肤针轻叩穴位，以皮肤出现红晕为度。每日 1 次，7 次为 1 个疗程，疗程间间隔 3 日。

处方二：背部阳性反应点。

操作：局部常规消毒后，在阳性反应点范围内用梅花针重叩，再用红外真空理疗机抽负压 84.5～91kPa，依病情轻重使出血量达 3～10ml，3 日 1 次，直至痊愈。

处方三：华佗夹脊穴胸$_1$～胸$_8$、足太阳膀胱经大杼至关元俞。

操作：消毒后以梅花针自上而下叩刺 5 遍，然后用闪火法拔罐 10 分钟。再取侧卧位，沿病变区肋间隙和足少阳经胁部循行段自后向前叩刺 5 遍，叩击后还在疼痛区上下各一肋间隙叩刺 2 遍。叩完后，在疼痛区用闪火法拔罐，留罐 10 分钟，每日 1 次，6 次为 1 个疗程。

（5）皮内针法

处方：肝俞、膈俞、期门、阿是穴。

操作：严格消毒后，将麦粒形或揿钉形皮内针沿皮或垂直刺入皮下。每日按压 4～6 次，每次 2 分钟，10 日为 1 个疗程。

（6）耳针法

处方一：肝、胆、胸、神门、交感、皮质下。

操作：每次选 3～4 穴，消毒后针刺。行捻转手法，每日 1 次，两耳交替用穴，7 次为1个疗程。也可应用埋针和压籽法。

处方二：胸、神门、枕、肺、交感。

操作：常规消毒后针刺，行捻转手法，每次1分钟，10分钟行针1次，留针30分钟。每日1次，7次为1个疗程，两耳穴位交替使用。

（7）足针法

处方：肝、胆、内太冲。

操作：常规消毒后用毫针针刺，施以泻法，得气后留针20分钟。每5分钟行针1次，每日1次，10次为1个疗程。

（8）穴位注射法

处方一：相应夹脊穴、支沟、太冲、阳陵泉。

操作：选用当归注射液、$VitB_{12}$注射液、丹参注射液、10%葡萄糖注射液均可。每次选用2～4穴，消毒后每穴注药液0.5～2ml。刺夹脊穴时，注射针刺在肋间神经根附近，出现强烈针感后再稍提针头，慢慢注入药液。隔日1次，8次为1个疗程。

处方二：相应节段的夹脊穴。

操作：常规消毒后，疼痛重者选用10%盐酸普鲁卡因注射液2ml，注入相应节段的夹脊穴，每日1次，7次为1个疗程。若合并带状疱疹者，可用板蓝根注射液2～4ml注入夹脊穴，每日1次，7次为1个疗程。

（9）中药外敷疗法

处方：白芷、桂枝、田三七、乳香、没药各10g，白芍、延胡索各25g，甘草、细辛（后下）各6g。马钱子粉、樟脑各3g。加减：情志抑郁，遇怒痛甚者，加柴胡、郁金各15g，每逢经前痛甚者加当归、桃仁各10g，遇寒而痛甚者加干姜、荆芥各10g，遇热痛甚者加生地、槐花各15g。

操作：每日1剂，加清水750ml浸泡，文火煎煮30分钟，滤汁约300ml，其中150ml内服，另150ml乘热加入马钱子粉、樟脑粉，拌匀后将药汁浸入小纱巾上，热敷痛处。早晚各1次，10日为1个疗程。

（10）灸法

处方：肝俞、胆俞、期门、支沟、太冲、三阴交、阳陵泉、膈俞。

操作：采用艾炷灸，每穴4～6壮，每日2次，15次为1个疗程。

2. 物理疗法

（1）光疗法

处方一：患处。

操作：局部采用紫外线治疗，用北京日长福医疗设备制造有限公司生产的TCF2000-ⅢA紫外光治疗仪，确定生物剂量后，用布把非治疗部分盖严，暴露患处。照射范围应比病变区域宽3cm左右，用E_2-E_3红斑量照射，每次视病情变化不同，可按50%～100%增量，每日一次，或隔日一次，共2～5次，相应神经根部E2-E3红斑量照射，隔日一次，每次按50%～100%增量，红斑量的确定根据紫外线治疗仪测试的平均生物剂量，结合患者不同情况增减。

处方二：相应节段夹脊穴、支沟、阿是穴。

操作：用氦氖激光仪，输出功率4～8mW，光斑直径1.5～2mm，以75°角进行照射。每穴每次照 2～4 分钟，每日 1 次，12 次为 1 个疗程。

（2）电疗法

处方一：胁痛部位。

操作：采用音频治疗仪治疗，患者卧位，暴露胁痛部位。以两块长条形绝缘之铜皮（外用消毒纱布包裹），用烧沸冷却后的水溶液浸湿后，分置于胁痛部位之两侧，上覆绝缘之胶皮，接上音频治疗仪正负极后，接通电源，根据治疗仪的输出指示，从 0～150MA 逐渐调节输出大小（即治疗量，以患者感适度为宜），此时患者感胁痛部位酸、麻、重、胀，时间约 20～30 分钟。本法治疗隔日 1 次，5 次为 1 个疗程。

处方二：背部正中线旁开 6～7cm，相对应于疼痛的脊神经节段。

操作：应用神经射频仪。患者取侧卧位，痛侧朝上，皮肤常规消毒，穿刺点取背部正中线旁开 6～7cm，相对应于疼痛的脊神经节段，注射 1%利多卡因 2ml 作表皮局麻。用 5cm 长绝缘穿刺针，进针触及肋骨后将针退出 1～3mm，使针头稍向下方，再沿肋骨下缘滑入 3～5mm 而穿过肋间外肌，此时有一落空感，并注入肋间隙，常可有异感，患者则有痛感及放射感，此时针尖已接触到肋间神经，回抽无血和气体后将温控热凝电极插入，联结射频仪，接上负极，先以 50Hz，延时 1ms，0.1～0.5V 的电压进行电生理方波刺激，患者有明显的疼痛反应，拟神经痛发作，证实穿刺针位置正确。如电压超过 1V 仍无痛觉反应需调整针尖位置。方波刺激后再以 60℃进行热凝，持续 60s，然后 70℃，持续时间 60 秒，然后 80℃，持续时间 60 秒，连续 3～5 次，热凝后重复以上条件的感觉刺激，如无发作痛，治疗完毕。如止痛不全，可在第 2 日重复治疗，至多可在同一点上热凝 3 次，直至疼痛消失。如果治疗后 1 周内又发疼痛，再进行第二次射频热凝手术。

处方三：患部。

操作：用微波（CYP-I 型微波综合治疗仪）照射患部，输出功率为 15W，分点照射，每个部位 20 分钟，受照射部位距探头约 2cm，以患者感觉温热、舒适为宜。

第三节　腰腹部神经卡压综合征

一、髂腹下神经卡压综合征

【概述】

髂腹下神经是来源于腰丛神经的分支，由于侧腹部外伤，使该神经在髂嵴经过前份时受到卡压，引起顽固性一侧腹部麻痛，保守治疗效果不好，严重影响患者的生活质量。针刀精确松解，疗效神奇，1 次治愈。

【针刀应用解剖】

髂腹下神经起于腰丛，从腰大肌外缘穿出后行于腹横肌与腹内斜肌之间至髂前上棘内侧 2～3cm 处穿过腹内斜肌，行于腹内斜肌和腹外斜肌腱膜之间至腹股沟管浅环上方穿过腹外斜肌腱膜，分布于耻骨联合上方的皮肤（图 5-15）。该神经支配行程沿途的腹前外侧壁肌。

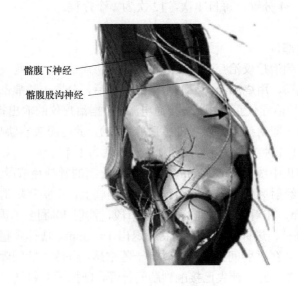

髂腹下神经

髂腹股沟神经

图 5-15　髂腹下神经解剖位置

【病因病理】

髂腹下神经卡压综合征多见于腹部急性外伤后遗症。

【临床表现】

侧下腹部酸胀、麻痛感，喜弯腰，在侧腹部及髂嵴前份有明显压痛点，Tina 征阳性。

【诊断要点】

根据临床表现均可确诊。

【针刀治疗】

1. 治疗原则

根据针刀闭合性手术理论和慢性软组织损伤病因病理学理论，用针刀精确松解神经卡压处，完全可以取代开放性手术治疗该病。

2. 操作方法

（1）体位　健侧卧位。

（2）体表定位　髂嵴前中份 Tina 征阳性点。

（3）消毒　在施术部位，用活力碘消毒 2 遍，然后铺无菌洞巾，使治疗点正对洞巾中间。

（4）麻醉　1%利多卡因局部定点麻醉。

（5）刀具　使用汉章Ⅰ型针刀。

（6）针刀松解术（图 5-16）

刀口线与下肢长轴一致，针刀体与皮肤垂直，针刀经皮肤、皮下组织，达髂嵴骨面，纵疏横剥 2～3 刀，调转刀口线 90°，在骨面上向髂嵴内板方向铲剥 2～3 刀。

【针刀术后手法治疗】

针刀术毕，俯卧位，将髋关节被动过伸位 2～3 次。

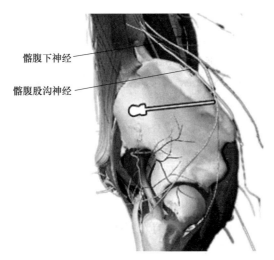

髂腹下神经

髂腹股沟神经

图 5-16　髂腹下神经卡压综合征针刀松解术

【针刀术后康复治疗】

（一）目的

髂腹下神经卡压综合征针刀整体松解术后康复治疗的目的是进一步促进局部血液循环，加速局部的新陈代谢，有利于疾病的早期修复。

（二）原则

髂腹下神经卡压综合征术后 48～72 小时可选用下列疗法进行康复治疗。

（三）方法

1. 针灸推拿疗法

（1）穴位注射疗法

处方：患部。

操作：患者取俯卧位，选足太阳膀胱经双侧大肠俞，上髎、中髎、次髎及阿是穴 3～4 个穴位，药物用维生素 B_{12} 500μg 加维生素 B_1 200mg，在选穴点先注射一小丘，然后边推边进 3.0～3.5cm，每个穴位注射 0.8～1.0ml。

（2）针刺疗法

处方：肝俞，胃俞，关元俞，肾俞，府舍，冲门，腰阳关。

操作：穴位常规消毒，毫针刺。中等强度刺激，平补平泻，每隔 10 分钟行针 1 次，留针 30 分钟，每日 1 次，10 天为 1 疗程。

（3）电针疗法

处方：患部。

操作：取关元俞为主穴，以小肠俞、膀胱俞、昆仑为配穴。若伴下肢后外侧放射性疼痛者配用环跳、阳陵泉、悬钟。患者取俯卧位，腰骶部尽量放松。每次选用 4 穴，各穴均用直刺。关元俞刺 1.5～2 寸，各穴均以局部有酸胀感即为得气。用电疗仪，选用连续波，每次 15 分钟，每日 1 次，10 次为 1 疗程。局部肿胀，加用火罐。

2. 现代物理疗法

（1）半导体激光穴位照射

处方：单侧或双侧髂腹下神经压痛点处。

操作：采用半导体激光，波长 830nm，输出功率 0～500mw 连续可调，光斑直径 3mm。调节输出功率为 350～375mw 直接照射单侧或双侧髂腹下神经压痛点，每点照射 5 分钟，10 日为 1 个疗程，根据病情需要可治疗 2 个疗程以上。

（2）激光疗法

处方一：散光照射，用激光照射患部，每日 1 次，每次 15～20 分钟。

操作：用激光器的原光束或散焦后的光束多次照射病变部位，常用的激光器是氦-氖及小功率的二氧化氮激光器。每日 1 次，每次 15～20 分钟。

处方二：穴位光针治疗，用光束照射穴位，每日 1 次，每次 15～20 分钟。

操作：用激光器的原光束或散焦后的光束在经络穴位上照射，多用氦-氖、氦-镉激光器。每日 1 次，每次 15～20 分钟。

（3）中频电疗法

处方：患侧。

操作：采用高级电脑中频治疗系统，根据患者实际情况选用适宜的电极板，对置或者并置于患部，避开局部有破损的地方。波形为方形，指数波和三角波交替进行，工作幅度为连续运行，间歇加载，载波频率 4000～5000Hz，调制频率 50～80Hz，剂量以患者耐受为度。每日 1 次，每次 20 分钟，10 天 1 疗程。

二、髂腹股沟神经卡压综合征

【概述】

髂腹股沟神经是来源于腰丛神经分支，由于局部损伤或者其他部位骨缺损，取髂骨填充骨缺损后，髂骨取骨部位切口粘连、瘢痕卡压了该神经。引起腹股沟区烧灼痛。保守治疗效果不好，严重影响患者的生活质量。进行针刀精确松解，疗效良好。

【针刀应用解剖】

髂腹股沟神经（图 5-17）也是腰丛神经的分支，髂腹股沟神经在髂腹下神经的下方，从腰大肌外缘穿出后行于腹横肌与腹内斜肌之间至髂前上棘内侧 2～3cm 处穿过腹内斜肌，然后斜行于腹内斜肌和腹外斜肌腱膜之间至腹股沟管浅环上方穿过腹外斜肌腱膜。髂腹股沟神经分布于腹股沟部和阴囊或大阴唇皮肤，肌支支配腹壁肌。

【病因病理】

髂腹股沟神经卡压综合征多见于髂骨取骨术取骨区的手术后遗症，由于手术刺激或者切口瘢痕，卡压了髂腹股沟神经。

【临床表现】

腹股沟部和阴囊或大阴唇区麻木、疼痛、烧灼感，大腿前内侧疼痛，髋关节内收外展时疼痛加剧，病情严重时可出现行走跛行。查体：髂嵴中后份压痛，Tina 征阳性，患侧"4"字试验阳性，屈膝屈髋分腿试验阳性。

【诊断要点】

根据临床表现均可确诊。

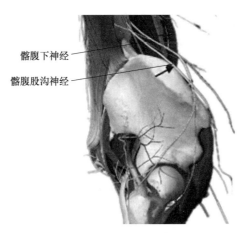

图 5-17 髂腹股沟神经解剖位置

【针刀治疗】

1. 治疗原则

根据针刀闭合性手术理论和慢性软组织损伤病因病理学理论，用针刀精确松解神经卡压处，完全可以取代开放性手术治疗该病。

2. 操作方法

（1）体位 健侧卧位。

（2）体表定位 髂嵴中后份 Tina 征阳性点。

（3）消毒 在施术部位，用活力碘消毒 2 遍，然后铺无菌洞巾，使治疗点正对洞巾中间。

（4）麻醉 1%利多卡因局部定点麻醉。

（5）刀具 使用汉章Ⅰ型针刀。

（6）针刀松解术（图 5-18）

刀口线与下肢长轴一致，针刀体与皮肤垂直，针刀经皮肤、皮下组织，达髂嵴骨面，纵疏横剥 2～3 刀，调转刀口线 90°，在骨面上向髂嵴内板方向铲剥 2～3 刀。

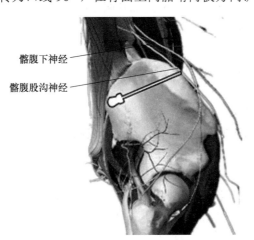

图 5-18 髂腹股沟神经卡压综合征针刀松解术示意图

【针刀术后手法治疗】

针刀术毕，俯卧位，将髋关节被动过伸位 2～3 次。

【针刀术后康复治疗】

（一）目的

髂腹股沟神经卡压综合征针刀整体松解术后康复治疗的目的是进一步促进局部血液循环，加速局部的新陈代谢，有利于疾病的早期修复。

（二）原则

髂腹股沟神经卡压综合征术后 48～72 小时可选用下列疗法进行康复治疗。

（三）方法

1. 针灸推拿疗法

（1）针刺疗法

处方：攒竹。

操作：以患侧攒竹穴为主，病情严重者可加用健侧攒竹。按针刺常规消毒穴位皮肤，让患者活动腰背及深呼吸，用力咳嗽，左右摆动，达到出现最痛的受限制姿势。用 1 寸毫针，直刺或斜刺百会方向，入穴 1～2 分（至骨），有酸胀感觉后，反复提插（幅度很小，提针时针尖不出皮肤），根据患者疼痛的情况，可每 10 分钟再反复提插点刺 1～2 分钟，加强针感。每日 1 次，3 天为 1 疗程。一般点刺 3～5 分钟，要求达到流出眼泪，再留针 30 分钟，同时患者活动腰部，左右旋转及下蹲。

（2）电手针法

处方：手背部之腰腿点，位于手背腕横纹前 1.5 寸、第二伸指肌腱桡侧和第四伸指肌腱尺侧处。

操作：患者取立位，将手放在桌上，手背朝上。术者于其手背上将穴位寻准确。常规消毒后，用速刺法将针平行刺入，进针 0.6～1 寸，二针并行。捻转得气，即局部出现酸、困、胀等感觉时，将晶体管治疗机之导线分别联于两枚针柄上，再启动机器开关并调至疏密波波段，以频率 60 次/分，使局部有明显酸困感为度。同时嘱患者作腰部自主活动，双腿分开与肩成垂直线，放松腰肌站稳，然后作左右转体、前后屈体、左右侧屈等随意动作。待腰痛缓解后再行下蹲起立活动，其幅度由小到大，如感疲乏，可稍事休息片刻再行活动。每日或隔日 1 次，每次 20 分钟，5 次为 1 疗程。

（3）针挑法

处方：阿是穴。

操作：患者取两腿跨骑坐位，俯伏椅背上。皮肤常规消毒后，用 0.5%～1%普鲁卡因在穴位上注一皮丘。左手持消毒棉签，右手持特制钢针挑开皮肤，挑起皮下丝状纤维样物，拉出剪掉。一般只挑皮下纤维样物，也可深达筋膜层。术毕以一片生姜盖上，再贴上跌打风湿膏药。5 日 1 次，8 次为 1 疗程。每次挑 4 穴。

2. 现代物理疗法

（1）中频电刺激疗法

处方：中频电刺激患部，每日 1 次，每次 15 分钟。

操作：采用中频电脑治疗仪（技术参数：电源电压 220V50Hz；消耗功能 12W；输出中频频率 1KHz～10KHz；低频调制频率 0.1Hz～60Hz；输出基本波形：方波，尖波，三角波，正弦波，指数波等）进行治疗，将中频电治疗仪阴极置于患肌的运动点上，阳极置于躯干，电极下放置厚衬垫，电流强度以能引起肌肉收缩而无疼痛为度。每次 15 分钟，每日 1 次。

（2）激光疗法

处方一：散光照射法，用激光照射患部，每日 1 次，每次 20 分钟。

操作：用激光器的原光束或散焦后的光束多次照射病变部位，常用的激光是氦-氖及小功率的二氧化氮激光器。每日 1 次，每次 20 分钟。

处方二：穴位光针治疗，用光束照射穴位，每日 1 次，每次 20 分钟。

操作：用激光器的原光束或散焦后的光束在经络穴位上照射，多用氦-氖、氦-镉激光器。每日 1 次，每次 20 分钟。

（3）超短波

处方：患部。

操作：应用超短波治疗仪，电源 220V，50Hz，功率 200W，波长 3.37m，电极 20cm×15cm，间隙 1～2cm，并置安放于患侧，连续振动与间歇振动交替进行，温度控制在 50℃～60℃，以患者能耐受为度。每日 1 次，每次 30 分钟，10 天为 1 疗程。

第四节 肩部神经卡压综合征

一、肩胛上神经卡压综合征

【概述】

肩胛上神经卡压综合征是由于肩胛上神经在肩胛切迹处受到压迫而产生的一系列临床症状。

肩胛上神经卡压是肩部疼痛病因中最常见的原因之一。国外有学者认为，该征约占所有肩痛患者的 1%～2%。1909 年，Ewald 描述了一种创伤后肩胛上"神经炎"。1926 年，Foster 报道了 16 例有肩胛上神经病变的病例。1948 年，Parsonage 和 Turner 报道的 136 例肩痛病例中有 4 例患肩胛上神经炎。这些就是最早的有关肩胛上神经卡压征的报道。1959 年，Kopell 和 Thornpson 对肩胛上神经在肩胛上切迹部的卡压做了详尽的描述，并称之为肩胛上神经卡压综合征（SNE）。以后有关肩胛上神经卡压的病例报道逐渐增多。1975 年，Clein 报道了肩胛上神经卡压症，他认为间接和直接暴力都可以造成肩胛上神经不同程度的损伤，而牵拉伤可能作用最大，损伤单独累及肩胛上神经也是可能的。发生 colles 骨折时，致伤的外力传递到前臂、上臂和肩关节，由于肩胛上神经比较固定，可直接造成神经损伤，也可同时损伤神经周围组织，在愈合过程中可能减少切迹间的容积，而压迫神经或其发向肩关节的分支，成为 colles 骨折的后遗症，而造成骨科医师误认的"冻结肩"。

【针刀应用解剖】

肩胛上神经起源于臂丛神经上干，其纤维来自 C_4、C_5、C_6，是运动和感觉的混和神经。从上干发出后沿斜方肌和肩胛舌骨肌深面外侧走行，通过肩胛横韧带下方的肩胛切迹进入冈上窝，而与其伴行的肩胛上动静脉则从该韧带的浅层跨过，再进入冈上窝。该神经在经过肩胛切迹和肩胛上横韧带所组成的骨-纤维孔较为固定。肩胛上神经在冈上窝发出两根肌支支配冈上肌，两支或更多的细感觉支支配肩关节和肩锁关节的感觉。肩胛上切迹在解剖上可分为以下 6 种类型：①肩胛上界较宽的窝；②切迹为钝 V 字形；③对称的 U 形与侧界平行；④非常小的 V 形沟；⑤与三型相似，但由于韧带骨化使切迹内直径减小；⑥完全性韧带骨化。这些变化可能与神经卡压相关（图 5-19）。然后，该神经与肩胛上动脉和静脉伴行，穿过肩胛下横韧带。肩胛上神经的感觉神经纤维和肱骨后的皮肤感觉在相间的神经节段，且均是支配深部感觉的纤维，故有人常诉的肩周疼痛是钝痛，经常不能说清确切部位。Sunderland 认为，由于上肢的不断活动，肩胛骨的不断移位，而使切迹处神经反复受到牵拉和摩擦，导致神经损伤、炎性肿胀和卡压，这是肩胛上神经的解剖学基础。

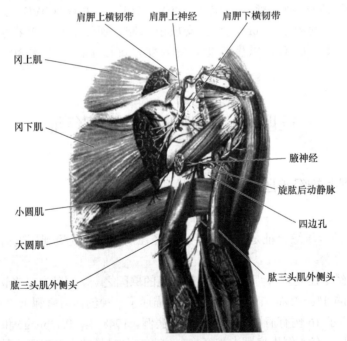

图 5-19　肩胛上神经解剖示意图

【病因病理】

肩胛上神经卡压可因肩胛骨骨折或盂肱关节损伤等急性损伤所致。肩关节脱位也可损伤肩胛上神经。肩部前屈特别是肩胛骨固定时的前屈使肩胛上神经活动度下降，易于损伤。肿瘤、肱盂关节结节样囊肿及肩胛上切迹纤维化等均是肩胛上神经卡压的主要原因。有报道认为，肩袖损伤时的牵拉也可致肩胛上神经损伤。各种局部脂肪瘤和结节均可压迫肩胛上神经的主干或肩胛下神经分支引起卡压。

肩胛上神经在通过肩胛上切迹时相对固定，使其易于在重复运动时受损。肩胛骨和肱盂关节的重复运动使神经在切迹处摩擦出现神经的炎性反应、水肿，这样就可导致卡压性损害。肩胛骨远端的运动可致肩胛上神经拉紧，引起"悬吊效应"，使神经在切迹处绞索，引起神经病变。Mizuno 等报道，当副神经麻痹后，肩胛骨向下外侧下垂可使肩胛上神经受到肩胛上横韧带的牵拉。肩胛上神经肩关节支可引起肱盂关节疼痛，这是临床最常见的症状。

【临床表现】

1. 病史

通常患者有创伤或劳损史，以优势手多见，男性多于女性。

2. 症状

患者多有颈肩部不适，呈酸胀钝痛，患者常不能明确指出疼痛部位，有夜间痛醒史，疼痛可沿肩肱后放射至手部，亦可向肩胛下部放射，疼痛和肩部主动活动有关，被动活动多不产生疼痛，颈部活动对疼痛无明显影响，逐渐出现肩外展无力、上举受限。

3. 体征

（1）冈上肌、冈下肌萎缩。

（2）肩外展无力，特别是开始 30° 左右的肩外展肌力明显较健侧减弱。

（3）肩外旋肌力明显下降，甚至不能。

（4）肩部相当肩胛切迹处压痛明显。

【诊断要点】

肩胛上神经卡压综合征的诊断需通过仔细地询问病史，完整的物理检查及肌电检查来确诊。以下辅助检查有助于该征的诊断：

（1）上臂交叉试验 即双臂前屈 90°，在胸前交叉，肩部疼痛加重。

（2）肩胛骨牵拉试验 令患者将患侧手放置于对侧肩部，并使肘部处于水平位，使患侧肘部向健侧牵拉，可刺激卡压的肩胛上神经，诱发肩部疼痛。

（3）利多卡因注射试验 对临床表现不典型的病例，可于肩胛上切迹压痛点注射 1%的利多卡因。如果症状迅速缓解，可倾向于肩胛上神经卡压综合征的诊断。

（4）肌电检查 肩胛上神经运动传导速度明显减慢，冈上、下肌均有纤颤电位，腋神经及三角肌正常。

（5）X 线检查 肩胛骨前后位 X 线片向骶尾部倾斜 15°～30° 投照，以检查肩胛上切迹的形态，有助于诊断。

肩胛上神经卡压综合征需要与以下疾病相鉴别。

（1）C_5 神经根卡压 疼痛性质与肩胛上神经卡压很相似，但腋神经常常同时受累，压痛点主要在颈部、胸锁乳突肌后缘中点。

（2）颈椎病 表现为周围神经损伤，以臂桡侧麻痛、无力为主，颈部活动与上臂疼痛有关，叩顶试验阳性，颈肩牵拉试验阳性，颈部 X 线片、颈部 MRI 有利于鉴别诊断。

（3）肩周炎 多见于 50 岁左右的中年人，主要表现为肩关节酸痛、活动受限，被动活动亦受限，肩前即肱二头肌长头肌腱腱鞘处压痛明显。

（4）肩关节冲击征 肩关节疼痛有 60°～120° 的疼痛弧，压痛主要在肩峰下。

【针刀治疗】

1. 治疗原则

针刀治疗依据针刀医学慢性软组织损伤病因病理学理论和针刀闭合性手术理论，通过对神经卡压点进行精确闭合性针刀松解，完全可以取代开放性手术松解，治愈该病。

2. 操作方法

（1）体位　俯卧位。

（2）体表定位　肩胛冈中点上方 1cm，肩胛冈中、外 1/3 下方。

（3）消毒　在施术部位，用活力碘消毒 2 遍，然后铺无菌洞巾，使治疗点正对洞巾中间。

（4）麻醉　1%利多卡因局部麻醉。

（5）刀具　使用汉章 I 型针刀。

（6）针刀操作（图 5-20）

①第 1 支针刀松解肩胛上横韧带，在肩胛冈中点上方 1cm，针刀体与皮肤垂直，刀口线与冈上肌肌纤维方向垂直，按针刀四步进针规程进针刀，直达肩胛骨冈上窝骨面，然后针刀向上探寻，当有落空感时到肩胛骨的肩胛上切迹，退针刀 0.5cm，到骨面上，提插刀法沿肩胛上切迹向前切割 2～3 刀，范围不超过 0.5cm。

②第 2 支针刀松解肩胛下横韧带在肩胛冈中、外 1/3 下方酸、麻、胀痛明显处定位，针刀体与皮肤垂直，刀口线与冈下肌肌纤维方向一致，按针刀四步进针规程进针刀，直达肩胛骨冈下窝骨面，在骨面上纵疏横剥 2～3 刀，范围不超过 0.5cm。

③术毕，拔出针刀，局部压迫止血 3 分钟后，创可贴覆盖针眼。

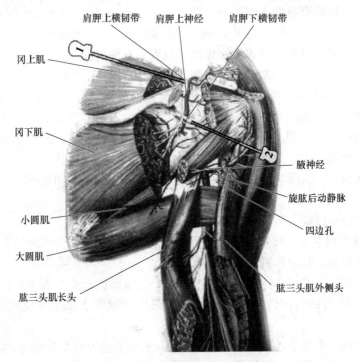

图 5-20　肩胛上神经针刀松解示意图

（7）注意事项　在作肩胛上横韧带针刀松解时，针刀沿肩胛骨冈上窝的骨面向上去寻找肩胛上切迹，此法安全，无危险性。

【针刀术后手法治疗】

（1）针刀松解术毕，患者坐位，主动耸肩1～2次。

（2）应用阻抗抬肩手法。患者端坐位，医生用手掌压住患肘关节，嘱患者用力抬肩，当抬到最大位置时，医生突然放开按压的手掌，使冈下肌最大限度地收缩。1次即可。

【针刀术后康复治疗】

（一）目的

肩胛上神经卡压综合征针刀整体松解术后康复治疗的目的是进一步调节肩部弓弦力学系统的力平衡，促进局部血液循环，加速局部的新陈代谢，有利于损伤组织的早期修复。

（二）原则

肩胛上神经卡压综合征行针刀手术后48～72小时可选用下列疗法进行康复治疗。

（三）方法

1. 针灸推拿疗法

（1）针刺疗法

处方一：肩井、肩贞、秉风、天宗、肩髃、臂臑、合谷、养老、外关、阿是穴。

操作：常规消毒后用1寸或1.5寸毫针快速进针，得气后施以泻法，每5分钟行针1次，留针30分钟。每日1次，10次为1个疗程，疗程间休息3天。

处方二：颈部夹脊、曲垣、秉风、天宗、曲池、臂臑。

操作：选取1.5或2寸毫针，选刺颈部夹脊、曲垣、秉风、天宗、曲池等穴。注意秉风、臂臑两穴不可深刺。进针后均作捻转提插，得气后留针30分钟，隔日1次，10次为1疗程。

处方三：秉风、臂臑。

操作：取1.5～2.5寸毫针，针秉风穴，刺入皮下后，沿肩胛冈上缘贴近骨面进针，遇骨面阻力时可稍退针提起，摸索进针，感觉针尖滑过肩胛上切迹时停止进针。此时病人针感强烈。出现与其发病时类似的酸、麻胀及放射感时退针少许，适当捻转提插，刺激量以病人能耐受为度。同时可取2～3寸毫针刺臂臑穴，约于肩峰后下方1cm处进针，斜向内上方，针尖达骨面后退针少许，当针尖滑过冈盂切迹时停止进针。出现类似针刺秉风的感觉，作适当提插捻转。须注意的是，针刺两穴过程中当针尖滑过切迹边缘时切不可再往前进针深刺。以免发生意外。两穴均留针30分钟。

（2）电针疗法

处方：肩井、肩贞、秉风、天宗、肩髃、臂臑、合谷、养老、外关、阿是穴。

操作：常规消毒，用25～50mm长一次性针灸针，快速进针，提插捻转得气后，分两组（肩贞和秉风，肩髃与臂臑）分别连G6805-Ⅱ型电针仪，采用连续波低频刺激20分钟，强度以患者能耐受为度，每日1次。

（3）温针疗法

处方：肩贞、秉风、天宗、肩髃、臂臑、阿是穴。

操作：常规消毒后，用规格为 0.35×50mm 一次性针灸针快速进针，提插捻转得气后留针，留针时将纯净细软的艾绒捏在针尾上，或用一段长约 20mm 左右艾条，插在针柄上点燃施炙，待艾绒或艾条燃尽后除去灰烬，将针取出，然后用消毒干棉球按压针孔。每日治疗 1 次，10 次为 1 疗程。

（4）推拿疗法

处方一：患侧肩部。

操作：①患者坐位，术者用滚、揉、一指禅推法施于肩周 5 分钟，再用拿法、捏法施于患侧冈上肌、冈下肌、斜方肌、肱三头肌处 3 分钟。然后术者托患肩外展，用拇指在肩胛上切迹处弹拨分理，由轻到重治疗 5 分钟。而后将患手搭于健肩，用力向健侧牵拉，用弹拨法施于压痛部位 3 分钟，再用擦、揉法在肩后侧、臂后侧操作 5 分钟。最后向各个方向活动肩部数次。以上手法隔日 1 次，12 次为 1 个疗程。

处方二：患侧肩部。

操作：患者取坐位，医者立其后，以左侧为例，医者用右手拇指指端沿着痛点处从上而下顺肌纤维方向分筋、理筋、按揉、弹拨，也可用右手握空拳掌心向下，第五掌指关节对准施术部位，左手压在右手上，从上至下由轻到重按揉滚动，以患者能耐受为宜，每次 15～20 分钟，每天 1 次，7～10 次为 1 疗程。

处方三：患处。

操作：采用按摩手法和经穴按摩手法。操作前在疼痛及肌肉萎缩部位擦风湿酒，先摩擦，后揉捏，力量以到达深部组织为宜。待深部组织感觉恢复时，再增加揉捏力度，用掌根作揉、搓等强度较大的手法，每日 1 次，每次 20～40 分钟，7 次为 1 个疗程。休息 5 天再进行下 1 个疗程，在应用按摩手法的同时可配合应用经穴按摩手法，取穴肩贞、臑俞、天宗、秉风以及经验穴中的肩三对、冈下$_1$、冈下$_2$和肩背，宜用按、揉、掐、捻的手法，力量由轻到重，以病人感到酸胀舒适，微热而不疼痛为度。

处方四：京骨、束骨及足太阳膀胱经明显压痛点。

操作：选取膀胱经上压痛点及京骨、束骨等穴进行点按，以胀痛为度，每处点按 3～5 分钟，1 天 1 次，直到症状缓解。

（5）铍针疗法

处方：肩胛上皮神经的支配区的压痛点。

操作：选用直径 0.5～0.75mm，全长 5～8cm，针头长 1cm，末端扁平带刃，刀口线为 0.5～0.75mm 的斜口铍针。治疗时使刀口线和手柄的平面标记在同一平面。压痛点处用龙胆紫标记，局部常规消毒后医者左手拇指按压在压痛点的旁边，右手持针，用腕力将铍针垂直刺入压痛点，使针尖通过皮肤、皮下组织、斜方肌，到达冈上肌，或针尖通过深筋膜到达肩锁韧带，寻找沉紧涩滞的针感，并在针感层进行松解疏通，待针下无沉紧涩滞感时出针，疾刺速拔。进针深度视病人的肌肉丰厚程度及病变部位而异，一般为 1～2cm。治疗 1～3 次。

（6）热敷疗法

处方一：患处。

操作：乳香、没药、白芷、红花、木瓜、生地、川芎、苏木、马钱子、麻黄、防风、海桐皮、五加皮各 30g。将上药用纱布袋包好，水煎煮 30 分钟，拧干，趁热敷于患处，每次 30 分钟，每日 2～3 次，1 袋药连用 2 天。治疗期间坚持每天用药。

处方二：患处。

操作：把炙黄芪 30g，鸡血藤 20g，海桐皮 20g，伸筋草 15g，三棱 15g，莪术 15g，栀子 15g，泽兰 15g，威灵仙 15g，透骨草 15g，补骨脂 10g，泽泻 10g，汉防己 10g，木瓜 10g，防风 10g 一起包在一小布袋内放入锅中，加适量清水，煮沸后，把折成长方形的毛巾浸透后拧干，敷在压痛点明显的部位上，每次 30 分钟，每天 2 次，7 天为 1 个疗程。

（7）穴位注射疗法

处方：肩井、肩贞、秉风、天宗、肩髃、臂臑、阿是穴。

操作：每次选取 2～3 穴位以及痛点明显处，用 5ml 一次性注射器吸取维生素 B_1 注射液 2ml 与维生素 B_{12} 注射液 1ml 混合液，快速进针后提插得气，轻抽无回血后，再缓慢注射 1～1.5ml 混合液，以患者产生酸胀感或向下放射的麻痛感为最佳，隔日注射 1 次。15 次为一疗程。

2. 现代物理疗法

（1）TDP 音频电疗法

处方：病变局部。

操作：①采用特定电磁波治疗器（统称 TDP），功率 350W，频谱范围 2～25μm，辐射板直径 166mm，灯距 30～50cm，垂直照射于病变局部，温度适中，治疗时间 30～40 分钟，每天 1 次。②采用音频电疗机，频率 2～5KC，电流 15～30mA，对置法，治疗时间 25～30 分钟，每天 1 次。

（2）红外线疗法

处方：病变部位。

操作：暴露患侧肩背部，在病变部应用 TDP 照射。照射时注意照射距离，以患者耐受为度，不宜过近，以防烫伤。治疗时间 30～40 分钟。

（3）石蜡疗法

处方：患处。

操作：将适量的石蜡装入耐高温的塑料袋内（约占塑料袋容量的三分之一），排出空气，密封袋口，然后放在小于 80℃ 的热水中待石蜡成半融化状态，将蜡袋取出，擦净表面水分，垫一双层纱布敷于患处 30～60 分钟。

（4）超声波疗法

处方：患部。

操作：患者坐位，暴露患肩背，用 DM-200L 型超声治疗仪治疗。先用治疗头按压阿是穴、相关的经络穴位，超声输出设定为脉冲模式，时间为 10 分钟，根据患者热感及是否有酸麻胀的感觉调节档位。剂量 0.8～1.5W/cm²，每次 8～12 分钟，每日 1 次，5 次为 1 个疗程。

（5）中频电疗法

处方：患侧肩部。

操作：采用电脑中频治疗系统，根据患者实际情况选用适宜的电极板，并置于患部，避开局部有破损的地方。处方波形为方波、指数波和三角波交替进行，工作幅度为连续运行、间歇加载，载波频率4000～5000Hz，扫频2000Hz，调制频率50～80Hz，剂量以患者耐受为度。每天1次，每次20分钟，10天为1个疗程。

（6）微波疗法

处方：局部痛点。

操作：选用PM～800S脉冲连续式交替控制微波治疗仪，进行局部痛点及痛区照射，微波频率（2450±50）MHz、脉冲波宽：100～500ms、脉冲频率0.5Hz/s、脉冲占空比50%、平均功率100W、辐射器直径170mm、照射距离15～20cm、照射时间10分钟。

（7）低频电疗法

处方：痛点、痛区。

操作：选用低频电治疗器，针对痛点及痛区治疗，使用该仪器原装电极，其频率为3～100Hz，电量输出强度为60～70mA，未加温，治疗30分钟。

（8）振动疗法

处方：患侧局部。

操作：选用牵拉机械振动器，牵拉并振动病变肩背部，进行局部治疗，横向振动，治疗时间每次5分钟，振动幅度1cm，振动频率每分钟180次。每日1次，7天为1个疗程。

二、四边孔综合征

【概述】

四边孔综合征即旋肱后动脉和神经或腋神经的一个主要分支在四边孔处受压后所引起的一系列临床症候群。其主要表现是腋神经支配的肩臂外侧的感觉障碍和三角肌功能及肩外展受限。可继发于肩部外伤或上肢过分运动后。胸廓出口综合征也可合并四边孔综合征。

四边孔综合征是一种较少见的神经卡压综合征，和其他周围神经卡压综合征一样，诊断常常有困难。从1983年Cahill报道的18例该综合征开始，至今英文文献上仅查到6篇文献，共27个病例，可能不少患者被误诊为胸廓出口综合征或并存于该病之中。

【针刀应用解剖】

四边孔是由小圆肌、大圆肌、肱三头肌长头和肱骨颈内侧缘组成的解剖间隙。大小圆肌之间有一层筋膜组织，腋神经从后侧束发出后即斜向后行、贴四边孔上缘过该孔，沿三肌深层继续向外、向前行走，支配肩背外侧皮肤感觉的皮支穿出肌肉进入皮下。大圆肌起于肩胛骨下角的背面及冈下筋膜，止于肱骨小结节嵴，使肱骨内收、内旋。小圆肌起于肩胛骨腋缘背面，止于肱骨大结节下部和关节囊，使肱骨内收和外旋，肱三头肌长头起于肩胛骨盂下粗隆，与其他两头合并后止于于尺骨鹰嘴。当肩关节外展、外旋时，这三块肌肉均受到牵拉，从上方、下方及内侧对四边孔产生压迫。

【病因病理】

四边孔综合征可能是一种获得性疾病，因在尸体解剖的研究中未能发现在术中所见到的纤维束状结构，故不支持该病是以先天性解剖异常为基础的疾病。Francel 认为该病与创伤有关，也可能是肩关节过度的活动，使腋神经在肩袖周围的肌腹中反复磨擦创伤致纤维化，造成在该部位产生可能压迫神经血管的粘连所致。陈德松在解剖学研究中发现肱三头肌长头是造成腋神经卡压的常见部位。

【临床表现】

1. 病史

本病以青壮年多见，以优势手为主，可发生于双侧肢体，可能有肩部外伤史。

2. 症状

患肢呈间歇性疼痛或麻痛，可播散到上臂、前臂和手部，部分患者可有肩沉加重、肩部无力的感觉，一些病例有夜间疼痛史，症状在不知不觉中加重，在就诊时已有肩外展障碍。

3. 体征

（1）肩关节前屈、外展、外旋时症状加重。

（2）肩外展肌力下降，或肩外展受限，被动活动正常，被动活动无疼痛。

（3）可有三角肌萎缩的现象。

（4）从后方按压四边孔有明显的局限性压痛。

（5）将肩关节置外旋位 1 分钟可诱发疼痛。

【诊断要点】

诊断主要依靠体检结果，即肩部疼痛，肩外展肌力下降，三角肌萎缩，四边孔处的局限性压痛，肩和上臂外侧的麻木及肩外展无力或受限。以下辅助检查有助于诊断：

（1）肌电图 三角肌可有纤颤电位，腋神经传导速度减慢。

（2）血管造影 旋肱后动脉闭塞，常可提示腋神经受压。

四边孔综合征需要与以下疾病相鉴别。

（1）C_7 神经根卡压 常有肩胛上神经同时累及，压痛点主要在颈部。

（2）肩周炎 肩部被动活动亦受限，压痛以肩前肱二头肌长头处最为显著。

（3）肩关节冲击症 肩部疼痛存在 60°～120° 左右的疼痛弧，压痛主要在肩峰下。

【针刀治疗】

1. 治疗原则

针刀治疗依据针刀医学慢性软组织损伤病因病理学理论和针刀闭合性手术理论，通过对神经卡压点进行精确闭合性针刀松解，可治愈该病。

2. 操作方法

（1）第一次针刀松解神经卡压处。

① 体位 坐位。

② 体表定位 四边孔。

③ 消毒 在施术部位，用活力碘消毒 2 遍，然后铺无菌洞巾，使治疗点正对洞巾中间。

④ 麻醉 1%利多卡因局部麻醉。

⑤ 刀具 使用汉章Ⅰ型针刀。

⑥ 针刀操作

针刀切开部分四边孔粘连筋膜和瘢痕：在四边孔 Tinel 征阳性点定位，针刀体与皮肤垂直，刀口线与足底纵轴一致，按针刀四步进针规程进针刀，经皮肤、皮下组织，刀下有坚韧感时即到达四边孔，以提插刀法切割 2～3 刀，范围不超过 0.5cm，然后再纵疏横剥 2～3 刀，范围不超过 1cm（图 5-21）。术毕，拔出针刀，局部压迫止血 3 分钟后，创可贴覆盖针眼。

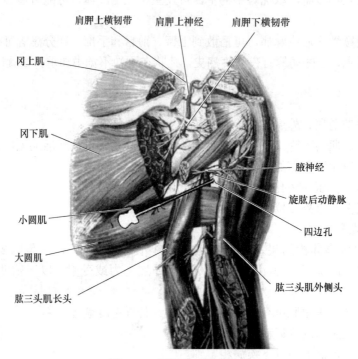

图 5-21　四边孔松解示意图

（2）第二次针刀调节局部穴位的电生理线路。

对有三角肌萎缩的患者，需要针刀调节局部穴位的电生理线路。

（3）注意事项　针刀进行要缓慢，如果在进针刀过程中患者有剧痛或肩关节有电麻感，可能为针刀刺伤了旋肱后动脉或者腋神经，应退针刀于皮下，稍调整针刀体角度，再进针刀，即可避开血管神经。

【针刀术后手法治疗】

针刀术后，患者坐位，嘱患者做拥抱动作 2～4 次，以进一步拉开四边孔的粘连。

【针刀术后康复治疗】

（一）目的

四边孔综合征针刀整体松解术后康复治疗的目的是进一步调节肩部弓弦力学系统的力平衡，促进局部血液循环，加速局部的新陈代谢，有利于损伤组织的早期修复。

（二）原则

肱二头肌长头肌腱炎行针刀手术后 48～72 小时可选用下列疗法进行康复治疗。

（三）方法

1. 针灸推拿疗法

（1）电针疗法

处方一：极泉、天宗、阳陵泉、阿是穴。

操作：患侧极泉点刺，出现放射性的针感起针。再取四边孔周围阿是穴、患侧天宗、双侧阳陵泉。阿是穴、天宗使用电针，疏密波，以患者能耐受为度。留针 30 分钟，其中阳陵泉每 10 分钟行针 1 次，平补平泻。每日 1 次，10 次为 1 个疗程。

处方二：三角肌。

操作：选 28 号 1.5 寸毫针，在三角肌上选取两处直刺 1.2 寸左右，接 G6805 电针治疗仪，疏密波，强度以患者能忍受为度，留针 30 分钟，每日 1 次。

（2）温针灸

处方：肩贞、膈俞、天宗。

操作：常规消毒，用 28 号 2.5 寸毫针，快速进针，行苍龟探穴法，以局部酸麻胀感向上臂传导为佳，然后将 2cm 长的艾条插在针柄顶端，于艾条近皮肤侧点燃，燃尽为度。每日一次，10 次为 1 个疗程，共治疗 2～4 个疗程。

（3）灸法

处方：压痛点处。

操作：将燃着的艾条，对准压痛点处，距离为 2～5cm，进行雀啄灸，以病人能耐受、局部皮肤红晕为度，每日 1 次，7 次为 1 个疗程。

2. 现代物理治疗

（1）TDP 音频电疗法

处方：患部。

操作：①采用特定电磁波治疗器（简称 TDP），功率 350W，频谱范围 2～25μm，辐射板直径 166mm，垂直照射于病变局部，灯距 30～50cm，温度适中，治疗时间 30～40 分钟，每天 1 次。②采用音频电疗机，频率 2～5KC，电流 15～30mA，对置法，治疗时间 25～30 分钟，每天 1 次。

（2）红外线疗法

处方：患部。

操作：暴露患侧肩背部，在病变部应用 TDP 照射。照射时注意照射距离，以患者耐受为准，不宜过近，以防烫伤。治疗时间 30～40 分钟。

（3）石蜡疗法

处方：患部。

操作：将适量的石蜡装入耐高温的塑料袋内（约占塑料袋容量的三分之一），排出空气，密封袋口，然后放在不超过 80℃的热水中待石蜡成半融化状态，将蜡袋取出，擦净表面水分，垫一双层纱布即可敷于患处，一般热敷 30～60 分钟。

（4）超声波疗法

处方：患部。

操作：患者坐位，暴露患肩背，用 DM-200L 型超声治疗仪治疗。先用治疗头按压阿是穴、相关的经络穴位，超声输出设定为脉冲模式，时间为 10 分钟，根据患者热感及是否有酸麻胀的感觉调节档位。剂量 0.8～1.5W/cm²，每次 8～12 分钟，每日 1 次。5 次为 1 个疗程。

（5）中频电疗法

处方：患侧肩部。

操作：采用高级电脑中频治疗系统，根据患者实际情况选用适宜的电极板，对置或者并置于患部，避开局部有破损的地方。处方波形为方波、指数波和三角波交替进行，工作幅度为连续运行、间歇加载，载波频率 4000～5000Hz，扫频 2000Hz，调制频率 50～80Hz，剂量以患者耐受为度。每天 1 次，每次 20 分钟，10 天 1 个疗程。

（6）微波疗法

处方：患侧肩部。

操作：选用微波治疗仪，进行局部痛点及痛区照射，微波频率（2450±50）MHz、脉冲波宽 100～500ms、脉冲频率 0.5Hz/s 和 1Hz/s、脉冲占空比 50%、平均功率 100W、辐射器直径 170mm、照射距离 15～20cm、照射时间 10 分钟。

（7）低频电疗法

处方：患侧肩部。

操作：选用低频电治疗器，针对痛点及痛区治疗，使用该仪器原装电极，其频率为 3～100Hz，电量输出强度为耐受量（60～70mA），未加温，治疗 30 分钟。

（8）振动疗法

处方：患侧肩部。

操作：选用牵拉机械振动器，牵拉并振动病变肩背部，进行局部治疗，横向振动，治疗时间每次 5 分钟，振动幅度 1cm，振动频率 180 次/分钟。

（9）直线偏振光近红外线局部照射疗法

处方：患侧肩部。

操作：直线偏振光近红外线对痛点进行局部照射治疗。选用 SG 型透镜，输出功率 1500mW，波长 0.6～1.6μm，焦点径 4cm，照射局部，照射时间 10 分钟，照射时镜头紧贴皮肤。每日 1 次，7 天为 1 个疗程。

三、肱骨中上段骨折后桡神经卡压综合征

【概述】

1932 年，Wartenbery 首次报道 35 例由桡神经感觉支引起的手部疼痛的病例，患者手背桡侧疼痛或麻木、感觉减退、握力下降，临床也称之为 Wartenbery 综合征，又称之为手痛性麻痹和手袖疾病。随着有关研究的进展，人们逐渐认识到桡神经卡压综合征是腕部疼痛、无力的重要原因之一。该病为临床上的常见疾病。

【针刀应用解剖】

桡神经是臂丛后侧束的最大终末支，接受来自 C_5、C_6、C_7、C_8 和 T_1 的神经纤维。桡神经在起始段于腋动脉的后方发出肱三头肌长头的肌支行至肱骨后方进入肌腹，经肱三头肌肌腹发出臂后皮神经及前臂后皮神经，这两支皮神经支配上臂和前臂后

侧的皮肤感觉。继之，桡神经发出支配肱三头肌各个头的肌支，然后经过桡神经沟，在肱骨外上髁上方约 10cm 处穿出外侧肌间隔。此处桡神经被肱三头肌外侧头肌肉起点处的纵横交叉的纤维包绕。出肌间隔后桡神经位于肱三头肌、肱肌和肱桡肌之间继续下行，至肱骨外上髁上方 3～5cm 发出支配肱桡肌和桡侧伸腕长肌的肌支。接着桡神经便分叉为桡神经感觉支（浅支）和桡神经运动支（深支）即骨间后神经，支配桡侧伸腕短肌的肌支，其肌支一直位于骨间后神经的浅面与之伴行，直至骨间后神经进入旋后肌管。所谓旋后肌管即桡神经深支（骨间后神经）穿过旋后肌的一个肌性间隙。此处的旋后肌纤维从桡侧近端向尺侧远端排列，而神经周围的肌纤维呈半环状包绕神经。

【病因病理】

肱骨干骨折直接压迫造成软组织的损伤、水肿，甚至局部的渗血，使得外侧肌间隙的肌纤维环内的桡神经受压或者骨折愈合期新生骨痂的压迫而诱发该病。

【临床表现】

1. 症状

（1）外伤劳损史　大多数患者可被问及前臂有外伤、扭伤和反复腕关节活动史，包括需长期伸屈腕关节和旋转前臂史。

（2）疼痛　手背桡侧疼痛或麻木，于桡神经浅支行径叩击可致手部发麻。尤其握拳尺偏时，手背可出现刺痛。前臂旋前时症状加重，可向肘部甚至肩部放射。

（3）手部无力　握拳、抓、捏均可能诱发疼痛而不能用力。

2. 体征

（1）腕下垂　伸腕及伸指伸拇均不能。检查时要注意少数患者在用力握拳时，由于屈肌腱的缩短而产生伸腕动作，甚至可达伸腕的功能位，应在手指放松的情况下，令患者作伸腕动作。

（2）Tinel 征阳性　Tinel 征最明显处往往是桡神经浅支卡压处。

（3）手背及前臂桡侧感觉异常　包括痛觉、触觉、振荡觉的改变和两点辨别觉异常。

（4）屈腕握拳、屈腕尺偏、前臂旋前均可诱发疼痛。

【诊断要点】

手背疼痛，麻木，前臂桡侧 Tinel 征阳性，握拳，屈腕，前臂旋前时症状加重，即可诊断该病。电生理可协助诊断。

（1）Tinel 征　于前臂中段、肱桡肌肌腹远端，Tinel 征阳性。

（2）桡神经浅支激发试验多为阳性。

（3）电生理检查传导速度减慢，严重者记录不到感觉电位。

【针刀治疗】

1. 治疗原则

针刀治疗：依据针刀医学慢性软组织损伤病因病理学理论和针刀闭合性手术理论，通过对神经卡压点进行精确闭合性针刀松解，可治愈该病。

2. 操作方法

（1）体位　坐位。

（2）体表定位　肱骨中上段骨折 Tinel 征阳性点处定位。

（3）消毒　在施术部位，用活力碘消毒 2 遍，然后铺无菌洞巾，使治疗点正对洞巾中间。

（4）麻醉　1%利多卡因局部麻醉。

（5）刀具　使用汉章Ⅰ型针刀。

（6）针刀操作（图 5-22）

针刀体与皮肤垂直，刀口线与上肢纵轴一致，按针刀四步进针规程进针刀，针刀经皮肤、皮下组织，刀下有坚韧感，即到桡神经卡压点，此时，缓慢进针刀，如患者有沿桡神经支配区域麻感，是针刀碰到了桡神经干，稍退针刀，调整针刀角度，从桡神经干前面或者后面进针刀，达肱骨骨面，纵行疏通 2～3 刀，范围 1cm。术毕，拔出针刀，局部压迫止血 3 分钟后，创可贴覆盖针眼。

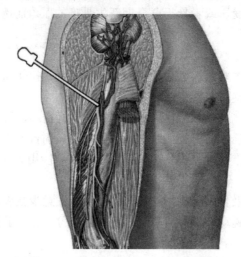

图 5-22　桡神经卡压针刀松解示意图

【针刀术后手法治疗】

针刀术后，患者坐位，嘱患者做屈肘旋后动作 2～4 次，以进一步拉开局部的粘连。

【针刀术后康复治疗】

（一）目的

肱骨中上段骨折后桡神经卡压针刀整体松解术后康复治疗的目的是进一步调节肩部弓弦力学系统的力平衡，促进局部血液循环，加速局部的新陈代谢，有利于损伤组织的早期修复。

（二）原则

肱骨中上段骨折后桡神经卡压行针刀手术后 48～72 小时可选用下列疗法进行康复治疗。

（三）方法

1. 针灸推拿疗法

（1）针刺疗法

处方：压痛点。

操作：穴位常规消毒，毫针针刺压痛点，行平补平泻手法，留针 30 分钟，每日 1 次，10 日为 1 个疗程。

（2）药物外敷疗法

处方：伤科外用药。

操作：采用自制伤科外用药（药物成分：当归、生地、大黄、羌活、丹参、苏木、红花、威灵仙、海桐皮等，共碾成细粉）以醋调和，涂在棉纸上，敷于患部。用绷带包扎。每 3 日更换 1 次。

（3）中药熏蒸疗法

处方一：中药患处熏蒸。

操作：川乌、独活、秦艽、防风、花椒各 10g，汉防己 15g，伸筋草、青盐、竹黄各 20g，芥子、细辛各 6g。将以上药物置入较大容器中，加水 2000ml 浸泡 30 分钟，煎沸后加入食醋 100ml，待温度降至 40℃～45℃时备用。用两块纱布交替浸泡、外敷患处。1 剂药连用 2 天，6 天为 1 个疗程。

处方二：中药患处熏蒸。

操作：炙黄芪 30g，鸡血藤 20g，海桐皮 20g，伸筋草、三棱、莪术、栀子、泽兰、威灵仙、透骨草各 15g，泽泻、汉防己各 12g，补骨脂、木瓜、防风各 10g。把中药包在 1 小布袋内放入锅中，加适量清水，煮沸后，把折成长方形的毛巾浸透后拧干，敷在局部压痛点明显的部位上，30 分钟 1 次，每日 2 次，7 日为 1 个疗程。

2. 现代物理治疗

（1）TDP 音频电疗法

处方：患侧臂部。

操作：①采用特定电磁波治疗器（简称 TDP），功率 350W，频谱范围 2～25μm，辐射板直径 166mm，垂直照射于病变局部，灯距 30～50cm，温度适中，治疗时间 30～40 分钟，每天 1 次。②采用音频电疗机，频率 2～2.5KC，电流 15～30mA，对置法，治疗时间 25～30 分钟，每日 1 次。

（2）红外线疗法

处方：患侧臂部。

操作：暴露患侧上臂部，在病变部应用 TDP 照射。照射时注意照射距离，以患者耐受为准，不宜过近，以防烫伤。治疗时间 30～40 分钟。

（3）石蜡疗法

处方：患侧臂部。

操作：将适量的石蜡装入耐高温的塑料袋内（约占塑料袋容量的 1/3），排出空气，密封袋口，然后放在不超过 80℃的热水中待石蜡成半融化状态，将蜡袋取出，擦净表面水分，垫一双层纱布即可敷于患处，一般热敷 30～60 分钟。

（4）超声波疗法

处方：患侧臂部。

操作：患者坐位，暴露患部，用 DM-200L 型超声治疗仪治疗。先用治疗头按压阿是穴、相关的经络穴位，超声输出设定为脉冲模式，时间为 10 分钟，根据患者热感及是否有酸麻胀的感觉调节档位。剂量 0.8～1.5W/cm²，每次 8～12 分钟，每日 1 次。

5 次为 1 个疗程。

（5）中频电疗法

处方：患侧臂部。

操作：采用高级电脑中频治疗系统，根据患者实际情况选用适宜的电极板，对置或者并置于患部，避开局部有破损的地方。波形为方波、指数波和三角波交替进行，工作幅度为连续运行、间歇加载，载波频率 4000～5000Hz，扫频 2000Hz，调制频率 50～80Hz，剂量以患者耐受为度。每天 1 次，每次 20 分钟，10 天 1 个疗程。

（6）微波疗法

处方：患侧臂部。

操作：选用微波治疗仪，进行局部痛点及痛区照射，微波频率（2450±50）MHz、脉冲波宽 100～500ms、脉冲频率每秒 0.5Hz 和每秒 1Hz、脉冲占空比 50%、平均功率 100W、辐射器直径 170mm、照射距离 15～20cm、照射时间 10 分钟。

第五节　肘部神经卡压综合征

一、肘管综合征

【概述】

肘管综合征又称创伤性尺神经炎、迟发性尺神经炎、肘部尺神经卡压等，是临床上最常见的尺神经卡压病变，也是最常见的上肢神经卡压症之一。

1878 年 Panas 最早报道了 3 例在肘部有尺神经受压症状表现的患者。Moucher 和 Platt 又分别于 1914 年和 1926 年相继报道了类似病例，并强调指出创伤性原因，特别是肱骨外上髁骨折，可导致肘外翻畸形，从而引起尺神经的过度紧张和摩擦，使之受压。同样，肱骨髁上骨折和内上髁骨折也可引起尺神经的损伤。Platt 将肘部尺神经损伤分为原发性创伤后尺神经炎（骨折后即刻出现）、继发性创伤后尺神经炎（骨折数周后出现）、迟发性尺神经炎（骨折许多年后出现）。至 1957 年，Osborne 确定了尺神经卡压的概念。1958 年，Feindel 和 stratford 将肘部尺神经区命名为“肘管”，将在此处发生的尺神经受压病变称为“肘管综合征”。从此对肘管和肘管综合征的研究有了较广泛的开展。

【针刀应用解剖】

肘管是由尺侧腕屈肌肱骨头、尺骨鹰嘴头之间的纤维性筋膜组织（弓状韧带）和肱骨内上髁髁后沟（尺神经沟）围成的骨性纤维性管鞘。其前壁为内上髁，外壁为肘关节内侧的尺肱韧带，内侧壁是肘管支持带。尺神经经肘管自上臂内侧下行至前臂屈侧，在尺神经沟内位置表浅，可触及其在沟内的活动。正常情况下，鹰嘴和内上髁的距离变宽，肘管后内侧筋膜组织被拉紧，同时外侧的尺肱韧带向内侧凸出，肘管容积变小。伸肘时，肘管的容积最大（图 5-23）。

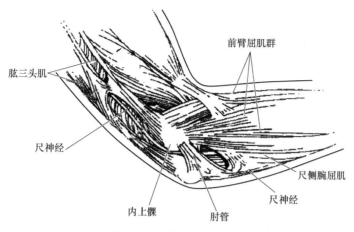

图 5-23　肘管解剖结构图

【病因病理】

引起肘管综合征的原因可分为内源性或外源性。内源性神经卡压则是指由于各种解剖结构异常而导致的神经卡压，如 struthers 弓、滑车上肘肌、上臂内侧肌间隔、前臂深屈肌腱膜、肘管支持带、肱三头肌内侧头、肘部畸形（先天性或创伤后）、局部占位性病变（脂肪瘤、骨软骨瘤等）、肘关节骨性关节炎等，均可成为卡压尺神经的直接原因。

除了局部解剖结构对尺神经的影响外，肘部在做屈伸运动时，也可对肘管和肘部尺神经产生重要的影响。屈肘时肘部尺神经更易受到卡压，其机制是屈肘时尺神经受到牵拉摩擦，使肘管内压力升高。目前一般认为，尺神经受牵拉后内部张力的上升对神经内微循环造成影响，从而导致神经传导功能的障碍。肘管内高压对尺神经的影响机制可能是受压后神经缺血缺氧，或是直接的机械性损伤作用所致。

外源性神经卡压可由以下一些原因引起：

（1）手术后麻痹　在外科手术后出现症状，特别是骨科手术和心脏手术后。

（2）麻醉后麻痹　是由于长时间麻醉时，上臂和肘部的位置不当，使神经受到压迫。

（3）止血带麻痹　是由于不适当地或过长时间的使用止血带所致。

（4）职业性尺神经卡压　工作时经常保持屈肘位，易导致肘部尺神经卡压的发生。如计算机键盘操作员、自动生产线装配工和汽车驾驶员，办公室工作者如伏案工作时肘内侧长期压在桌面上，也可诱发尺神经的卡压。

（5）其他　如肘内侧钝击伤可引起急性神经卡压，习惯性屈肘休息或睡眠也可诱发尺伸经的卡压。

另外，和其他任何的神经卡压病变一样，存在全身性疾病，如糖尿病、肾病、酒精中毒、营养不良、麻风病等均可诱发压迫性神经疾患。

【临床表现】

1. 症状

肘部尺神经卡压常见于中年男性，以体力劳动者多见。患者最常见的症状是环小指的麻木和刺痛感。轻度患者可能只有症状的存在；中、重度患者可有感觉的减退和消失。患者在肘内侧可有酸痛不适感，并可向远侧或近侧放射。可有夜间因麻木而醒。患者还可有手部乏力、握力减退、肌肉萎缩、手部活动笨拙、不灵活、抓不紧东西等主诉。常常在用手工作时，特别是做屈肘活动时症状会加重。

2. 体征

（1）尺神经支配区的感觉障碍　包括刺痛、过敏或感觉缺失。除尺侧一个半手指出现感觉障碍外，手背尺侧也出现感觉障碍。

（2）肌肉萎缩、肌力减退　病程不同，手部肌萎缩程度也不同。早期可出现手部肌无力现象，晚期可出现爪形手畸形。肌力减退最突出的表现是小指处于外展位。内收不能，握力、捏力减弱。重度患者肌肉完全麻痹，有时尺侧腕屈肌和指深屈肌受累而肌力减弱。

（3）肘部尺神经滑脱、增粗　尺神经随着肘关节的屈伸运动，在肱骨内上髁上方会出现异常滑动。有时可摸到肘部一端尺神经增粗或有梭形肿大，并有压痛。

（4）肘外翻畸形　肘部有骨折史者可出现肘外翻畸形。

（5）屈肘试验阳性　屈肘时可加剧尺侧一个半手指的麻木或异常感。

（6）肘部 Tinel 征阳性。

3. 分类

Dellon 等于 1988 年对本病提出了新的分类标准。

（1）轻度

①感觉　间歇性感觉异常，振动觉增高。

②运动　自觉（主观）衰弱无力，笨拙或失去协调。

③试验　屈肘试验和（或）Tinel（+）。

（2）中度

①感觉　间歇性感觉异常，振动觉正常或增高。

②运动　衰弱的程度较明显，有夹、握力减弱。

③试验　屈肘试验和（或）Tinel 征（+）。

（3）重度

①感觉　感觉异常持续存在，振动觉减低，两点辨别觉异常。

②运动　夹、握力减弱及肌力萎缩。

③试验　屈肘试验和（或）Tinel 征（+），爪形手畸形。

【诊断要点】

根据病史和临床表现、特殊检查，及肌电图检查，对典型病倒不难做出诊断，但早期诊断有一定的困难。

①感觉功能检查　感觉功能检查对诊断肘管综合征具有重要意义。肘管综合征尺侧皮肤感觉变化的特点是：手部尺侧 1 个半手指、小鱼际及尺侧手背部感觉障碍。

②屈肘试验　屈肘试验对于肘管综合征的诊断具有一定的特异性。检查方法：患者上肢自然下垂位，屈肘 120°，持续约 3min，出现手部尺侧感觉异常者为阳性。

③X 线平片　X 线检查可发现肘部骨性结构的异常。

④肌电图　电生理检查对肘管综合征的诊断与鉴别诊断，特别是一些复杂病例的诊断，有一定的参考价值。

【针刀治疗】

（1）体位　坐位，患侧肩关节外展 90°，肘关节屈曲 90°。

（2）体表定位　肱骨内上髁、尺骨鹰嘴。

（3）消毒　在施术部位，用活力碘消毒2遍，然后铺无菌洞巾，使治疗点正对洞巾中间。

（4）麻醉　1%利多卡因局部麻醉。

（5）刀具　使用汉章Ⅰ型针刀。

（6）针刀操作（图5-24）

①第1支针刀松解肘管前端尺侧腕屈肌肱骨头的纤维组织　在肱骨内上髁定位。针刀体与皮肤垂直，刀口线与尺侧腕屈肌纤维方向一致，按针刀四步进针规程，从定位处刺入，针刀经皮肤、皮下组织，直达肱骨内上髁骨面，针刀沿骨面向后，提插刀法切割2～3刀，范围不超过0.5cm。

②第2支针刀松解肘管后端尺骨鹰嘴的纤维组织　在尺骨鹰嘴内缘定位。针刀体与皮肤垂直，刀口线与尺侧腕屈肌纤维方向一致，按针刀四步进针规程，从定位处贴鹰嘴内缘进针刀，针刀经皮肤、皮下组织，直达尺骨鹰嘴骨面，针刀向后沿骨面，提插刀法切割2～3刀，范围不超过0.5cm。

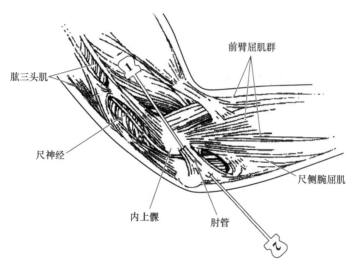

图5-24　肘管针刀松解示意图

（7）注意事项　在做针刀松解时，如患者出现沿尺神经方向串麻感，系因针刀碰到尺神经的缘故，退针刀于皮下，严格按照上述针刀松解方法再进针刀即可。

【针刀术后手法治疗】

针刀松解术毕，患者坐位，主动伸屈肘关节1～2次。

【针刀术后康复治疗】

（一）目的

肘管综合征针刀整体松解术后康复治疗的目的是进一步调节肘部弓弦力学系统的力平衡，促进局部血液循环，加速局部的新陈代谢，有利于损伤组织的早期修复。

（二）原则

肘管综合征行针刀手术后48～72小时可选用下列疗法进行康复治疗。

（三）方法

1. 针灸推拿疗法

（1）针刺疗法

处方：曲池、小海、合谷、少海、天井、尺泽、手三里、手五里。

操作：依次针刺以上穴位。针刺时针感要强烈，留针时，采取每隔 10 分钟重复加强针感一次，留针 30 分钟，平补平泻。每日 1 次，1 周为 1 个疗程。

（2）针刺加麝香注射液穴位注射法

治疗：手三里、曲池、手五里、天井、小海、少海等穴位。

操作：选用麝香注射液 2ml，按穴位注射操作常规，在肘尖肿胀部选定小海及压痛点。用 2%碘酒及 75%酒精常规消毒后，用 5ml 一次性注射器（7 号注射针头）抽取上述药液进行穴位注射，快速进针，缓慢提插"得气后"抽无回血，以痛点为中心放射状慢慢推入药液。出针后用棉球按压片刻。隔 1 天治疗 1 次，5 次为 1 个疗程。

（3）中药配合敷贴疗法

处方：患侧肘部痛处。

操作：桑枝 20g，姜黄 15g，鸡血藤 30g，生黄芪 30g，桂枝 15g，赤芍 15g，川乌 10g（先煎），血竭 2g（冲服），生甘草 10g。每日 1 剂，水煎 2 次分服。外用中药敷贴，敷贴 3 天，间隔 1 天，12 天为 1 个疗程。

2. 现代物理疗法

（1）离子透入疗法

处方：患部尺神经处。

操作：取患者舒适体位，暴露患部，运用具有活血化瘀、舒筋通络功效的马钱子、川乌、苍术、透骨草、草乌等药物，通过 GZ—IIIA 型骨质增生药物电泳治疗仪将药物离子导入到尺神经中，7 日 1 次，2 次为 1 个疗程。

（2）电磁波疗法

处方：患侧肘部。

操作：患者坐位或仰卧位。采用华洋频谱治疗仪进行理疗，将电极置于肘管处固定，频谱和热疗大小以病人能承受为宜，每天 2 次，每次 15～20 分钟，30 天为 1 疗程。

（3）超声波治疗

处方：患处。

操作：采用 ZY—2 超声波治疗仪。治疗时将涂有液体石蜡为耦合剂直径 2cm 的声头，直接紧贴于局部压痛点适当加压，缓慢圆圈移动治疗，输出频率 800Hz，连续波，功率 0.5～0.7w/cm^2，15 分钟/次，1 天 1 次，12 次为 1 个疗程。

3. 其他疗法

针刀术后肌内注射甲钴胺（卫材苏州制药有限公司生产，批号：970870，商品名弥可保）

每次 500μg，每日 1 次，1 个月后改用甲钴胺每次 500μg，每日 3 次，连续服药 5 个月，即可见疗效。

二、桡管综合征

【概述】

早在 1883 年，就有学者认为桡神经或桡神经分支的卡压可能是引起网球肘的原因之一。1905 年，Guillain 报道了 1 例病例，一位管乐师因前臂反复的旋后和旋前，引起骨间后神经卡压。以后，对骨间后神经卡压的病例不断有临床报道。动脉瘤、肿瘤及肘部骨折等均被认为是骨间后神经卡压的原因。然而，多年来，网球肘一直是前臂近端外侧疼痛的主要诊断。1956 年，Michele 和 Krueger 描述了桡侧旋前肌综合征的临床症状和体征。1960 年，作者进一步报道了近端旋后肌松解治疗顽固性网球肘的临床疗效。1972 年，Roles 和 Maudsley 首先描述了桡管综合征，桡管并不是一个真正的管道，实质上是桡神经穿过的一个区域的组织所组成，引起桡管综合征的解剖原因和引起骨间后神经卡压综合征的解剖原因在 Frohse 弓和旋后肌管这一段是重叠的。但是，桡管综合征没有功能障碍，也就是说没有骨间后神经支配的肌肉麻痹。1979 年，Werner 和 Lister 首次通过详尽的资料，证实了桡神经卡压与肘外侧、前臂近端外侧疼痛的关系，并提出与肱骨外上髁炎的鉴别要点及与网球肘的联系。近年来，随着对桡管综合征研究的不断深入，对其认识亦日臻完善。

【针刀应用解剖】

桡神经源于臂丛神经后束，其神经纤维来源于 $C_5 \sim T_1$。桡神经主要支配肱桡肌、桡侧伸腕长肌和肱肌的桡侧部，一般桡神经向这些肌肉发出 1～3 个分支。在腋窝内，桡神经位于腋动脉的后面，肩胛下肌、背阔肌和大圆肌之前，斜向下外，经背阔肌下缘与肱三头肌长头腱所形成的"臂腋角"的前方，与肱深动脉伴行，先行于肱三头肌长头与内侧头之间的肱肌管，紧贴肱三头肌长头与内侧头二肌的表面，旋向外下方，在外侧头起始部的下方，桡神经通过外侧头起始部形成的肌纤维环，进入外侧肌间隙，此环约在肱骨外上髁近侧 10cm 处。肌间隙开始为肱桡肌与肱肌之间的间隙，随后是肱桡肌与桡侧伸腕肌之间的间隙。桡神经顺肌间隙越过肱骨外上髁的前方进入前臂，分为深、浅 2 支。浅支为桡神经浅支，深支为骨间后神经。

桡管位于桡骨近端前侧，长约 4 指，起于肱骨桡骨小头关节的近端，其远端的止点位于旋后肌浅面，桡神经由其深部穿过。外侧壁由肱桡肌和桡侧伸腕长、短肌构成，桡侧伸腕短肌的筋膜边界向内侧与前臂深筋膜相邻，与骨间后神经保持紧密接触，这些肌肉跨过神经形成桡管的前壁。桡管的底部由肱桡关节囊构成，内侧壁由肱肌和肱二头肌腱构成。

桡神经穿出桡管后，沿桡骨近端 1/3 行向后方。旋后肌二头止点间存在一裸露区，位于桡骨的后部，二头肌结节水平。在此处前臂旋后时，神经与骨膜可直接接触。当该区域发生骨折、桡骨小头脱位或进行内固定时，易损伤桡神经。当桡神经穿过旋后肌浅头下后，还有许多束带可引起神经卡压。束带偶尔在旋后肌中部形成桡管内的变异，如桡侧伸腕短肌起点腱性化或止点分裂均可致桡管综合征的发生。

桡神经出旋后肌后，在前臂背侧，骨间后神经分出浅支和深支。浅支支配尺侧腕伸肌、指总伸肌、小指伸肌。深支支配拇长展肌、拇长伸肌、拇短伸肌、食指固有伸肌。最后神经通过第 4 伸肌间室支配腕背侧关节囊和指间关节。

在桡管内，引起骨间后神经卡压的解剖结构有 4 个：①第 1 个神经卡压点位于桡骨小头水平，为肱肌和肱桡肌之间的筋膜束带或两肌之间的组织粘连所引起。由于该束带变异较多，在此部位的压迫临床较少见。②第 2 个神经卡压点位于桡骨颈水平，由 Henry 血管袢卡压神经所致。Henry 血管袢由桡动脉返支和静脉的分支组成。这些血管有时与神经缠绕，向旋后肌、肱肌和前臂伸肌群发出分支。③第 3 个神经卡压点位于桡侧伸腕短肌近端内侧，系功能性神经卡压。桡侧伸腕短肌源于伸肌群止点和肘关节的侧副韧带。它的起点为筋膜，与旋后肌的起点相连续，这一结构具有一定的临床意义。当松解 Frohse 弓时，同时可减小桡侧伸腕短肌对外上髁的张力，对外上髁炎也可起到一定的治疗作用。然而，松解桡侧伸腕短肌不能缓解 Frohse 的卡压。④第 4 个神经卡压点为 Frohse 弓。Frohse 弓为反折型弓形结构，距桡侧伸腕短肌边界远端 1cm，距肱桡关节 2～4cm，是引起桡管综合征的最常见的原因。弓型结构为旋后肌浅头的近端边界，神经由此穿出。该结构的外侧起自外上髁的最外端，为腱性结构。纤维结构向远端形成弓形结构前，回旋并与内侧纤维合并。内侧纤维起自外上髁内侧，恰位于桡骨小头关节面的外侧。内侧纤维为腱性或膜性结构，使腱弓更为坚硬。纤维腱弓厚度和大小存在明显的变异。由于新生儿旋后肌浅头近端总是肌性结构，由此可以认为纤维结构的形成与后天前臂旋前和旋后活动有关。

【病因病理】

桡管综合征的发生以重复性前臂慢性损伤为主，以优势手常见。手工劳动者及需反复用力旋转前臂的运动员易发此征。40～60 岁患者较多见，发病前无明显创伤病史，症状逐渐出现，男女比例相似。据统计，网球肘患者中约 5%为桡管综合征，其他引起桡管综合征的原因如下：

（1）外伤　Spinner 报告了 10 例桡管综合征的病例，其中 9 例有前臂外伤史。外伤所致前臂损伤，可在桡神经易卡压部位形成瘢痕和粘连，引起神经卡压征的发生。

（2）肿瘤　旋后肌管内的腱鞘囊肿和脂肪瘤。

（3）骨折和脱位　桡骨小头脱位和孟氏骨折易致桡神经损伤。

（4）类风湿关节炎　类风湿病变可使滑膜增厚，晚期可破坏肱桡关节囊，致桡骨小头脱位，损伤神经。

（5）局部瘢痕　炎症和外伤后，逐渐出现局部瘢痕，可致神经卡压。

（6）病毒性神经炎　发生症状 3 个月常可追问及"感冒"史，不能追问到其他有关病因，病毒感染后，也可造成神经内外结缔组织的增生。

（7）医源性损伤　主要是局部注射封闭药物、外敷膏药等，可致神经周围瘢痕形成和神经的损伤。

【临床表现】

1. 病史和症状

本病以中年男性为多见，可能有长期的"网球肘"的病史。最主要的临床表现是肘外侧痛，以钝痛为主，可向近端沿桡神经放射，也可向远端沿骨间后神经放射，患者常不能明确指出疼痛点。前臂及肘部活动后疼痛加剧，夜间痛比较明显。

2. 体征

（1）压痛点　在肘外侧沿桡神经的行经部位进行触压会出现不适、酸痛，肱骨外上髁亦有压痛，但最显著压痛点位于肱骨外上髁下方，偏内侧 2～3cm。

（2）中指试验 抗阻力伸中指均可诱发肘外侧疼痛。

（3）感觉检查 手背桡侧、前臂外侧，可能有轻度的感觉减退。

【诊断要点】

肘外侧疼痛，肘外侧压痛广泛，最显著压痛点位于肱骨外上髁下内方 2～3cm 处，无功能障碍及感觉障碍，应考虑为桡管综合征。

桡管综合征需与以下肘部病变相鉴别。

（1）骨间后神经卡压综合征 二者病因相似，卡压部位相近，病理上无明显区别，仅以临床表现加以区分，即桡管综合征以感觉障碍为主，运动障碍不明显，而骨间后神经卡压综合征以运动障碍为主。

（2）网球肘 即肱骨外上髁炎，最显著的压痛点应位于肱骨外上髁。

（3）C_5、C_6 神经根卡压 亦常常有肘外侧放射性疼痛，但肘外侧可无明显压痛。

【针刀治疗】

（1）体位 坐位。肩关节外展 90°，前臂置于手术台上。

（2）体表定位 桡骨小头水平卡压点、桡骨颈水平卡压点、桡侧伸腕短肌近端内侧神经卡压点、Frohse 弓卡压点。

（3）消毒 在施术部位，用活力碘消毒 2 遍，然后铺无菌洞巾，使治疗点正对洞巾中间。

（4）麻醉 1%利多卡因局部麻醉。

（5）刀具 使用汉章 I 型针刀。

（6）针刀操作

①第 1 支针刀松解肱肌和肱桡肌之间的卡压点（图 5-25） 在上臂外侧下 1/3，以 Tinel 征阳性点定位，针刀体与皮肤垂直，刀口线与上肢纵轴一致，按针刀四步进针规

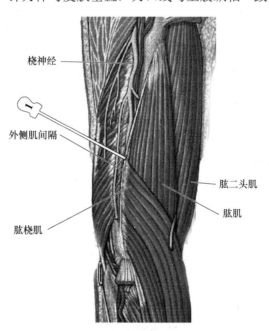

图 5-25 桡神经桡骨小头水平卡压点松解示意图

程，从定位处刺入，针刀经皮肤、皮下组织、浅筋膜，当刀下有坚韧感，患者有酸、麻、胀感时，即到达肱肌和肱桡肌之间的筋膜束带或两肌之间的组织粘连瘢痕点，在此纵疏横剥 2～3 刀，范围不超过 1cm。

②第 2 支针刀松解桡骨颈水平卡压点（图 5-26） 在桡骨颈前外侧水平，以 Tinel 征阳性点定位，针刀体与皮肤垂直，刀口线与上肢纵轴一致，按针刀四步进针规程，从定位处刺入，针刀经皮肤、皮下组织、浅筋膜，达桡骨颈骨面，患者有酸、麻、胀感，在骨面上铲剥 2～3 刀，范围不超过 0.5cm。

③第 3 支针刀松解桡侧伸腕短肌近端内侧的神经卡压点（图 5-27） 在肱骨外上髁定位，针刀体与皮肤垂直，刀口线与上肢纵轴一致，按针刀四步进针规程，从定位处刺入，针刀经皮肤、皮下组织、浅筋膜，达肱骨外上髁骨面，在外上髁前缘贴骨向前铲剥 2～3 刀，范围不超过 0.5cm。

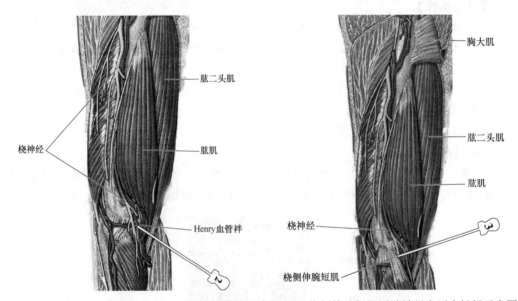

图 5-26　桡神经桡骨颈水平卡压点松解示意图　　图 5-27　桡侧伸腕短肌近端神经卡压点松解示意图

④第 4 支针刀松解 Frohse 弓卡压点　参见骨间后神经卡压综合征的针刀治疗。

【针刀术后手法治疗】

针刀术后，患者坐位，做肘关节伸屈、旋转动作 2～3 次。

【针刀术后康复治疗】

（一）目的

桡管综合征针刀整体松解术后康复治疗的目的是进一步调节肘部弓弦力学系统的力平衡，促进局部血液循环，加速局部的新陈代谢，有利于损伤组织的早期修复。

（二）原则

桡管综合征行针刀手术后 48～72 小时可选用下列疗法进行康复治疗。

（三）方法

1. 针灸推拿疗法

（1）针刺疗法

处方：肘髎、手三里、手五里、曲池、外关、经渠、养老、阿是穴。

操作：常规消毒后用 1 寸或 1.5 寸毫针快速进针，得气后施以泻法，每 5 分钟行针 1 次，留针 26 分钟。每日 1 次，10 次为 1 个疗程，疗程间休息 3 天。

（2）电针疗法

处方：臂臑、肘髎、天井、手五里、手三里、合谷、养老、外关、曲池、阿是穴。

操作：常规消毒，用 25mm～50mm 长一次性针灸针，快速进针，提插捻转得气后，分两组（曲池和手三里，手五里与臂臑）分别连 G6805～Ⅱ 型电针仪，采用连续波低频刺激 20 分钟，强度以患者能耐受为度，每日 1 次。

（3）温针疗法

处方：上廉、下廉、手三里、手五里、曲池、臂臑、阿是穴。

操作：常规消毒后，用规格为 0.35mm×50mm 一次性针灸针快速进针，提插捻转得气后留针，留针时将纯净细软的艾绒捏在针尾上，或用一段长约 20mm 左右艾条，插在针柄上点燃施灸，待艾绒或艾条燃尽后除去灰烬，将针取出，然后用消毒干棉球按压针孔。每日 1 次，10 次为 1 疗程。

（4）推拿疗法

处方：患侧肘部。

操作：①轻柔摔法、揉法（拇指或大鱼际或掌揉法）于肘后外侧沿前臂背侧往复治疗。②按揉阿是穴、尺泽、曲池、手三里、外关、合谷等穴。得气为宜，拿捏前臂部，沿前臂伸肌群往返施术 5～6 次。③患者取坐位，医者位于患侧（以右侧为例），左手握其肘部，左手拇指按于肱桡关节前方，右手握其腕部，四指在上，拇指在后，使患者前臂置于掌心向上的旋后位。④最后用大鱼际擦法（可配合应用擦剂，如按摩乳、红花油等），擦肘外侧及前臂伸肌群，以局部有灼热感为度。

（5）热敷疗法

处方：患处。

操作：当归、生地、大黄、羌活、丹参、桑枝、红花、威灵仙、海桐皮各 30g。以上中药碾成细粉，以醋调和，涂在棉纸上，敷于患部。用绷带包扎。每 3 天更换 1 次。

（6）穴位注射

处方：间使、上廉、下廉、手三里、曲池、臂臑、阿是穴。

操作：每次选取 2～3 穴位以及痛点明显处，用 5ml 一次性注射器吸取维生素 B_1 注射液 2ml 与维生素 B_{12} 注射液 1ml 混合液，快速进针后提插得气，轻抽无回血后，再缓慢注射 1～1.5ml 混合液，以患者产生酸胀感或向下放射的麻痛感为最佳，隔日注射 1 次。15 次为 1 疗程。

2. 现代物理疗法

（1）低频电疗法

处方：痛点、痛区。

操作：选用低频电治疗器，痛处对置，使用该仪器原装电极，其频率为 3～100Hz，电量输出强度为 60～70mA，未加温，治疗 30 分钟。

（2）中频电疗法

处方：患侧肘部。

操作：采用电脑中频治疗系统，根据患者实际情况选用适宜的电极板并置于患部，避开局部有破损的地方。处方波形为方波、指数波和三角波交替进行，工作幅度为连续运行、间歇加载，载波频率 4000～5000Hz，扫频 2000Hz，调制频率 50～80Hz，剂量以患者耐受为度。每天 1 次，每次 25 分钟，10 天 1 个疗程。

（3）超声波疗法

处方：患部。

操作：患者坐位，用 DM—200L 型超声治疗仪治疗。先用治疗头按压阿是穴、相关的经络穴位，超声输出设定为脉冲模式，时间为 10 分钟，根据患者热感及是否有酸麻胀的感觉调节档位。剂量 0.8～1.5W/cm^2，每次 8～12 分钟，每日 1 次，5 次为 1 个疗程。

（4）微波疗法

处方：局部痛点。

操作：选用 PM—800S 脉冲连续式交替控制微波治疗仪，进行局部痛点及痛区照射，微波频率（2450±50）MHz、脉冲波宽 100～500ms、脉冲频率 0.5Hz/s、脉冲占空比 50%、平均功率 100W、辐射器直径 170mm、照射距离 15～20cm、照射时间 10 分钟。

三、骨间后神经卡压综合征

【概述】

骨间后神经是桡神经在肘关节水平附近分出的深支，为运动支。骨间后神经卡压综合征是指此神经由于各种原因受卡压而出现肘外侧疼痛、手部无力等临床表现的病症。

1908 年，德国的 Frohse 和 Framkel 就描述了旋后肌的两头在肱骨外上髁的顶部和内侧缘所形成的一个纤维腱性弓，骨间后神经从该弓底通过，并可能被该弓压迫，而产生骨间后神经卡压综合征。1968 年，Spinner 将此弓命名为 Frohse 弓。

【针刀应用解剖】

桡神经在肘关节水平附近分成两支，浅支为感觉支，深支为运动支，称为骨间后神经。Frohse 弓，即旋后肌浅头近侧的腱性组织所形成的纤维弓，该弓有一个向下的弧度，深约 1cm。在成人标本中，纤维弓的大小、厚度都不一样，70%为腱-膜性结构，30%为坚韧的腱性结构，当前臂完全被动旋前时，骨间后神经被覆盖在该弓浅层的桡侧伸腕短肌的锐利腱性组织所压迫，这就是骨间后神经卡压综合征的主要病因。在对婴儿进行解剖学研究时未能发现该弓的存在，所以大多数学者认为 Frohse 弓是后天获得的。骨间后神经通过旋后肌的浅层和深层之间，故将其称为旋后肌管，旋后肌管长约 5cm，其远端有时能看到有腱性组织包绕骨间后神经。骨间后神经在进入旋后肌管前有桡动脉返支与之伴行一同进入旋后肌管，在 Frohse 弓近端常见有 2～4 支小动脉从桡动脉返支发出，跨过骨间后神经进入桡侧伸腕短肌内。Frohse 弓的特点、桡侧伸腕短肌及桡侧返动脉与桡神经及 Frohse 弓的关系如下：

（1）Frohse 弓由旋后肌浅层近侧缘形成，桡神经深支经弓的深面入旋后肌浅深两层之间。该弓位于桡骨颈部，起止纤维附着于环状韧带及肱桡关节囊。

（2）桡侧伸腕短肌腱起于肱骨外上髁和肱桡关节囊，其内侧缘及深面（覆盖旋后肌面）均为腱性，与 Frohse 弓形成 3 种不同的关系：①桡侧伸腕短肌腱以较疏散的结缔组织联系并横过 Frohse 弓，其内缘在前臂被动旋后运动时，向 Frohse 弓及桡神经深支上方滑移；②桡侧伸腕短肌腱内缘加入 Frohse 弓外缘或小部分与 Frohse 弓外侧部重叠，内侧以疏松纤维桥横过 Frohse 弓；③桡侧伸腕短肌腱内缘横过 Frohse 弓上方，甚至达其内侧并成为桡侧伸腕短肌筋膜起点。

（3）桡侧返动脉发出扇形分支分布于桡侧伸腕长肌、桡侧伸腕短肌、肱桡肌及肱桡关节囊，与桡神经深支及桡侧伸腕短肌交叉关系复杂。

（4）旋后肌管仅在游离缘有部分腱性组织，远端为肌性。

【病因病理】

骨间后神经卡压征的潜在结构基础为引起桡神经深支卡压的 Frohse 弓及加强 Frohse 弓的桡侧伸腕短肌腱，与神经关系密切的桡侧返动脉的作用也同等重要。前臂长期的伸屈旋转运动使 Frohse 弓及桡侧伸腕短肌腱坚强并增厚或桡侧返动脉增粗，均可使桡神经深支受压迫而损伤。在用力过度、外伤等诱因下，局部水肿、出血、粘连可造成神经卡压而产生麻痹。

【临床表现】

1. 病史及症状

（1）常见于男性优势手，以手工业者多见。

（2）肘外侧疼痛　为早期症状，多为放射性疼痛，向上可放射至肘部，向下可放射到前臂下段，夜间或休息时疼痛更为明显。

（3）手部无力　患者主诉伸指、伸拇及前臂旋后无力。

（4）手功能障碍　晚期患者可出现指下垂、拇下垂。

2. 体征

（1）肌萎缩　确诊为骨间后神经卡压的患者，常常有前臂伸肌群的萎缩。

（2）局部压痛　压痛常常局限在肱骨外上髁下方 2～4cm 处，外上髁亦可能同时有压痛。

（3）诱发痛　伸肘时抗阻力旋后，可诱发疼痛。因旋前时旋后肌被拉长，而抗阻力旋后，旋后肌在拉长的情况下收缩使骨间神经压迫加重，而伸腕短肌的腱性缘在前臂旋后时亦强力收缩而加强对神经的压迫。伸肘位、腕平伸、抗阻力伸中指，可诱发肘外侧痛。

（4）局部肿块　少数纤瘦的患者肌肉可出现萎缩，可于 Frohse 弓处扪及条索状肿块，并有压痛。

（5）伸指伸拇障碍　晚期患者可出现拇指不能伸、不能向桡侧外展，2～5 指掌指关节不能伸直。

【诊断要点】

（1）骨间后神经卡压征临床表现为肘外侧有夜间疼痛，肱骨外上髁下方压痛，前臂抗阻力旋后，有诱发痛，指下垂、拇下垂等。

（2）甩水试验　屈腕位，反复旋转前臂，像甩掉手部所沾的水，亦可诱发疼痛，实为牵拉旋后肌和桡侧伸腕短肌，而对骨间后神经产生压迫。

（3）电生理检查　可发现骨间后神经的运动神经传导速度下降，伸指、伸拇及尺侧伸腕肌有纤颤电位。

骨间后神经卡压综合征需与以下疾病相鉴别。

（1）顽固性网球肘　网球肘的病理是伸肌腱总起点处的劳损，局部病理变化主要是充血水肿，有渗出和粘连，部分筋膜纤维断裂，镜下可见有淋巴细胞浸润。压痛点局限于肱骨外上髁，休息时疼痛明显好转，无夜间疼痛加重现象，握拳屈腕可诱发肘外侧剧痛。肌电图常无异常发现，局部封闭常有较好的效果。

（2）桡管综合征　该病主要表现为肘外侧前臂近段疼痛不适，前臂活动时疼痛可加重，桡管综合征的压痛较广泛，在肘关节上下沿桡神经行经处可能均存在压痛，但该病没有运动障碍。

（3）上臂桡神经卡压症　该病除垂指垂拇外，还存在垂腕，并可能有手背部感觉障碍。

（4）颈椎病　颈椎病引起的肘部疼痛常为放射性，常伴有颈部不适、疼痛，肘外侧压痛不明显，颈椎平片、MRI可证实。

（5）全身性疾病　如动脉结节性周围炎、糖尿病、铅中毒、癔病等等，所以对肘外侧疼痛的患者应询问全身病史，全面检查患者。

【针刀治疗】

（1）体位　坐位。肩关节外展90°，前臂旋前，置于手术台上。

（2）体表定位　旋后肌 Frohse 弓。

（3）消毒　在施术部位，用活力碘消毒2遍，然后铺无菌洞巾，使治疗点正对洞巾中间。

（4）麻醉　1%利多卡因局部麻醉。

（5）刀具　使用汉章 I 型针刀。

（6）针刀操作（图5-28）

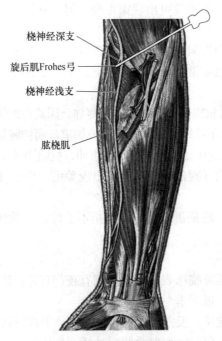

桡神经深支
旋后肌Frohes弓
桡神经浅支
肱桡肌

图 5-28　Frohse 弓松解示意图

针刀松解桡神经在旋后肌 Frohse 弓的卡压点：在前臂外前侧上 1/3 处，以 Tinel 征阳性点定位，针刀体与皮肤垂直，刀口线与上肢纵轴一致，按针刀四步进针规程，从定位处刺入，针刀经皮肤、皮下组织、浅筋膜，当刀下有坚韧感，患者有酸、麻、胀感时，即到达桡神经在旋后肌 Frohse 弓的卡压点，在此处用提插刀法切割 2～3 刀，范围不超过 0.5cm。

【针刀术后手法治疗】

针刀术后，患者坐位，做腕关节及肘关节伸屈旋转动作 2～3 次。

【针刀术后康复治疗】

（一）目的

骨间后神经卡压综合征针刀整体松解术后康复治疗的目的是进一步调节肘部弓弦力学系统的力平衡，促进局部血液循环，加速局部的新陈代谢，有利于损伤组织的早期修复。

（二）原则

骨间后神经卡压综合征行针刀手术后 48～72 小时可选用下列疗法进行康复治疗。

（三）方法

1. 针灸推拿疗法

（1）电针疗法

处方：曲池、尺泽、手五里、合谷、阿是穴。

操作：患侧曲池点刺，出现针感起针。再取周围阿是穴、患侧尺泽、双侧合谷穴。阿是穴、曲池使用电针，疏密波，以患者能耐受为度。留针 30 分钟，其中合谷每 10 分钟行针 1 次，平补平泻。每天 1 次，10 次为 1 个疗程。

（2）温针灸

处方：曲池、手五里、臂臑。

操作：常规消毒，用 28 号 2.5 寸毫针，快速进针，行白虎摇头法，以局部酸麻胀感向上臂传导为佳，然后将 2cm 长的艾条插在针柄顶端，于艾条近皮肤侧点燃，燃尽为度。每日一次，10 次为 1 个疗程，共治疗 2～4 个疗程。

（3）灸法

处方：压痛点处。

操作：将燃着的艾条，对准压痛点处，距离为 3cm，进行回旋灸，以病人能耐受、局部皮肤红晕为度，每日 1 次，7 次为 1 个疗程。

2. 现代物理治疗

（1）TDP 音频电疗法

处方：患部。

操作：①采用特定电磁波治疗器（简称 TDP），功率 350W，频谱范围 2～25μm，辐射板直径 166mm，垂直照射于病变局部，灯距 30～50cm，温度适中，治疗时间 30～40 分钟，每天 1 次。②采用音频电疗机，频率 2～5KC，电流 15～30mA，对置法，治疗时间 25～30 分钟，每天 1 次。

（2）红外线疗法

处方：患部。

操作：暴露患侧上臂及肘部，在病变部应用 TDP 照射。照射时注意照射距离，以患者耐受为准，不宜过近，以防烫伤。治疗时间 35 分钟。

（3）石蜡疗法

处方：患部。

操作：将适量的石蜡装入耐高温的塑料袋内（约占塑料袋容量的三分之一），排出空气，密封袋口，然后放在不超过 80℃的热水中待石蜡成半融化状态，将蜡袋取出，擦净表面水分，垫一双层纱布即可敷于患处，一般热敷 30～40 分钟。

（4）超声波疗法

处方：患部。

操作：患者坐位，用 DM—200L 型超声治疗仪治疗。先用治疗头按压阿是穴、相关的经络穴位，超声输出设定为脉冲模式，时间为 10 分钟，根据患者热感及是否有酸麻胀的感觉调节档位。剂量 0.8～1.5W/cm²，每次 8～12 分钟，每日 1 次。5 次为 1 个疗程。

（5）中频电疗法

处方：患侧肘部。

操作：采用高级电脑中频治疗系统，根据患者实际情况选用适宜的电极板，对置或者并置于患部，避开局部有破损的地方。处方波形为方波、指数波和三角波交替进行，工作幅度为连续运行、间歇加载，载波频率 4000～5000Hz，扫频 2000Hz，调制频率 50～80Hz，剂量以患者耐受为度。每天 1 次，每次 20 分钟，10 天 1 个疗程。

四、旋前圆肌综合征

【概述】

旋前圆肌综合征是前臂正中神经主干由于各种因素作用受到卡压，表现为正中神经主干受损后运动及感觉障碍的一种综合征。

1951 年，Seyffarth 首次提出了"旋前圆肌综合征"这一概念，报道的 17 例患者均为正中神经在旋前圆肌的两个头之间及屈指浅肌所形成的弓处受压所引起。以后对该病的定义、临床表现、电生理等方面均陆续有文献报道。1978 年 Spinner 对本病的诊断、治疗、预后进行了详尽的描述。

【针刀应用解剖】

正中神经在肘部行于肱肌的表面、肱二头肌腱膜及部分屈肌起点的下方。在前臂近侧 1/3，正中神经于旋前圆肌的两个头之间下行，与尺动脉相隔旋前圆肌深头（尺骨头），而后行于屈指浅、深肌之间，至前臂远端 1/3 浅出于前臂桡侧深筋膜深层，而后进入腕管。

正中神经在肘横纹上 3～4cm 有肌支出现，分别支配旋前圆肌、桡侧屈腕肌、掌长肌、屈指浅肌及肘关节的肌支。旋前圆肌的肱骨头多为第 1 支，在 Hueter 线上 3.5cm 至线下 5.5cm 的范围发出。在旋前圆肌的肱骨头与尺骨汇合处水平发出正中神经的重要分支——前骨间神经。旋前圆肌的肱骨头起自内上髁屈肌群共同起点、内侧肌间隔。Dellon 认为肱骨头起自肱骨内上髁近侧 2cm，正常的起点仅附着于内上髁。异常高位的附着点的肱骨头在伸肘旋前时可产生对正中神经的卡压。尺骨头起于尺骨冠状突，斜向外下，与内上髁头汇合在桡肌深面，止于桡骨中下 1/3 外侧。当两头汇合时形成一个旋前圆肌的腱弓，该弓位于 Hueter 线以下 3～7.5cm 处，长约 4.5cm。可因尺骨头的构成不同而形成不同形态的腱弓：尺骨头是肌性的，腱弓偏正中神经的桡侧；尺骨头为腱性的，其本身就形成了腱弓；尺骨头缺如，腱弓也就不存在。

正中神经与旋前圆肌的关系可有不同的变异。80%的人正中神经自旋前圆肌的两个头之间穿过，其余 20%的人正中神经与旋前圆肌关系如下：正中神经经过肱骨头深面与尺骨头无关或仅有很小的关系；正中神经经过旋前侧肌两头汇合成肌腹的深面；正中神经穿过旋前圆肌的任意一个头的肌腹。穿过旋前圆肌后，正中神经继而穿过屈指浅肌形成的腱弓。该弓为屈指浅肌内侧头与外侧头汇合形成，该弓位于 Hueter 线下方约 6.0cm 处。

【病因病理】

凡是能造成正中神经在前臂行经途中产生局部卡压的因素，都可以成为旋前圆肌综合征的病因。

（1）肱二头肌腱膜　正中神经在肘部自肱二头肌腱膜下方穿过，前臂旋前时，腱膜与正中神经关系较紧密，易形成卡压。当腱膜增厚、正中神经直接行于腱膜下方、腱膜下血肿形成或腱膜纤维化时，都会形成对正中神经的卡压。

（2）旋前圆肌　旋前圆肌肌腹肥厚，旋前圆肌肱骨头起点过高，肱骨头深面或尺骨头浅面腱性组织过多，旋前圆肌形成的腱弓均会造成正中神经卡压。

（3）屈指浅肌形成腱弓　正中神经从屈指浅肌腱弓下经过进入深面时，可以产生卡压。

【临床表现】

旋前圆肌综合征发病年龄多在 50 岁左右，女性多于男性，为男性患者的 4 倍以上。

1. 主要症状

（1）前臂近端疼痛，以旋前圆肌区疼痛为主，抗阻力旋前时疼痛加剧，可向肘部、上臂放射，也可向颈部和腕部放射。一般无夜间疼痛史。该特点可与腕臂综合征进行鉴别。

（2）感觉障碍　手掌桡侧和桡侧 3 个半手指麻木，但感觉减退比较轻，反复旋前运动可使感觉减退加重。

（3）肌肉萎缩　手指不灵活，拇食指捏力减弱，以拇食指对指时拇指的掌指关节、食指的近指关节过屈，而远节关节过伸为特征，鱼际肌有轻度萎缩。

2. 体征

（1）感觉检查　正中神经分布区（包括手掌侧基底部、正中神经掌皮支的支配区域）感觉减退或过敏，前臂近侧压痛。

（2）运动检查　手指屈曲，大鱼际对掌、对指肌力减弱。

【诊断要点】

根据病史、症状、体征多可对本病进行诊断。辅助检查有助于旋前圆肌综合征的诊断。

1. 物理检查

（1）Tinel 征　肘部附近、旋前圆肌深面 Tinel 征阳性，阳性率约 50%。向前臂、桡侧三指半或肘部近侧放射，另称 McMamy 征。

（2）旋前圆肌激发试验　屈肘、抗阻力前臂旋前检查多为阳性。

（3）指浅屈肌腱弓激发试验　中指抗阻力屈曲诱发桡侧 3 个半手指麻木，为指浅屈肌腱弓激发试验阳性。

（4）肱二头肌腱膜激发试验　前臂屈肘 120°，抗阻力旋前，诱发正中神经感觉异常，为肱二头肌腱膜激发试验阳性。

2. 肌电图检查

旋前圆肌综合征患者可出现运动或感觉传导速度减慢。应用针电极对卡压区正中神经支配肌群进行电诊断，通过判断肌肉失神经电位的变化，有助于诊断和鉴别诊断。

旋前圆肌综合征应与腕管综合征相鉴别，两者临床表现相似，主要相同点：①腕部和前臂痛；②大鱼际肌肌力减弱；③桡侧 3 个半手指麻木或感觉异常。但旋前圆肌综合征无夜间痛，腕部 Tinel 征阴性，腕部神经传导速度正常，掌皮支区感觉减退。旋前圆肌综合征需与胸廓出口综合征、臂丛神经炎、神经根型颈椎病等病症相鉴别。

【针刀治疗】

（1）体位　坐位。肩关节外展90°，前臂置于手术台上。

（2）体表定位　肱二头肌腱止点，旋前圆肌肌腹部，屈指浅肌所形成的腱弓。

（3）消毒　在施术部位，用活力碘消毒2遍，然后铺无菌洞巾，使治疗点正对洞巾中间。

（4）麻醉　1%利多卡因局部麻醉。

（5）刀具　使用汉章Ⅰ型针刀。

（6）针刀操作

①第 1 支针刀松解正中神经在肱二头肌止点腱膜处的卡压点（图 5-29）　在肱二头肌腱止点处，以 Tinel 征阳性点定位，针刀体与皮肤垂直，刀口线与上肢纵轴一致，按针刀四步进针规程，从定位处刺入，针刀经皮肤、皮下组织、浅筋膜，当刀下有坚韧感，

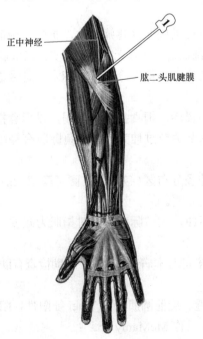

正中神经

肱二头肌腱膜

图 5-29　肱二头肌止点腱膜松解示意图

患者有酸、麻、胀感时，即到达肱二头肌止点腱膜处的卡压点，在此纵疏横剥 2～3 刀，范围不超过 0.5cm。

②第 2 支针刀松解正中神经在旋前圆肌肌腹部的卡压点（图 5-30）　在前臂前侧上 1/3 部，以 Tinel 征阳性点定位，针刀体与皮肤垂直，刀口线与上肢纵轴一致，按针刀四步进针规程，从定位处刺入，针刀经皮肤、皮下组织、浅筋膜，当刀下有坚韧感，患者有酸、麻、胀感时，即到达旋前圆肌肌腹部的卡压点，在此纵疏横剥 2～3 刀，范围不超过 0.5cm。

③第 3 支针刀松解正中神经在屈指浅肌形成的腱弓处的卡压点（图 5-31）　在前臂前侧中上 1/3 部，以 Tinel 征阳性点定位，针刀体与皮肤垂直，刀口线与上肢纵轴一致，按针刀四步进针规程，从定位处刺入，针刀经皮肤、皮下组织、浅筋膜，当刀下有坚韧感，或者患者有麻感时，即到达屈指浅肌所形成的腱弓的卡压点，在此以提插刀法切割 2～3 刀，范围不超过 0.5cm。

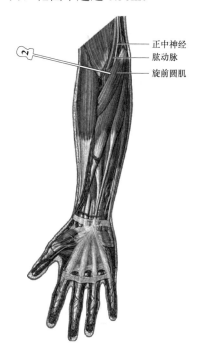
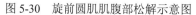
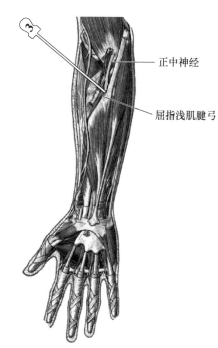

正中神经
肱动脉
旋前圆肌

正中神经

屈指浅肌腱弓

图 5-30　旋前圆肌肌腹部松解示意图　　　图 5-31　屈指浅肌形成腱弓松解示意图

【针刀术后手法治疗】

针刀术后，患者坐位，做肘关节伸屈旋转及过伸动作 2～3 次。

【针刀术后康复治疗】

（一）目的

旋前圆肌综合征针刀整体松解术后康复治疗的目的是进一步调节肘部弓弦力学系统的力平衡，促进局部血液循环，加速局部的新陈代谢，有利于损伤组织的早期修复。

（二）原则

旋前圆肌综合征行针刀手术后 48～72 小时可选用下列疗法进行康复治疗。

（三）方法

1. 针灸推拿疗法

（1）针刺加电针疗法

处方：阿是穴、内关、鱼际、外关、养老、内关。

操作：患者端坐位或仰卧位。在前臂肘窝下 2～4 指位置寻找压痛点，在压痛点周围以 75%酒精消毒局部后，用 0.35mm×40mm 大小的针灸针对准压痛点直刺，行提插捻转强刺激，然后用同型号针灸针在痛点周围 1cm 以 45°角向中心傍刺 4 针，针尖朝向痛点，行提插捻转强刺激。内关穴在常规消毒后，用 0.35mm×40mm 大小的针灸针快速进针后行平补平泻手法至手指出现麻感，鱼际穴常规消毒后用 0.25mm×25mm 针灸针快速进针后留针。外关、养老穴刺法同内关穴。然后在阿是穴及其远端傍刺一针接华佗牌 SDZ—Ⅱ型电针正负极，选用连续波，频率旋钮置于 2 档，强度以患者耐受为度。治疗时间为 30 分钟。2 天治疗 1 次，5 次为 1 个疗程。

（2）中药熏洗

处方：人参 15g、黄芪 20g、芍药 10g、当归 15g、白术 8g、薏苡仁 8g、鸡血藤 20g、桂枝 15g、炮姜 10g、大枣 2 枚，炙甘草 10g。

操作：将上述药物置入合适的容器，加水 1500～2000ml 浸泡半小时，熬成药汤，可用黄酒为引，每天早晚各服 1 次。7 天为 1 个疗程。

（3）推拿疗法

处方：阿是穴。

操作：在前臂肘窝下 2～4 指位置寻找压痛点，即阿是穴。对阿是穴行手法弹拨，方向垂直于旋前圆肌，时间 10～15 分钟，每天 1 次，7 天为 1 个疗程。

2. 现代物理治疗

（1）超短波疗法

处方：患侧前臂。

操作：采用上海产 CDB-1 型超短波治疗机。根据患者实际情况选用适宜的电极板，对置或者并置于患部，避开局部有破损的地方。可选用 12×18（cm^2），温热量，15 分钟/次，每天 2 次。10 天 1 个疗程。

（2）超声波疗法

处方：患侧前臂痛处。

操作：采用山东产 44CL-A 型超声波治疗机，耦合剂为凡士林，内含 1%可的松，接触移动法，剂量 0.75～1.25W/分钟，每天 1 次，10 分钟，30 次为 1 个疗程。

（3）TDP 疗法

处方：患侧肘前臂痛处。

操作：患者端坐位或仰卧位，充分暴露痛处。局部加照 TDP，距离 15～25cm，以患者耐受度为限，温热量，每天 1 次，30 分钟，30 次为 1 个疗程。

五、桡神经感觉支卡压综合征

【概述】

1932 年，Wartenbery 首次报道 35 例由桡神经感觉支引起的手部疼痛的病例，患者手背桡侧麻痛、感觉减退、握力降低，临床称之为 Wartenbery 综合征，又称之为手痛性麻痹、犯人麻痹和手袖疾病。Wartenbery 认为该病由桡神经浅支单纯性神经炎和神经炎性疾病所引起。随着有关研究的进展，人们逐渐认识到，桡神经感觉支在前臂的卡压，是腕部疼痛、无力的重要原因之一。该病在临床上较多见。

【针刀应用解剖】

桡神经感觉支即桡神经浅支，行走于肱桡肌的深面，在桡侧伸腕肌与肱桡肌的肌腱肌腹交界处的间隙，由深层穿至浅层，在两肌腱的间隙处有交叉及环行纤维组织将该段桡神经浅支包绕，并与两腱及筋膜组织连接在一起，比较固定；在进入浅层后，桡神经浅支有一定的滑动度。

【病因病理】

桡神经浅支在进入浅层的部分可有一定的伸缩活动，当腕关节屈曲而前臂旋前和握拳时，桡神经浅支均被拉紧，而当腕背伸、前臂旋后伸指时该神经松弛。当腕关节长期反复活动，特别是职业的需要，桡神经浅支就可能长期因反复的牵拉、摩擦造成损伤；局部外伤、扭伤可能加重桡神经浅支与两旁的肌腱及深层筋膜的粘连，进一步减少活动度，而易诱发该病。

【临床表现】

1. 症状

（1）外伤劳损史　大多数患者可被问及前臂有外伤、扭伤和反复腕关节活动史，包括需长期伸屈腕关节和旋转前臂史。

（2）疼痛　为灼性痛、麻痛和针刺样痛，随腕关节活动而加剧，可向上臂和肩部放射。

（3）手部无力　握拳、抓、捏均可能诱发疼痛而不能用力。

2. 体征

（1）Tinel 征阳性　Tinel 征最明显处往往是桡神经浅支卡压处。

（2）手背及前臂桡侧感觉异常　包括痛觉、触觉和两点辨别觉异常。

（3）腕部压痛。

（4）屈腕握拳、屈腕尺偏、前臂旋前均可诱发疼痛。

【诊断要点】

手背疼痛、麻木、前臂桡侧 Tinel 征阳性，握拳、屈腕、前臂旋前时症状加重，即可诊断该病，电生理检查可协助诊断。

（1）Tinel 征　于前臂中段、肱桡肌肌腹远端，Tinel 征阳性。

（2）桡神经浅支激发试验多为阳性。

（3）诊断性神经阻滞　于肱桡肌腱腹交界处注射 2%普鲁卡因 5ml，10～20min 后症状改善，疼痛减轻，手指力量加强。因在注射处，前臂外侧皮神经与桡神经浅支相距很近，可先于前臂上段、头静脉旁注射普鲁卡因，以排除前臂外侧皮神经引起的疼痛。

（4）电生理检查　传导速度减慢，严重者，记录不到感觉电位。

桡神经感觉支卡压综合征需与以下疾病相鉴别。

（1）腕部韧带损伤　常有外伤史，局部压痛显著，无感觉障碍。

（2）桡骨茎突狭窄性腱鞘炎　腕部疼痛于桡骨茎突处压痛显著，疼痛性质为胀痛或酸痛，腕尺偏时疼痛加剧，无感觉障碍。于拇长展肌、拇短伸肌腱鞘内注射 0.25%布比卡因，疼痛立即消失。

（3）前臂外侧皮神经炎　大多数因静脉注射药物外渗引起，如有头静脉注射史，要考虑该病。可予肘部头静脉旁注射 0.25%布比卡因 3～5ml，如腕部疼痛消失，则支持前臂外侧皮神经炎，如不能消失则为桡神经浅支卡压。

（4）颈椎病　亦常有腕、手背桡侧和前臂桡侧的麻痛，颈椎 X 线摄片和 MRI 可证实。

【针刀治疗】

（1）体位　坐位。肩关节外展 90°，前臂中立位，置于手术台上。

（2）体表定位　桡神经浅支出筋膜点。

（3）消毒　在施术部位，用活力碘消毒 2 遍，然后铺无菌洞巾，使治疗点正对洞巾中间。

（4）麻醉　1%利多卡因局部麻醉。

（5）刀具　使用汉章Ⅰ型针刀。

（6）针刀操作（图 5-32）　针刀松解桡神经浅支出筋膜处的卡压点：在前臂外前侧下 1/3 处，以 Tinel 征阳性点定位，针刀体与皮肤垂直，刀口线与上肢纵轴一致，按针刀四步进针规程，从定位处刺入，针刀经皮肤、皮下组织、浅筋膜，当刀下有坚韧感，患者有酸、麻、胀感时，即到达桡神经浅支出筋膜处的卡压点，以提插刀法切割 2～3 刀，范围不超过 0.5cm。

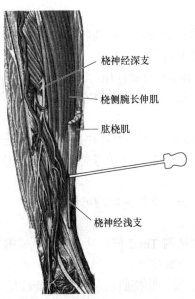

桡神经深支

桡侧腕长伸肌

肱桡肌

桡神经浅支

图 5-32　桡神经浅支松解示意图

【针刀术后手法治疗】

针刀术后，患者坐位，做腕关节及肘关节伸屈旋转动作 2～3 次。

【针刀术后康复治疗】

（一）目的

桡神经感觉支卡压综合征针刀整体松解术后康复治疗的目的是进一步调节肘部弓弦力学系统的力平衡，促进局部血液循环，加速局部的新陈代谢，有利于损伤组织的早期修复。

（二）原则

桡神经感觉支卡压综合征行针刀手术后48～72小时可选用下列疗法进行康复治疗。

（三）方法

1. 针灸推拿疗法

（1）针刺疗法

处方：大陵、阳池、内关、阳溪、外关、手三里、阿是穴等。

操作：患者取端坐位，穴位常规消毒，毫针针刺上述穴位，行平补平泻手法，留针30分钟，每天1次，10日为1个疗程。

（2）中药外敷疗法

处方：川乌、秦艽、独活、防风、花椒各10g，汉防己15g，伸筋草、竹黄、青盐各20g，芥子、细辛各6g。

操作：将以上药物置入较大容器中，加水2000ml浸泡30分钟，煎沸后加入食醋100ml，待温度降至40℃～45℃时备用。用两块纱布交替浸泡、外敷患处。1剂药连用2天，6日为1个疗程。

2. 现代物理治疗

（1）红外线疗法

处方：病变部位。

操作：暴露患侧痛处，在此处应用TDP照射。照射时注意照射距离，以患者耐受为度，不宜过近，以防烫伤。治疗时间30～40分钟。

（2）超声波疗法

处方：病变部位。

操作：患者坐位，用DM-200L型超声治疗仪治疗。超声输出设定为脉冲模式，时间为10分钟，根据患者热感及是否有酸麻胀的感觉调节档位。剂量0.8～1.5W/cm^2，每次8～12分钟，每日1次，5次为1个疗程。

（3）中频电疗法

处方：病变部位。

操作：采用高级电脑中频治疗系统，根据患者实际情况选用适宜的电极板，并置于患部，避开局部有破损的地方。处方波形为方波、指数波和三角波交替进行，工作幅度为连续运行、间歇加载，载波频率4000～5000Hz，扫频2000Hz，调制频率50～80Hz，剂量以患者耐受为度。每日1次，每次20分钟，10日1个疗程。

（4）微波疗法

处方：局部痛点、痛区。

操作：选用微波治疗仪，进行局部痛点及痛区照射，微波频率（2450±50）MHz、脉冲波宽100～500ms、脉冲频率0.5Hz/s和1Hz/s、脉冲占空比50%、平均功率100W、辐射器直径170mm、照射距离15～20cm、照射时间10分钟。

六、前臂内侧皮神经卡压综合征

【概述】

前臂内侧皮神经常可作为指神经移植的来源，以后支应用为主。肘部手术或瘢痕可引起该神经损伤，诱发疼痛。

【针刀应用解剖】

前臂内侧皮神经起自臂丛内侧束，首先经过腋动、静脉之间，然后走行于腋静脉的内侧，下行入臂与肱静脉伴行，该神经行于臂部深筋膜深面与肱静脉之间，在肘上方穿深筋膜时分为前支和后支，后支再分出数支小分支，跨越肱骨内上髁区支配鹰嘴部。前支支配前臂的前中 1/3 部。

【病因病理】

肘部外伤、手术操作等因素可使局部深筋膜挛缩，纤维结缔组织增生，瘢痕组织形成，并导致前臂内侧皮神经浅出肘部深筋膜处狭窄，从而引起对前臂内侧皮神经的压迫。

【临床表现】

1. 症状

前臂内侧掌侧面刺痛或灼样痛，并伴有麻木感。疼痛范围较广泛，患者多不能指出确切的痛点。

2. 体征

体检可发现前臂内侧掌侧面有痛觉减退或痛觉过敏区，在臂中、下 1/3 交界处的内侧附近有明显压痛点，Tinel 征阳性。

【诊断要点】

本病可根据临床表现诊断，另外，诊断性神经阻滞和电生理学检查有助于本病的确诊。

①诊断性神经阻滞　在肘部贵要静脉旁注射 0.25% 布比卡因 3～5ml，5～10min 后，如前臂内侧掌侧面的疼痛减轻甚至完全消失，则支持本病。

②肌电图检查　可发现大多数患者前臂内侧皮神经传导速度减慢，动作电位潜伏期延长，波幅降低，严重者可记录不到动作电位。

【针刀治疗】

（1）体位　坐位。肩关节外展 90°，前臂旋前位，置于手术台上。

（2）体表定位　前臂内侧皮神经出筋膜点。

（3）消毒　在施术部位，用活力碘消毒 2 遍，然后铺无菌洞巾，使治疗点正对洞巾中间。

（4）麻醉　1% 利多卡因局部麻醉。

（5）刀具　使用汉章 I 型针刀。

（6）针刀操作（图 5-33）针刀松解前臂内侧皮神经出筋膜点的卡压点：在上臂内侧中上 1/3 处，以 Tinel 征阳性点定位，针刀体与皮肤垂直，刀口线与上肢纵轴一致，按针刀四步进针规程，从定位处刺入，针刀经皮肤、皮下组织及浅筋膜，当刀下有坚韧感，患者有酸、麻、胀感时，即到达前臂内侧皮神经出筋膜点的卡压点，以提插刀法切割 2～3 刀，范围不超过 1cm。

【针刀术后手法治疗】

针刀术后，患者坐位，做腕关节及肘关节伸屈旋转动作 2～3 次。

【针刀术后康复治疗】

（一）目的

前臂内侧皮神经卡压综合征针刀整体松解术后康复治疗的目的是进一步调节肘部

弓弦力学系统的力平衡，促进局部血液循环，加速局部的新陈代谢，有利于损伤组织的早期修复。

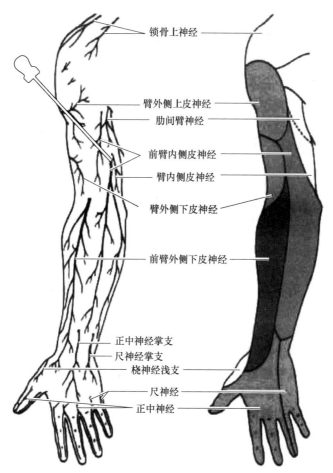

锁骨上神经

臂外侧上皮神经

肋间臂神经

前臂内侧皮神经

臂内侧皮神经

臂外侧下皮神经

前臂外侧下皮神经

正中神经掌支

尺神经掌支

桡神经浅支

尺神经

正中神经

图 5-33　前臂内侧皮神经卡压点松解示意图

（二）原则

前臂内侧皮神经卡压综合征行针刀手术后 48～72 小时可选用下列疗法进行康复治疗。

（三）方法

1. 针灸推拿疗法

（1）针刺疗法

处方：极泉、清冷渊、消泺、臂臑、小海、少海、间使、阿是穴。

操作：常规消毒后用 1 寸或 1.5 寸毫针快速进针，得气后施以泻法，每 5 分钟行针 1 次，留针 30 分钟。每日 1 次，10 次为 1 个疗程，疗程间休息 2 天。

（2）电针疗法

处方：极泉、青灵、小海、少海、郄门、内关、臂臑、合谷、外关、阿是穴。

操作：常规消毒，用 25～50mm 长一次性针灸针，快速进针，提插捻转得气后，分两组（极泉和青灵，臂臑与郄门）分别连 G6805-Ⅱ 型电针仪，采用连续波低频刺激 20

分钟，强度以患者能耐受为度，每日 1 次。

（3）温针疗法

处方：极泉、青灵、少海、郄门、内关、合谷、外关、阿是穴。。

操作：常规消毒后，用规格为 0.35×50mm 一次性针灸针快速进针，提插捻转得气后留针，留针时将纯净细软的艾绒捏在针尾上，或用一段长约 20mm 左右艾条，插在针柄上点燃施炙，待艾绒或艾条燃尽后除去灰烬，将针取出，然后用消毒干棉球按压针孔。每日治疗 1 次，10 次为 1 个疗程。

（4）铍针疗法

处方：前臂内侧皮神经的支配区的压痛点。

操作：选用直径 0.5～0.75mm，全长 5～8cm，针头长 1cm，末端扁平带刃，刀口线为 0.5～0.75mm 的斜口铍针。治疗时使刀口线和手柄的平面标记在同一平面。压痛点处用龙胆紫标记，局部常规消毒后医者左手拇指按压在压痛点的旁边，右手持针，用腕力将铍针垂直刺入压痛点，使针尖通过皮肤、皮下组织等，当紧涩感时，即到达前臂内侧皮神经出筋膜点的卡压点，待针下无沉紧涩滞感时出针，疾刺速拔。进针深度视病人的肌肉丰厚程度及病变部位而异，一般为 1～2cm。治疗 1～3 次。

（5）热敷法

处方：患处。

操作：炙黄芪 30g，鸡血藤 20g，海桐皮 20g，伸筋草 15g，三棱 15g，莪术 15g，栀子 15g，泽兰 15g，威灵仙 15g，透骨草 15g，补骨脂 10g，泽泻 10g，汉防己 10g，木瓜 10g，防风 10g 一起包在一小布袋内放入锅中，加适量清水，煮沸后，把折成长方形的毛巾浸透后拧干，敷在压痛点明显的部位上，每次 30 分钟，每天 2 次，7 天为 1 个疗程。

（6）封闭疗法

处方：压痛点。

操作：给予强的松龙 25mg、2%利多卡因 2ml 局部封闭 1 次。

2. 现代物理疗法

（1）TDP 音频电疗法

处方：病变局部。

操作：①采用特定电磁波治疗器（统称 TDP），功率 350W，频谱范围 2～25μm，辐射板直径 166mm，灯距 30～50cm，垂直照射于病变局部，温度适中，治疗时间 30～40 分钟，每天 1 次。②采用音频电疗机，频率 2～5KC，电流 15～30mA，对置法，治疗时间 25～30 分钟，每天 1 次。

（2）石蜡疗法

处方：患处。

操作：将适量的石蜡装入耐高温的塑料袋内（约占塑料袋容量的三分之一），排出空气，密封袋口，然后放在小于 80℃的热水中待石蜡成半融化状态，将蜡袋取出，擦净表面水分，垫一双层纱布敷于患处 30～60 分钟。

（3）超声波疗法

处方：患部。

操作：患者坐位，用 DM—200L 型超声治疗仪治疗。先用治疗头按压阿是穴、相关的经络穴位，超声输出设定为脉冲模式，时间为 10 分钟，根据患者热感及是否有酸麻胀的感觉调节档位。剂量 0.8～1.5W/cm²，每次 8～12 分钟，每日 1 次，5 次为 1 个疗程。

（4）微波疗法

处方：局部痛点。

操作：选用 PM—800S 脉冲连续式交替控制微波治疗仪，进行局部痛点及痛区照射，微波频率（2450±50）MHz、脉冲波宽：100～500ms、脉冲频率 0.5Hz/s、脉冲占空比 50%、平均功率 100W、辐射器直径 170mm、照射距离 15～20cm、照射时间 10 分钟。

（5）振动疗法

处方：患侧局部。

操作：选用牵拉机械振动器，牵拉并振动病变部，进行局部治疗，横向振动，治疗时间每次 5 分钟，振动幅度 1cm，振动频率每分钟 180 次。每日 1 次，7 天为 1 个疗程。

第六节　腕手部神经卡压综合征

一、腕尺管综合征

【概述】

腕尺管综合征又被称为 Guyon 管尺神经卡压、腕尺管综合征和腕部尺神经卡压等，是临床上常见的尺神经卡压病变，也是较早被认识的上肢周围神经卡压病变之一。本病多为慢性职业劳损，多见于木工、铁工、铲掘工、骑自行车长途旅行者。

【针刀应用解剖】

腕尺管（图 5-34、5-35）也称 Guyon 管，位于小鱼际肌区的近端，豌豆骨和钩骨钩之间的一个狭窄的间隙。近端的入口为三角形，由豌豆骨尺侧、腕掌韧带浅面和腕横韧带后侧的横向面组成。在 Guyon 管内，管壁的底部，豆钩韧带位于中央，腕横韧带纤维位于桡侧，豆掌韧带位于尺侧端；管壁的顶部为多层结构，由腕横韧带掌腱膜近端的纤维束和掌短肌远端组成；管的内侧壁由豌豆骨和小指展肌的腱性起点构成；管的外侧壁则由被覆有腕横韧带的钩骨钩和联系掌短肌筋膜与小鱼际肌筋膜之间的筋膜组织组成。在远端的出口处，有从钩骨钩的顶部发出的腱弓样结构向内侧和近侧跨行至豌豆骨，并加入到小鱼际肌的腱性起点中。

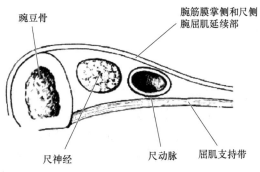

图 5-34　尺管入口解剖结构示意图

Guyon 管内有尺神经、尺动脉及其伴行静脉，以及脂肪组织。尺神经在腕部近侧 7～9cm 处发出了手背支后，下行至腕部，在动脉的尺侧进入 Guyon 管。在管内，尺神经分为深支和浅支，即运动支和感觉支。Gross 和 Gelberan 根据尺神经分为深支和浅支的部位 Guyon 管分为 3 个区：一区是指尺神经分叉处以近的部分；二区是指分叉以远包绕尺神经深支的部分；三区是指分叉以远包绕尺神经浅支的部分。

尺神经感觉终末支在 Guyon 管内与运动支分开后，继续由浅面向远走行，最后跨过出口处的腱弓行至小鱼际肌的浅面，离开 Guyon 管；运动支则继续向远侧和深面行走，最后在腱弓的深面下行，向桡侧绕过钩骨，行经小指短屈肌的深面，离开 Guyon 管。在管内，尺神经深支发出支配小鱼际肌的肌支，支配掌短肌的分支则起于尺神经的浅支。尺神经浅支在出管时分为两个终末支，并最终延续为支配小指桡侧和环指小指尺侧皮肤感觉的指神经。尺神经深支到达掌中部后，位于指深屈肌腱的深面，并发支以支配尺侧的两块蚓状肌、全部的骨间肌、拇收肌和拇短屈肌的尺侧头。尺动脉的掌深支和尺神经深支伴行至掌部，并参与组成掌深弓。

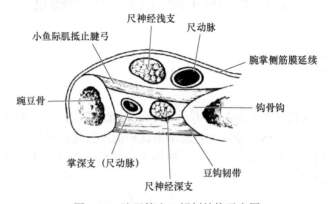

图 5-35　腕尺管出口解剖结构示意图

此外，在腕部水平，肌肉和神经的解剖学变异与本病的发生常有一定关系，并可影响疾病的临床表现和对疾病的诊断。尺神经的变异有：尺神经深支没有经过 Guyon 管，而是发出一支分支，经过钩骨的桡侧，即通过腕管，在钩骨远侧和其他分支汇合；终束段的尺神经深支也可发出一加入正中神经的运动支（Riche-Cannieu 交通支）。尺神经的感觉支和正中神经、桡神经感觉支的交叉支配更为常见。在肌肉的变异中，最常见的是掌长肌有一副束，其起于腱近侧，止于豌豆骨，形成一个弓状结构，尚未分支的尺神经伴随尺动脉穿经此弓。已有人发现副掌长肌腱可引起腕部尺神经卡压。在诊断时必须考虑到可能存在的这些变异。

【病因病理】

Khoo 将常见的原因分为肿块、解剖变异、创伤（包括急性和慢性）和血管疾病四大类。腕部尺神经卡压最常见的病因是结节性压迫，如腱鞘囊肿，压迫神经的部位多数位于三角骨与钩骨的关节处。肌肉变异，如副小指屈肌、小指展肌、以及掌长肌延伸至 GtIyon 管等，引起的神经卡压也是腕尺管综合征的主要原因。其他因素如尺动脉疾病、腕骨骨折、掌骨骨折、异位肌肉、类风湿关节炎、增厚的腕掌侧韧带、脂肪瘤、腱鞘巨细胞瘤、远侧尺腕关节脱位未复位以及腕部的烧伤等等也可致尺神经卡压。也有报道，在腕管综合征患者中可伴有尺神经卡压。与其他任何的神经卡压病变一样，存在全身性疾病如糖尿病、肾病、慢性酒精中毒、营养不良、麻风病等均可诱发压迫性神经疾患。

【临床表现】

Shea 和 McIaine 将腕部尺神经卡压根据神经在 Guyon 管内受压部位的不同分为以下3 型。

Ⅰ型：包括运动和感觉的损伤。病变位于 Guyon 管或其近侧。运动的受累包括所有尺神经支配的手内肌，而感觉的受累则影响到手掌尺侧、小指两侧和环指尺侧的皮肤感觉。

Ⅱ型：仅有运动功能的受累。病变位于 Guyon 管的远端出口处。尺神经支配的蚓状肌、骨间肌、拇收肌被累及，但小鱼际肌未受累。临床表现为骨间肌的萎缩，拇内收无力，环指小指的爪形手畸形，Froment 征阳性，而手部感觉正常。

Ⅲ型：仅有感觉功能的受累。病变位于 Guyon 管的远端出口处。感觉改变局限在手掌尺侧、小指两侧和环指尺侧的皮肤，手背皮肤无累及，而手部运动功能也正常。

在Ⅰ型中，最常见的原因是腱鞘囊肿，其次是远侧尺桡关节附近的骨折和异位肌肉。在Ⅱ型中，最常见原因是腱鞘囊肿，其次是腕骨骨折。在Ⅲ型中，掌浅弓或尺动脉末端的栓塞是最常见的原因。

【诊断要点】

1. 病史及临床表现

患者主诉常有环指小指麻木、手内肌无力。询问病史应包括患者的职业史和运动习惯，是否在工作或运动时有小鱼际肌部的过度受压。同样应询问是否有既往的小鱼际肌部的外伤史或腕部的骨折、脱位史。

2. 物理检查

（1）腕钩骨区压痛或肿块　1区和2区卡压最常见的原因为钩骨钩骨折，因此，此类患者常有钩骨附近的压痛。

（2）Tinel 征　腕尺管区 Tinel 征阳性对诊断具有一定的价值。

（3）运动和感觉检查　尺侧环指、小指感觉异常和手内肌萎缩。

3. X 线、MRI、肌电图检查

对临床诊断具有一定的参考价值。

【针刀治疗】

（1）体位　坐位，仰掌。

（2）体表定位　腕尺管。

（3）消毒　在施术部位，用活力碘消毒 2 遍，然后铺无菌洞巾，使治疗点正对洞巾中间。

（4）麻醉　1%利多卡因局部麻醉。

（5）刀具　使用汉章Ⅰ型针刀。

（6）针刀松解术

①第 1 支针刀松解尺管入口　在 Tinel 征阳性点近端 0.5cm 定位，刀口线先与前臂纵轴平行，按针刀手术四步操作规程进针刀，针刀经皮肤、皮下组织，刀下有坚韧感时到达腕筋膜掌侧和尺侧腕屈肌延续部，提插切法切割 2~3 刀，范围不超过 0.5cm，以切开部分腕筋膜掌侧和尺侧腕屈肌延续部（图 5-36）。

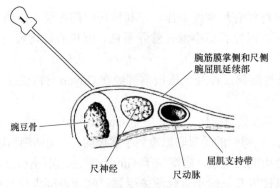

图 5-36　尺管入口针刀松解示意图

②第 2 支针刀松解尺管出口　在 Tinel 征阳性点远端 0.5cm 处定位，刀口线先与前臂纵轴平行，按针刀手术四步操作规程进针刀，针刀经皮肤、皮下组织，刀下有韧性感时到达腕筋膜延续部，提插切法切割 2～3 刀，范围不超过 0.5cm，然后继续进针刀，当有坚韧感时即到达小鱼际肌腱弓，提插切法切割 2～3 刀，范围不超过 0.5cm，以切开部分小鱼际肌腱弓（图 5-37）。

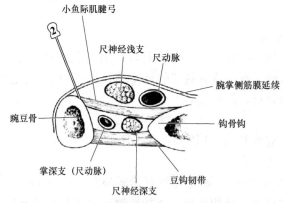

图 5-37　尺管出口针刀松解示意图

【针刀术后手法治疗】

针刀松解术毕，患者坐位，将腕关节过度桡偏 1～2 次。

【针刀术后康复治疗】

（一）目的

针刀术后康复治疗的目的是为了促进局部血液循环，加快局部的新陈代谢，以利于组织的早期恢复。

（二）原则

在针刀术后 48～72 小时后可选用下列疗法进行康复治疗。

（三）方法

1. 针灸推拿疗法

（1）针刺疗法

处方一：外关、合谷、阳溪、曲池。

操作：穴位常规消毒后，毫针刺。中等强度刺激，平补平泻，留针 30 分钟（留针期间也可用 TDP 局部照射），每天或隔日 1 次，10 日为 1 个疗程。

处方二：阳池、曲池、手三里、阿是穴。

操作：穴位局部常规消毒后，毫针刺入，阿是穴是如条索状区域，沿条索状区域针刺 2～3 针，得气后留针 30 分钟。每日或隔日 1 次，6 次为 1 个疗程。

（2）耳针法

处方：腕、肾上腺、神门、皮质下。

操作：常规消毒后，用 25 号 0.5 寸毫针，对准上述穴位快速刺入，以不穿透对侧皮肤为度。用强刺激，每穴留针 30 分钟。每日 1 次，10 次为 1 个疗程。

（3）灸法

处方：压痛点局部。

操作：点燃艾条，悬于患处上方约 3cm 高度，行温和灸，一般灸 20～30 分钟至皮肤红晕潮湿为度。每日 1 次，7 次为 1 个疗程。

（4）推拿手法

处方：腕部

操作：患者坐位或俯卧位，医者采用捏拿法、按揉法等手法对患者腕关节进行放松，可适当加入手腕的拔伸法，同时嘱咐患者进行手指的主动屈伸。施术 30 分钟，每日或隔日 1 次，10 天为 1 个疗程。

2. 现代物理疗法

（1）超短波

处方：患部。

操作：应用超短波治疗仪，电源 220V、50Hz，功率 200W，波长 7.37m，电极 20cm×15cm，间隙 3～4cm；并安放在患侧，连续振动与间歇振动交替进行，温度控制在 50℃～60℃，以患者能耐受为度。每天 1 次，每次 30 分钟，10 天为 1 个疗程。

（2）超声波疗法

处方：患部

操作：患者坐位或者侧卧位，暴露腕部，用 DM-200L 型超声波治疗仪治疗。超声输出设定为脉冲模式，时间为 10 分钟，根据患者热感及是否有酸麻胀的感觉调节档位。剂量 0.8～1.5W/cm^2，每次 8～12 分钟，每日 1 次，5 次为 1 个疗程。

（3）中频电疗法

处方：患侧。

操作：采用高级电脑中频治疗系统，根据患者实际情况选用适宜电极板，对置或者并置于患部，避开局部有破损的地方。波形为方波、指数波和三角波交替进行，工作幅度为连续运行、间歇加载，载波频率 4000～5000Hz，调制频率 50～80Hz，剂量以患者耐受为度。每天 1 次，每次 20 分钟，10 天为 1 个疗程。

二、腕管综合征

【概述】

腕管综合征是周围神经卡压中最常见的一种，多以重复性手部运动，特别是抓握性手部运动者多见，如用充气钻的工人、木工、铁匠等。以中年人多发，占患者总数的82%，女性多于男性。妇女腕管综合征发生率较高的原因是女性腕管较小而肌腱的直径相对较大。50%以上的患者表现为双侧患病，其中38%的患者对侧无明显症状，仅出现神经传导异常。

最早有关腕管综合征的文献是Paget在1854年报道的1例因腕部创伤导致正中神经受压的病例。1913年Maris和Foix首次提出切断腕横韧带以松解正中神经的建议，为腕管综合征的研究提供了最初的理论依据。1933年James进行了第1例正中神经减压术。到1938年，Moersch才将正中神经在腕管处卡压命名为"腕管综合征"，认为手部感觉和运动的症状是因腕部正中神经受压引起。1950年，Phalen报道了大量腕管综合征的病例并首次对腕管综合征的病因、诊断及治疗进行了详尽地描述，虽然多年来一直对颈肋与腕管压迫的诊断存有争议，但从此腕管综合征就成为骨科的常见病之一。

【针刀应用解剖】

腕管是由腕横韧带及腕骨形成的一个管道（图5-38）。腕管的桡侧界由舟骨结节、大多角骨和覆盖于桡侧腕屈肌的筋膜隔组成，尺侧界由豌豆骨、三角骨和钩骨钩组成。腕管的顶部、屈肌支持带由桡骨远端扩展至掌骨的基部。腕管有3个重要的组成结构：前臂深筋膜、腕横韧带和大小鱼际肌间腱膜。腕横韧带起自舟状骨结节和多角骨桡侧突起，止于豌豆骨和钩骨钩尺侧。在其浅面由近端前臂筋膜、掌长肌和掌部远端筋膜组成。腕骨内容物包括屈指浅肌（4根肌腱）、屈指深肌（4根肌腱）、拇长屈肌（1根肌腱），共9根肌腱及其滑膜和正中神经。

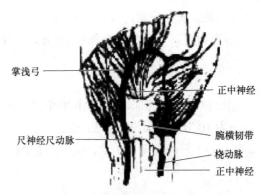

图5-38 腕横韧带处的解剖结构示意图

1. 指浅屈肌

指浅屈肌起源于肱骨髁上中部、尺骨冠突和桡骨近端掌侧。浅肌在前臂中部分为4束，屈曲近节指间关节。4条肌腱在腕管中的排序为：中、环指浅屈肌腱位于掌侧，食、小指居中。指浅屈肌肌腹异常可引起神经卡压，其中食指指浅屈肌肌腹异常最为常见，主要表现为肌腹延长达腕横韧带下。

2. 指深屈肌

指深屈肌起于尺骨近端 2、3 部和骨间膜。在前臂中部，桡侧肌腹为食指屈肌，尺侧肌腹为屈中、环、小指肌。在腕掌部浅屈肌深面，指深屈肌腱排列成单层。在腕管和指深屈肌远端，蚓状肌起源于此。

3. 拇长屈肌

拇长屈肌起于桡骨和前臂中部骨间膜。它位于腕管的最外侧，通过大鱼际肌后由拇短屈肌浅深头间穿出。如拇长屈肌向指浅屈肌滑动易导致腕管综合征，这种异常使拇指末节不能单独屈曲，只有当食指末节屈曲时拇指才能屈曲。

4. 正中神经

正中神经在前臂位于指浅、深屈肌肌腹间，常位于指浅屈肌深部的肌膜内。在前臂远端，神经浅出部位位于指浅屈肌和桡侧腕屈肌间，恰位于掌长肌后侧或桡后侧。当穿过腕管的桡掌部屈肌支持带后，在屈肌支持带的远端分为 6 支：正中神经运动返支、3 支指固有神经（分别位于拇指桡侧、拇指尺侧、食指桡侧）和 2 支指神经（1 支在食指尺侧和中指桡侧，1 支在中指尺侧和环指桡侧）。78%的运动神经束位于神经的桡掌位，其余位于神经的掌中位。56%的运动支穿过分隔的筋膜后首先进入大鱼际肌。第 1 蚓状肌由食指桡侧指固有神经支配，第 2 蚓状肌由支配食指和中指的指神经支配。正中神经掌皮支源于正中神经桡掌侧距腕横纹约 5cm 处近端，于掌长肌与桡侧腕屈肌间的前臂筋膜下发出分支，在腕横纹 0.8cm 处由掌部穿出，分为桡、尺支。

正中神经的高位分支可起源于前臂近侧或前臂中 1/3 部，与正中神经主干并行，通常被正中动脉或异常肌肉分隔。正中神经返支可通过韧带外、韧带下和韧带内穿过腕横韧带。

【病因病理】

腕管内压升高时，可减慢或中断神经的轴浆运输，使神经束膜水肿，而当压力成为持续的压迫状态时，可发生神经内膜水肿，神经内膜、束膜的通透性下降，从而使神经纤维束受压，神经内血供减少，神经纤维发生永久性的病理变化。桡骨远端骨折时腕关节过屈位固定，腕管内急性出血、液体增多，如血友病腕部出血、腕管内注射、烧伤引起腕管内渗出均可因腕管内压力增高而引起该综合征。

腕管综合征的病因可分为局部性和全身性因素。

1. 局部因素

（1）腕管容积变小　腕骨变异，腕横韧带增厚，肢端肥大。

（2）腕管内容物变多　创伤性关节炎，前臂或腕部骨折（colles 骨折、月骨骨折），腕骨脱位或半脱位（舟骨旋转半脱位、月骨掌侧脱位），变异的肌肉（掌深肌、蚓状肌和屈指浅肌肌腹过长），局部软组织肿块（神经瘤、脂肪瘤、腱鞘囊肿），正中动脉损伤或栓塞，滑膜增生，局部血肿形成（出血性疾病、抗凝治疗患者）等。

（3）屈腕尺偏固定时间过长，睡姿影响（夜间手腕不自主屈曲位固定）。

（4）反复的屈伸腕、指活动，反复上肢振动，工作影响（打字员、乐器演奏员等）。

2. 全身因素

（1）神经源性因素　糖尿病性神经损伤，酒精中毒性神经损伤，工业溶剂毒作用，神经双卡综合征，淀粉样变。

（2）感染、非感染性炎性反应　类风湿关节炎，痛风，非特异性滑膜炎，感染性疾病。

（3）体液失衡　妊娠、子痫、绝经、甲状腺功能紊乱（黏液样水肿）、肾功能衰竭、红斑狼疮行血透的患者，雷诺病、肥胖、变形性骨炎（Paget disease）。

在诸多的病因中，发生率最高的为非特异性滑膜炎，其次为类风湿关节炎。

【临床表现】

1. 分型

根据网眼理论，我们将腕管综合征分为腕管入口卡压和腕管出口卡压。正中神经进入腕管时受到的卡压为入口卡压，正中神经出腕管时受到的卡压为出口卡压。临床上绝大部分正中神经有腕管的卡压都是入口卡压（图5-39）。

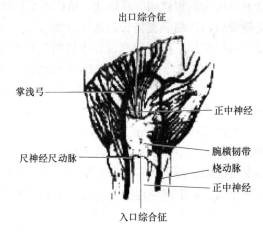

图5-39　腕管综合征分型示意图

2. 临床表现

腕管综合征好发于中年女性，多为40～60岁，其临床表现为：

（1）桡侧三指半麻木、疼痛和感觉异常。这些症状也可在环指小指或腕管近端出现。掌部桡侧近端无感觉异常。

（2）常有夜间痛及反复屈伸腕关节后症状加重。

（3）患者常以腕痛、指无力、捏握物品障碍及物品不自主从手中掉下为主诉。

（4）病变严重者可发生大鱼际肌萎缩，拇对掌功能受限。腕部的不适可向前臂、肘部甚至肩部放射；当症状进一步加重，出现精细动作受限，如拿硬币、系钮扣困难。

【诊断要点】

患者出现桡侧三指半疼痛、麻木、感觉减退和鱼际肌萎缩3大症状中的一个或两个症状时要考虑该病，尤其伴有夜间因麻木而醒者更应高度怀疑该病。物理检查及其他辅助检查具有重要诊断价值。

（1）两点辨别觉　用钝头分规纵向检查（>6mm为阳性）。可作为评价腕管综合征的一项指标。

（2）单丝检查　用单丝垂直触压皮肤。检查中，患者视野应离开检查手。该项检查灵敏度、特异度均较高。

（3）振感检查　用 256 频率的音叉击打坚硬物后，用音叉的尖端置于检查指指尖，并双手同指对照，观察感觉变化。

（4）Phalen 试验　双前臂垂直，双手尽量屈曲，持续 60s，手部正中神经支配区出现麻木和感觉障碍为阳性。30s 出现阳性表明病变较重。该检查灵敏度为 75%～88%，特异性为 47%，与单丝检查合用灵敏度增加 82%，特异性增至 86%。

（5）止血带试验　用血压表置于腕部，充气使气压达 20kPa（150mmHg），持续 30s，出现麻木为阳性。该检查灵敏度、特异度较高。

（6）腕部叩击试验　腕部正中神经部叩击，灵敏度为 67%。

（7）肌电图、X 线、CT 和 MRI 检查对腕管综合征的辅助诊断和鉴别诊断具有重要价值。

【针刀治疗】

（1）体位　坐位。

（2）体表定位　腕横韧带。

（3）消毒　在施术部位，用活力碘消毒 2 遍，然后铺无菌洞巾，使治疗点正对洞巾中间。

（4）麻醉　1% 利多卡因局部麻醉。

（5）刀具　使用汉章 I 型针刀。

（6）针刀松解术

①正中神经入口卡压松解术（图 5-40，5-41）

第 1 支针刀切开部分腕管近端腕横韧带尺侧：在腕部掌侧有 3 条纵行皮下的隆起，中间为掌长肌腱，桡侧为桡侧腕屈肌腱，尺侧为尺侧腕屈肌腱。在近侧腕横纹尺侧腕屈肌腱的内侧缘定位，针刀体与皮肤垂直，刀口线先与前臂纵轴平行，按针刀手术四步操作规程进针刀，针刀经皮肤、皮下组织，刀下有坚韧感时到达腕横韧带近端尺侧，然后针刀向近端探寻，当有落空感时到达腕横韧带尺侧上缘，此时将针刀体向前臂近端倾斜 90°，与腕横韧带平行，提插切法向远端切割韧带 2～3 刀，范围不超过 0.5cm，以切开部分腕管近端腕横韧带尺侧部分。

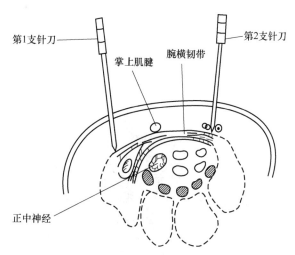

图 5-40　腕管松解进针刀示意图

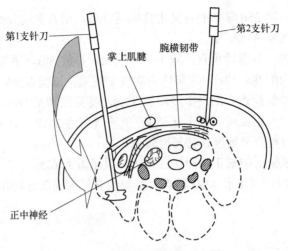

图 5-41　切开腕横韧带示意图

　　第 2 支针刀切开部分腕管近端腕横韧带桡侧：在近侧腕横纹桡侧腕屈肌腱的内侧缘定位，针刀体与皮肤垂直，刀口线先与前臂纵轴平行，按针刀手术四步操作规程进针刀，针刀经皮肤、皮下组织，刀下有坚韧感时到达腕横韧带近端桡侧，然后针刀向近端探寻，当有落空感时到达腕横韧带桡侧上缘，此时将针刀体向前臂近端倾斜 90°，与腕横韧带平行，提插切法向远端切割韧带 2～3 刀，范围不超过 0.5cm，以切开部分腕管近端腕横韧带桡侧部分。

　　②正中神经出口卡压松解术

　　针刀切开部分腕管远端腕横韧带：在 Tinel 征阳性点定位，针刀体与皮肤垂直，刀口线先与前臂纵轴平行，按针刀手术四步操作规程进针刀，针刀经皮肤、皮下组织，刀下有坚韧感时到达腕横韧带远端，然后针刀向远端探寻，当有落空感时到达腕横韧带远端，此时将针刀体向前臂远端倾斜 90°，与腕横韧带平行，提插切法向近端切割腕横韧带 2～3 刀，范围不超过 0.5cm，以切开部分腕管远端的腕横韧带（图 5-42）。

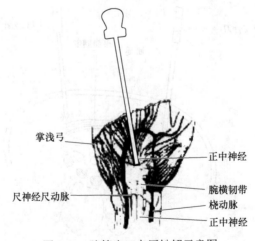

图 5-42　腕管出口卡压松解示意图

（5）注意事项 在做出口针刀松解时，注意针刀始终在有坚韧感的腕横韧带上切割，不能在其他部位切割，否则可能引起正中神经的医源性损伤。

【针刀术后手法治疗】

针刀松解术毕，患者坐位，将腕关节过度背伸 1～2 次。

【针刀术后康复治疗】

（一）目的

针刀术后康复治疗的目的是为了促进局部血液循环，加快局部的新陈代谢，以利于组织的早期恢复。

（二）原则

在针刀术后 48～72 小时后可选用下列疗法进行康复治疗。

（三）方法

1. 针灸推拿疗法

（1）针刺疗法

处方一：外关、合谷、阳溪、曲池、劳宫。

操作：穴位常规消毒后，毫针刺。中等强度刺激，平补平泻，留针 30 分钟（留针期间也可用 TDP 局部照射），每天或隔日 1 次，10 日为 1 疗程。

处方二：曲池、手三里、大陵、内关、外关。

操作：穴位局部常规消毒后，毫针刺入，以大陵为主，针尖向腕内刺入，中强刺激，不留针，使局部产生胀痛，其他穴位得气后留针 30 分钟。每日或隔日 1 次，6 次为 1个疗程。

（2）耳针法

处方：腕、肾上腺、神门、皮质下。

操作：常规消毒后，用 25 号 0.5 寸毫针，对准上述穴位快速刺入，以不穿透对侧皮肤为度。用强刺激，每穴留针 30 分钟。每日 1 次，10 次为 1 疗程。

（3）灸法

处方：压痛点局部。

操作：点燃艾条，悬于患处上方约 3cm 高度，行温和灸，一般灸 20～30 分钟至皮肤红晕潮湿为度。每日 1 次，7 次为 1 疗程。

（4）推拿手法

处方：腕部

操作：患者坐位或俯卧位，医者采用捏拿法、按揉法等手法对患者腕关节进行放松，可适当加入手腕的拔伸法，同时嘱咐患者经常慢慢旋转、屈伸腕关节，进行关节的功能锻炼。施术 30 分钟，每日或隔日 1 次，10 天为 1 疗程。

2. 现代物理疗法

（1）超短波

处方：患部。

操作：应用超短波治疗仪，电源 220V、50Hz，功率 200W，波长 7.37m，电极

20cm×15cm，间隙 3～4cm；并安放在患侧，连续振动与间歇振动交替进行，温度控制在 50℃～60℃，以患者能耐受为度。每日 1 次，每次 30 分钟，10 日为 1 个疗程。

（2）超声波疗法

处方：患部

操作：患者坐位或者侧卧位，暴露腕部，用 DM-200 L 型超声波治疗仪治疗。超声输出设定为脉冲模式，时间为 10 分钟，根据患者热感及是否有酸麻胀的感觉调节档位。剂量 0.8～1.5W/cm^2，每次 8～12 分钟，每日 1 次，5 次为 1 个疗程。

（3）中频电疗法

处方：患侧。

操作：采用高级电脑中频治疗系统，根据患者实际情况选用适宜电极板，对置或者并置于患部，避开局部有破损的地方。波形为方波、指数波和三角波交替进行，工作幅度为连续运行、间歇加载，载波频率 4000～5000Hz，调制频率 50～80Hz，剂量以患者耐受为度。每日 1 次，每次 20 分钟，10 日为 1 个疗程。

三、指神经卡压综合征

【概述】

临床上指神经卡压征较少见。多因慢性反复性挤压损伤造成软组织的损伤，卡压指神经造成。指神经卡压征多见于拇指，由打保龄球所致的拇指指神经卡压征又称保龄球拇指或滚木球拇指。

【针刀应用解剖】

指总动脉位于伴行的指神经的掌侧缘，而指固有动脉位于伴行的指固有神经的背侧缘处。除拇指外，其他指的指神经在蚓状肌管内通过，蚓状肌管的深面为坚厚的掌深横韧带及骨间肌肌膜，浅面由较薄软的掌浅横韧带所覆盖，后者与掌腱膜的纵向纤维及腱鞘相连，掌浅横韧带的挛缩易造成指神经的卡压。拇指和小指尺侧指神经走行区，虽不存在蚓状肌管，但也存在由掌指关节处腱鞘和与其相连的支持韧带形成的潜在性管道状结构。

【病因病理】

指神经卡压征的发病原因是多方面的，但慢性反复性挤压损伤是其主要原因。固定的劳动姿势可对指神经走行区某固定部位进行反复性的挤压，易引起局部纤维组织的增生和挛缩，进而压迫该段神经。在解剖学上，除拇指外，其他指的指神经在蚓状肌管内通过，蚓状肌管的深面为坚厚的掌深横韧带及骨间肌肌膜，浅面由较薄软的掌浅横韧带所覆盖，后者与掌腱膜的纵向纤维及腱鞘相连，掌浅横韧带的挛缩易造成指神经的卡压。拇指和小指尺侧指神经走行区，虽不存在蚓状肌管，但也存在由掌指关节处腱鞘和与其相连的支持韧带形成的潜在性管道状结构。

【临床表现】

1. 症状

以指掌面半侧的持久性麻木和感觉障碍为主要特征，并可伴有疼痛、手指发凉、萎缩、指甲变形等指神经受压和营养不良症状。

2. 体征

受累指掌面半侧刺痛觉减退或丧失，手指患侧可有局部触痛，能扪及增粗之指神经，在神经卡压处（增粗神经近端）叩击，Tinel 征为阳性。

【诊断要点】

根据病史、症状和体征，指神经卡压征的诊断比较容易，但要和反射性交感神经营养不良症、末梢神经炎、腕管或尺管综合征及神经根型颈椎病等疾病相鉴别。后者可有单指或多指的全指性或指掌侧感觉障碍，而没有指掌半侧性感觉障碍。在管道结构内，指神经与指动脉并行，指动脉也可同时受压，此时即出现手指发凉、疼痛、麻木等症状。有时，与反射性交感神经营养不良症较难鉴别；后者通常为多指发病，指端皮肤青紫，全指发生疼痛和麻木，受凉刺激时症状明显加重则为 Tinel 征阴性。腕管综合征可出现指掌侧感觉障碍，由于桡神经的代偿有时只表现出拇指掌尺侧的感觉障碍，环指出现桡半侧感觉障碍。腕管综合征早期感觉障碍偏在某一侧时，要与本病相鉴别。鉴别诊断的要点是 Tinel 征阳性点的位置，前者在腕管处而后者在掌指关节处。如果指总神经分支较晚，也可发生指总神经卡压征，此时可出现该神经支配区两手指相邻侧的感觉障碍。

【针刀治疗】

（1）体位　坐位。肩关节外展 90°，前臂旋前位，手置于手术台上。

（2）体表定位　Tinal 征阳性点。

（3）消毒　在施术部位，用活力碘消毒 2 遍，然后铺无菌洞巾，使治疗点正对洞巾中间。

（4）麻醉　1%利多卡因局部麻醉。

（5）刀具　使用汉章 I 型针刀。

（6）针刀松解术（图 5-43）

①第 1 支针刀松解拇指指神经卡压　拇指根部，Tinel 征阳性点定位，针刀体与皮肤垂直，刀口线与上肢纵轴一致，按针刀手术四步操作规程进针刀，针刀经皮肤、皮下组织、浅筋膜，患者有酸、麻、胀感，当刀下有韧性感，即到达指神经卡压点，继续进针刀约 1mm，纵疏横剥 2～3 刀，范围 0.5cm。

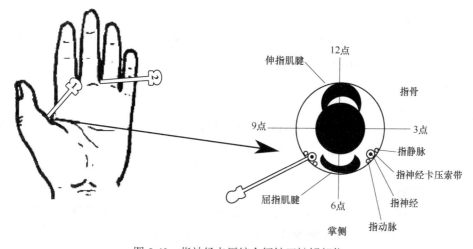

图 5-43　指神经卡压综合征针刀松解部位

②第 2 支针刀松解中指指神经卡压　中指根部，Tinel 征阳性点定位，针刀体与皮肤垂直，刀口线与上肢纵轴一致，按针刀手术四步操作规程进针刀，针刀经皮肤、皮下组织、浅筋膜，患者有酸、麻、胀感，当刀下有韧性感，即到达指神经卡压点，继续进针刀约 1mm，纵疏横剥 2～3 刀，范围 0.5cm。

（7）注意事项

指神经周围有指动静脉，指神经卡压是由于在指神经的外面被增生的软组织环形卡压所致，而 Tinal 征阳性点就是软组织卡压的位置，由于针刀的刀口线只有数微米，同时，将进针刀时，由于针刀对人体的刺激，刀下的指血管会自动收缩，加以血管神经是圆形，只要刀口线始终与指神经血管的走行方向保持一致，进针刀的速度不要太快，切破索带就停止进针刀，就不会损伤指血管和指神经。

【针刀术后手法治疗】

针刀松解术毕，患者坐位，术者将掌指关节过度背伸 1～2 次。

【针刀术后康复治疗】

（一）目的

针刀术后康复治疗的目的是为了促进局部血液循环，加快局部的新陈代谢，以利于组织的早期恢复。

（二）原则

在针刀术后 48～72 小时后可选用下列疗法进行康复治疗。

（三）方法

1. 针灸推拿疗法

（1）针刺疗法

处方：阳溪、外关、合谷、劳宫。

操作：穴位常规消毒后，毫针刺。中等强度刺激，平补平泻，留针 30 分钟（留针期间也可用 TDP 局部照射），每天或隔日 1 次，10 日为一疗程。

（1）皮肤针法

处方：手腕部。

操作：常规消毒后，患侧腕上约 1 横指处，作环腕叩刺，叩刺宽度为 2cm，以局部充血为宜。每日 1 次，10 次为一疗程。

（2）灸法

处方：压痛点局部。

操作：点燃艾条，悬于患处上方约 3cm 高度，行温和灸，一般灸 20～30 分钟至皮肤红晕潮湿为度。每日 1 次，7 次为一疗程。

（3）推拿手法

处方：腕部

操作：患者坐位或俯卧位，医者采用捏拿法、按揉法等手法对患者腕关节进行放松，可适当加入手腕的拔伸法，同时嘱咐患者进行手指的主动屈伸。施术 30 分钟，每日或隔日一次，10 天为 1 疗程。

2. 现代物理疗法

（1）超短波

处方：患部。

操作：应用超短波治疗仪，电源 220V、50Hz，功率 200W，波长 7.37m，电极 20cm×15cm，间隙 3～4cm；并安放在患侧，连续振动与间歇振动交替进行，温度控制在 50℃～60℃，以患者能耐受为度。每天 1 次，每次 30 分钟，10 天为 1 个疗程。

（2）超声波疗法

处方：患部

操作：患者坐位或者侧卧位，暴露腕部，用 DM-200 L 型超声波治疗仪治疗。超声输出设定为脉冲模式，时间为 10 分钟，根据患者热感及是否有酸麻胀的感觉调节档位。剂量 0.8～1.5W/cm²，每次 8～12 分钟，每日 1 次，5 次为 1 个疗程。

（3）中频电疗法

处方：患侧。

操作：采用高级电脑中频治疗系统，根据患者实际情况选用适宜电极板，对置或者并置于患部，避开局部有破损的地方。波形为方波、指数波和三角波交替进行，工作幅度为连续运行、间歇加载，载波频率 4000～5000Hz，调制频率 50～80Hz，剂量以患者耐受为度。每天 1 次，每次 20 分钟，10 天为 1 个疗程。

四、正中神经返支卡压综合征

【概述】

正中神经返支卡压是正中神经出腕管以后其鱼际肌支所受到软组织的卡压，外科手术松解痛苦大，术后遗留终身瘢痕，针刀松解效果立竿见影。

【针刀应用解剖】

正中神经返支也称鱼际肌支，在腕横韧带远端 0.3～0.5cm 由正中神经干发出，其主干长度不超过 1cm。它一般再分为两个肌支，支配拇短展肌及拇短屈肌。

正中神经返支可通过以下 3 种形式穿过腕横韧带：韧带外、韧带下和韧带内，主要支配拇短展肌和拇对掌肌。

【病因病理】

各种软组织损伤、局部肿块、解剖异常等均可致正中神经返支卡压。正中神经返支卡压后出现局部组织的萎缩、感觉障碍。

【临床表现】

临床以拇对掌、对指功能受限为主，疼痛不明显，表现为大鱼际肌萎缩，但无感觉异常。一旦确诊应尽早行神经松解术。

【诊断要点】

拇对掌、对指功能受限为主，疼痛不明显，表现为大鱼际肌萎缩，但无感觉异常。一旦确诊应尽早行神经松解术。

【针刀治疗】

（1）体位　坐位。肩关节外展 90°，前臂旋前位，置于手术台上。

（2）体表定位　正中神经返支卡压点。

（3）消毒　在施术部位，用活力碘消毒 2 遍，然后铺无菌洞巾，使治疗点正对洞巾中间。

（4）麻醉　1%利多卡因局部麻醉。

（5）刀具　使用汉章 I 型针刀。

（6）针刀松解术　针刀松解正中神经返支卡压点：在远侧腕掌横纹远端约 2～3cm，腕关节掌侧正中偏外侧，以 Tinel 征阳性点定位，针刀体与皮肤垂直，刀口线与上肢纵轴一致，按针刀手术四步操作规程进针刀，针刀经皮肤、皮下组织、浅筋膜，当刀下有坚韧感，患者有酸、麻、胀感时，即到达正中神经返支卡压点，然后针刀向远端探寻，当有落空感时到达腕横韧带远端，此时将针刀体向前臂远端倾斜 90°，与腕横韧带平行，以提插切法向近端切割韧带 2～3 刀，范围不超过 0.5cm，以切开部分腕管远端的腕横韧带（图 5-44）。

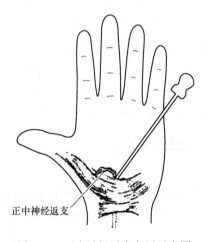

正中神经返支

图 5-44　正中神经返支卡压示意图

【针刀术后手法治疗】

针刀术后，患者坐位，做腕关节过度背伸活动 2～3 次。

【针刀术后康复治疗】

（一）目的

针刀术后康复治疗的目的是为了促进局部血液循环，加快局部的新陈代谢，以利于组织的早期恢复。

（二）原则

在针刀术后 48～72 小时后可选用下列疗法进行康复治疗。

（三）方法

1. 针灸推拿疗法

（1）针刺疗法

处方：阳溪、外关、合谷、劳宫。

操作：穴位常规消毒后，毫针刺。中等强度刺激，平补平泻，留针 30 分钟（留针期间也可用 TDP 局部照射），每天或隔日 1 次，10 日为 1 疗程。

（2）皮肤针法

处方：手掌部。

操作：常规消毒后，患侧大鱼际及手掌部叩刺，以局部充血为宜。每日 1 次，10 次为 1 疗程。

（3）灸法

处方：压痛点局部。

操作：点燃艾条，悬于患处上方约 3cm 高度，行温和灸，一般灸 20～30 分钟至皮肤红晕潮湿为度。每日 1 次，7 次为 1 疗程。

（4）推拿手法

处方：腕部

操作：患者坐位或俯卧位，医者采用捏拿法、按揉法等手法对患者腕关节进行放松，可适当加入手腕的拔伸法，同时嘱咐患者进行五指屈伸运动。施术 30 分钟，每日或隔日 1 次，10 日一疗程。

2. 现代物理疗法

（1）超短波

处方：患部。

操作：应用超短波治疗仪，电源 220V、50Hz，功率 200W，波长 7.37m，电极 20cm×15cm，间隙 3～4cm；并安放在患侧，连续振动与间歇振动交替进行，温度控制在 50℃～60℃，以患者能耐受为度。每日 1 次，每次 30 分钟，10 日为 1 个疗程。

（2）超声波疗法

处方：患部

操作：患者坐位或者侧卧位，暴露腕部，用 DM-200 L 型超声波治疗仪治疗。超声输出设定为脉冲模式，时间为 10 分钟，根据患者热感及是否有酸麻胀的感觉调节档位。剂量 0.8～1.5W/cm^2，每次 8～12 分钟，每日 1 次，5 次为 1 个疗程。

（3）中频电疗法

处方：患侧。

操作：采用高级电脑中频治疗系统，根据患者实际情况选用适宜电极板，对置或者并置于患部，避开局部有破损的地方。波形为方波、指数波和三角波交替进行，工作幅度为连续运行、间歇加载，载波频率 4000～5000Hz，调制频率 50～80Hz，剂量以患者耐受为度。每日 1 次，每次 20 分钟，10 日 1 个疗程。

第七节　髋部神经卡压综合征

一、臀上皮神经卡压综合征

【概述】

臀上皮神经卡压综合征也被称做"臀上皮神经损伤"、"臀上皮神经嵌压症"、"臀上皮神经炎"、"臀上皮神经痛"及"臀神经综合征"等。

【针刀应用解剖】

由 T_{12}～L_3 脊神经后外侧支的皮支组成。从起始到终止，大部分行走在软组织中，将其行走过程分为 4 段、6 点、1 管（图 5-45）。

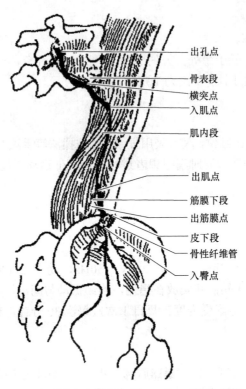

图 5-45　臀上皮神经 4 段、6 点、1 管示意图

骨表段：从椎间孔发出后（出孔点），沿横突背行走并被纤维束固定（横突点）。

肌内段：进入骶棘肌（入肌点），向下、向外走行于肌内，走出骶棘肌（出肌点）。

筋膜下段：走行于腰背筋膜浅层深面。

皮下段：走出深筋膜（出筋膜点），与筋膜下段成一钝角的转折，向下外走行，穿行于皮下浅筋膜。此段跨越髂嵴，经过由坚强的骶棘肌、腰背筋膜在髂嵴的上缘附着处所形成的骨纤维性扁圆形隧道（骨性纤维管）进入臀筋膜（入臀点）。

入臀后一般分为前、中、后 3 支，在筋膜中穿行，中支最粗大，最长者可至股后部腘窝平面之上。

【病因病理】

1. 解剖因素

臀上皮神经在穿出由骶髂筋膜形成的卵圆形的孔隙处是一个薄弱环节。一旦腰部损伤，臀肌强力收缩而发生局部压力增高，可使筋膜深部脂肪组织从该孔隙处向浅层疝出、嵌顿等而引起腰痛。

2. 损伤因素

除了外力直接作用导致神经损伤外，躯干向健侧过度弯曲或旋转时，臀上皮神经受牵拉，可发生神经的急、慢性损伤，或向外侧移位，造成神经水肿粘连而出现卡压。

临床上触及的痛性筋束，肉眼观察呈小片状，较触及的短小，与臀中肌及臀筋膜粘连，为纤维性粘连。全部束状物均非神经，与肉眼所见的神经支也无粘连。这些束状结节，光镜下观察均系纤维脂肪组织，其中有小血管壁增厚、炎性细胞浸润。可见横纹肌纤维，偶尔夹有神经纤维。

【临床表现】

主要表现为患侧腰臀部尤其是臀部的疼痛，呈刺痛、酸痛或撕裂样疼痛。疼痛常常是持续发生的，很少有间断发生。一般疼痛的部位较深，区域模糊，没有明确的界限。急性期疼痛较剧烈，并可向大腿后侧放散，但常不超过膝关节。患侧臀部可有麻木感，但无下肢麻木；患者常诉起坐困难，弯腰时疼痛加重。

【诊断要点】

多数患者可以检查到固定的压痛点，一般在 L_3 横突及髂嵴中点及其下方压痛，按压时可有胀痛或麻木感，并向同侧大腿后方放射，一般放射痛不超过膝关节。直腿抬高试验多为阴性，但有 10% 的患者可出现直腿抬高试验阳性，腱反射正常。

【针刀治疗】

1. 治疗原则

针刀治疗依据针刀医学慢性软组织损伤病因病理学理论和针刀闭合性手术理论，通过对神经卡压点进行精确闭合性针刀松解，完全可以取代开放性手术松解，治愈该病。

2. 操作方法

（1）体位　俯卧位。

（2）体表定位　L_3 横突点，髂嵴中后部。

（3）消毒　在施术部位，用活力碘消毒 2 遍，然后铺无菌洞巾，使治疗点正对洞巾中间。

（4）麻醉　用 1% 利多卡因局部浸润麻醉，每个治疗点注药 1ml。

（5）刀具　使用 I 型 3 号直形针刀。

（6）针刀操作（图 5-46）

①第 1 支针刀松解臀上皮神经 L_3 横突点的粘连瘢痕　从 L_3 棘突中点旁开 3cm，在此定位。刀口线与脊柱纵轴平行，针刀经皮肤、皮下组织，直达横突骨面，刀体向外移动，当有落空感时即到 L_3 横突尖，在此用提插刀法切割横突尖的粘连瘢痕 2～3 刀，深度不超过 0.5cm，以松解臀上皮神经在横突尖部的粘连和瘢痕。

②第 2 支针刀松解臀上皮神经入臀点的粘连和瘢痕　在髂嵴中后部压痛点定位。刀口线与脊柱纵轴平行，针刀经皮肤、皮下组织，直达髂骨骨面，刀体向上移动当有落空感时，即到髂嵴上缘臀上皮神经的入臀点，在此用纵疏横剥 2～3 刀，深度不超过 1cm，以松解臀上皮神经入臀点的粘连和瘢痕。

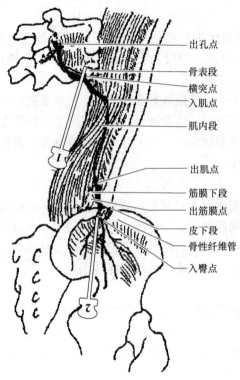

图 5-46　臀上皮神经卡压针刀松解示意图

图中标注：出孔点、骨表段、横突点、入肌点、肌内段、出肌点、筋膜下段、出筋膜点、皮下段、骨性纤维管、入臀点

【针刀术后手法治疗】

针刀松解术毕，患者仰卧位，屈膝屈髋 1～2 次。

【针刀术后康复治疗】

（一）目的

臀上皮神经卡压综合征针刀整体松解术后康复治疗的目的是进一步调节髋部弓弦力学系统的力平衡，促进局部血液循环，加速局部的新陈代谢，有利于损伤组织的早期修复。

（二）原则

股外侧皮神经卡压综合征行针刀手术后 48～72 小时可选用下列疗法进行康复治疗。

（三）方法

1. 针灸推拿疗法

（1）针灸治疗

处方一：肾俞、膀胱俞、委中、大肠俞、阿是穴。

操作：穴位局部常规消毒后，选 30 号 1.5 寸或 2 寸毫针直刺，行提插捻转泻法，得气后留针 20 分钟，每隔 10 分钟行针 1 次。每日 1 次，10 次为 1 疗程。

处方二：阳陵泉、阿是穴。

操作：找准压痛点后，取 2.5 寸毫针直刺 1 针，再于上下两旁向中心各斜刺 1 针，施平补平泻法，留针 5～10 分钟。同时针刺同侧阳陵泉，行平补平泻法，留针 10 分钟。

隔日 1 次，10 次为 1 疗程。

处方三：中渚。

操作：穴位局部常规消毒，选取 30 号 1.5 寸毫针刺患侧中渚，沿经络循行方向向上斜刺，得气后行捻转泻法，如无针感传导，用苍龙摆尾法诱发针感，针感传导后用龙虎交战手法 1~2 分钟，留针 10~15 分钟。每日 1 次，10 次为 1 疗程。

（2）电针法

处方：阿是穴。

操作：选准臀上皮神经循行部上的压痛点，常规消毒后，用 28~30 号毫针，顺臀上皮神经压痛点起始处至末梢，由上而下刺入，角度约 10°，深度约为 2.5 寸，于起止点 2 根针柄上接 G-6805 电针治疗机，频率以病人能耐受为度，选连续波或疏密波，留针 30 分钟。每日 1 次，7 次为 1 疗程。

（3）温针法

处方：阿是穴。

操作：穴位局部常规消毒后，用 28 号 2 寸毫针快速刺入皮下后缓缓进针，使针尖到达最痛点，行提插手法，使针感向四周及下肢放射。在距该针约 2~3cm 的上、下、左、右各斜向透刺 1 针，针尖朝向最痛点。然后在直刺的 1 针针柄套上 1cm 长的艾炷段点燃，艾炷燃尽后再置一段，燃尽后取针，隔日 1 次，10 次为 1 疗程。

（4）刺络拔罐法

处方：阿是穴。

操作：穴位局部严格消毒后，以三棱针点刺出血，出血量与压痛程度呈正比，然后立即用大号火罐快速吸附于出血处,10 分钟后去除火罐,以消毒干棉球揩尽吸出的瘀血，外敷消毒纱布包扎，每 3 日 1 次，3 次为 1 疗程。

（5）小宽针法

处方：阿是穴。

操作：患者俯卧位，暴露患部，常规消毒，医者左手拇指压准痛点，嘱患者不要活动，右手持 4 号小宽针，以拇食指捏住针柄，以中指和无名指扶住针体。针尖与皮肤呈 900 角直接刺入疼痛部位；然后用闪火法拔罐于针刺部位，待有少量出血后即可起罐，用消毒棉球擦拭，并按揉腰骶部以松解肌肉，弹拨条索物。治疗结束后，嘱患者保护针刺部位，当日不可沾水，7 日治疗 1 次，3 次为 1 疗程。

（6）头针法

处方：顶颞后斜线、顶旁 1 线。

操作：选定标准线，局部常规消毒，选用 28 号 2 寸毫针，针与头皮呈 30°夹角快速刺头皮下，当针到达帽状腱膜下层时，将针与头皮平行继续捻转进针，刺入 1.5 寸后运针，捻转速度应在每分钟 200 次左右，持续捻转 2 分钟，留针 30 分钟，每 10 分钟运针 1 次。每日 1 次，10 次为 1 疗程。

（7）耳针法

处方：臀、腰椎、尾骶椎、腰痛点、神门、肾上腺、皮质下。

操作：选准以上穴位，耳郭部严格消毒，选用 32 号 0.5 寸毫针，左手固定好耳郭，右手持针，刺入皮肤 0.2~0.3 寸，轻轻捻转，若针感不强，应调整毫针针尖方向。留针

30 分钟，每 10 分钟捻针 1 次。儿童、老年人不宜久留。出针时用消毒干棉球压迫针眼，以免出血。每日 1 次，10 次为 1 疗程。

（8）眼针法

处方：下焦区、膀胱区。

操作：选用 32 号 0.5 寸毫针，进针时，一手绷紧刺穴区的皮肤，另一手持针迅速刺入皮内，进针深度一般为 10mm 左右，不做任何提插捻转手法，有得气感即可，如未得气，可把针提出 1/3 换一个方向再刺入，也可用刮柄法，以促使得气。起针时要做到顺针体方向向外拔针并用干棉球压迫于被针刺部位，慢慢出针，出针后继续压迫棉球片刻。每次留针 15 分钟，隔日 1 次，10 次为 1 疗程。

（9）穴位注射法

处方：压痛点。

操作：抽取 2%普鲁卡因 2ml，强的松龙 25mg，维生素 B_{12}1ml。穴位局部常规消毒后，用 5ml 注射器配 6 号针头，刺入压痛点 1.5～2 寸，待患者自觉酸胀感向大腿外侧放射，抽吸无回血后将药液注入，6 日 1 次，3 次为 1 疗程。

（10）神经干刺激法

处方：患侧臀上皮神经点。

操作：常规消毒后，选用直径为 0.5mm 的不锈钢弹拨针，将针快速刺入皮肤，一边缓慢进针，一边与神经干成垂直方向轻轻拨动针体，患者出现麻电感时，提示已刺激到神经干，间断弹拨 5～10 次，出针。每日 1 次，15 次为 1 疗程。

（11）灸法

处方：肾俞、膀胱俞、中膂俞、阳陵泉、阿是穴。

操作：切铜钱大小约 2mm 厚的姜片置于穴位上，做适当大小艾炷置于姜片上点燃，每穴 3 壮，病重者可适当增加，每日 1 次，15 次为 1 疗程。

（12）推拿治疗

处方：阿是穴。

操作：患者取俯卧位，暴露局部，医者用手指从腰背部从上到下，从外到内逐个按压椎体和椎旁肌，寻找到压痛点或条索。先采用手掌按压法、㨰法等手法从上到下放松患者侧腰部和臀部肌肉，操作 3～5 遍。其次采用拇指弹拨或肘尖弹拨法，对患侧腰椎旁和髂嵴处压痛点沿垂直神经方向进行重点弹拨治疗，力量要深入有力，以患者能忍受为度。上述手法结束后，对 L_1～L_3 椎体采用斜扳法进行整复治疗：患者取健侧卧位，健侧下肢伸直，患侧下肢在上屈曲，术者用一肘扶臀部向腹侧，另一肘推肩向背侧，交叉用力，定位，在对 T_{12}～L_3 进行斜扳，发出弹响为度。每日 1 次，每次治疗约 20 分钟，每周治疗 5 次，10 次为 1 疗程。

2. 现代物理疗法

（1）穴位注射综合疗法

处方：阿是穴。

操作：用确炎舒松-A2ml，2%利多卡因 2ml，维生素 B_{12}250μg，注射后局部加压按摩片刻，先垂直于神经方向分拨，再顺神经方向顺压，每日 1 次，3 日后重复，3 次为 1 疗程，并结合以阿是穴电针，悬钟穴点刺以及拔罐法等治疗。

（2）刺血拔罐

处方：患侧腰椎旁、髂嵴。

操作：手法治疗后，对患侧腰椎旁、髂嵴处压痛点采用刺血拔罐法，用梅花针重叩刺 3～5 次，以大号火罐拔罐 10～15 分钟，吸出淤血 3～5ml，取罐后重复拔罐 1 次。隔日 1 次，共治疗 6 次。

3. 现代康复疗法

（1）运动疗法

操作：患者俯卧床上，双上肢伸直支撑，先抬头，再撑起上半身，腹部紧贴床上，作腰部伸展动作，使脊柱腰段尽量后伸并维持 5～10 分钟，重复 10 次为 1 组，每日 3 组。此动作可在家中进行。

二、梨状肌综合征

【概述】

梨状肌综合征是坐骨神经在通过梨状肌出口时受到卡压或慢性损伤引起的一组临床症候群。本病多见于青壮年，男性多于女性，近 2:1；可有臀部外伤史、劳累、受寒湿等诱因。主要症状为臀中部相当于梨状肌投影部位的疼痛，并向股外侧、股后侧、小腿外侧放射。大部分病人有间歇性跛行和下肢痛，蹲位休息片刻可缓解，极少有腰痛症状；亦可有臀部、股部等肌肉萎缩表现。由于与椎间盘突出病的临床表现相似，常常引起混淆，故对该征病理机制的深入了解，有助于临床的鉴别诊断。

【针刀应用解剖】

梨状肌起自骶骨前外侧面，止于股骨大转子尖，属于下肢外旋肌之一，坐骨神经为全身最大的神经，起自腰骶神经丛，经坐骨神经通道穿至臀部，位于臀大肌和梨状肌的前面，上孖肌、闭孔内肌、下孖肌和股方肌的后面，向下至大腿。在臀部与梨状肌关系密切，二者间关系常有变异，坐骨神经与梨状肌的关系可分为以下 9 型。

Ⅰ型：坐骨神经总干穿梨状肌下孔至臀部，此型为常见型，占 61.19%。

Ⅱ型：胫神经穿梨状肌下孔，腓总神经穿梨状肌肌腹，此型为常见变异型，占 32.89%。

Ⅲ型：坐骨神经总干穿梨状肌肌腹，占 0.61%。

Ⅳ型：坐骨神经在盆内已分为 2 大终支，即胫神经和腓总神经，两支同穿梨状肌下孔，占 1.99%。

Ⅴ型：腓总神经穿梨状肌下孔，胫神经穿梨状肌肌腹，占 0.26%。

Ⅵ型：坐骨神经总干穿梨状肌上孔至臀部，占 0.08%。

Ⅶ型：胫神经穿梨状肌下孔，腓总神经穿梨状肌上孔，占 2.6%。

Ⅷ型：腓总神经在盆内分为 2 支，1 支穿梨状肌上孔，1 支与胫神经同经梨状肌下孔出盆，占 0.17%。

Ⅸ型：骶丛穿梨状肌肌腹至臀部后，再分出坐骨神经，占 0.17%。

【病因病理】

由于梨状肌解剖特点及其变异，加之各种外伤、疾病及慢性劳损，导致梨状肌肥厚与纤维化，引起梨状肌综合征的发生，主要包括以下几方面：

（1）梨状肌压迫坐骨神经　坐骨神经或其分支通过异常的梨状肌，这种变异是病因之一。此外，除了变异的梨状肌之外，发生了病变的梨状肌也可造成坐骨神经疼痛，如受寒湿、外伤、劳损，或者 S_1、S_2 或骶丛受刺激等因素，导致梨状肌受刺激而发生痉挛、肿大，与周围组织发生粘连。

（2）变异的梨状肌腱所致的坐骨神经受压　梨状肌腱异常发育时，坐骨神经及其分支可经过梨状肌两腱之间或一腱前方或后方，这种异常的梨状肌腱直接压迫坐骨神经及其周围的营养血管，以致局部血运障碍及无菌性炎性反应而引起坐骨神经痛。

（3）骶髂关节的病变及梨状肌腱止端下方与髋关节囊之间滑液囊的炎症等　骶髂关节的病变或滑液囊的炎性变可以刺激梨状肌引起痉挛，并可通过炎性刺激该肌和坐骨神经产生坐骨神经痛。当神经根周围有瘢痕或蛛网膜炎时，从椎间孔到臀部一段坐骨神经发生粘连，导致坐骨神经张力增大，移动范围缩小，易被梨状肌压迫。

【临床表现】

坐骨神经除发出至髋关节囊后部的关节支与大腿后屈肌群的肌支外，主要以其两大终末支，即胫神经与腓总神经，支配膝关节以下的运动功能及部分感觉功能。患者主诉大腿后侧至小腿外侧或足底有放射性疼痛及麻木感，患肢无力，但腰痛常不明显。检查患肢股后肌群，小腿前、后及足部肌力减弱，重者踝、趾关节活动完全丧失，出现足下垂；小腿外侧及足部感觉减退或消失。可发现梨状肌有痉挛呈条索状或腊肠状，梨状肌有压痛，并向下放射，一般腰椎棘突旁无压痛，脊柱前屈时下肢疼痛加重，后伸时疼痛减轻或缓解。直腿抬高试验多为阳性，端坐屈头无腿痛。将足内旋时出现疼痛，并向下放射。

【诊断要点】

1. 特殊检查

（1）主动试验　令病人伸髋、伸膝时做髋关节外旋动作，同时在患者足部予以对抗。患者出现臀中部及坐骨神经疼痛或加重为阳性。

（2）被动试验　被动用力内旋、屈曲、内收髋关节，引起疼痛或疼痛加重者为阳性。臀部压痛点加强试验：患者俯卧于检查床上，按压臀区痛点后，嘱患者支撑起上肢，使脊柱过伸，继而嘱患者跪俯于床上，使脊柱屈曲。比较臀部同一压痛点伸屈两种姿势的疼痛程度，如脊柱过伸时压痛减轻，而脊柱屈曲时压痛加重，称为椎管外疼痛反应。

（3）行骶管冲击试验　向骶管内推注 0.5%普鲁卡因 20ml，如患肢放射痛不加重，为椎管外反应。而椎管内病变常常在注药时出现下肢疼痛，可助于与椎间盘突出症的鉴别。

2. 辅助检查

腰椎 X 线摄片多无明显病变，骨盆摄片时有骶髂关节炎等表现。超声检查在梨状肌综合征诊断中有一定价值。谢雁翔（1990 年）认为：①梨状肌横断径增大、形态异常；②梨状肌肌外膜粗糙增厚（≥3mm）；③梨状肌回声不均，光点粗强；④梨状肌下孔狭窄或消失（≤8mm）；⑤坐骨神经变异或显示不清。上述 5 条中具有 4 条者，即可提示为梨状肌综合征。坐骨神经肌电图亦可有异常发现，如呈现纤颤电位或单纯相等变化，神经传导速度可下降。一般认为 CT 检查无诊断价值。

【针刀治疗】

1. 治疗原则

针刀治疗依据针刀医学慢性软组织损伤病因病理学理论和针刀闭合性手术理论，通过对神经卡压点进行精确闭合性针刀松解，完全可以取代开放性手术松解，治愈该病。

2. 操作方法

（1）体位 俯卧位。

（2）体表定位 坐骨神经在梨状肌下孔的体表投影，即髂后上棘与尾骨尖连线的中点与股骨大转子连线的中内 1/3 的交点处。

（3）消毒 在施术部位，用活力碘消毒 2 遍，然后铺无菌洞巾，使治疗点正对洞巾中间。

（4）麻醉 用 1% 利多卡因局部浸润麻醉，每个治疗点注药 1ml。

（5）刀具 使用 I 型 3 号直形针刀。

（6）针刀操作 针刀松解坐骨神经在梨状肌下孔的卡压点：在定位处进针刀，针刀体与皮肤垂直，刀口线与下肢纵轴一致，按针刀手术四步操作规程进针刀，针刀经皮肤、皮下组织、浅筋膜、肌肉，当患者有麻感时，已到坐骨神经在梨状肌下孔的部位，退针刀 2cm，针刀体向内或者向外倾斜 10°～15°，再进针刀，刀下有坚韧感时，即到坐骨神经在梨状肌下孔的卡压点，以提插刀法向下切割 2～3 刀，范围不超过 1cm（图 5-47）。

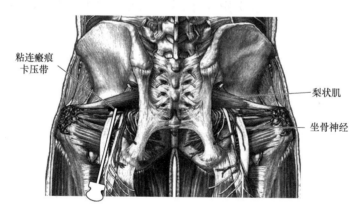

图 5-47 梨状肌卡压松解示意图

【针刀术后手法治疗】

针刀术后，俯卧位，做直腿抬高 2～3 次。

【针刀术后康复治疗】

（一）目的

梨状肌综合征针刀整体松解术后康复治疗的目的是进一步调节髋部弓弦力学系统的力平衡，促进局部血液循环，加速局部的新陈代谢，有利于损伤组织的早期修复。

（二）原则

梨状肌综合征行针刀手术后 48～72 小时可选用下列疗法进行康复治疗。

（三）方法

1. 针灸推拿疗法

（1）针灸治疗

处方一：环跳、秩边、居髎。疼痛沿下肢外侧放射者加阳陵泉、丘墟；疼痛沿下肢后侧放射者加委中、昆仑；疼痛沿下肢前面放射者加足三里；腰痛者加相应背俞穴。

操作：环跳穴直刺，针尖向外生殖器方向，深 2～3.5 寸，使局部酸胀或麻电感向下肢放散。秩边进针 2～3 寸，使局部酸胀，亦可再深刺，使之产生麻电感并向下肢放散。居髎针刺手法亦重，使得气感向四周扩散。每日 1 次，疼痛缓解后隔日 1 次。

方二：阿是穴。

操作：用"合谷刺"法，病人侧卧，患侧在上，局部常规消毒，选 28 号 2.5～3.0 寸毫针，于患侧梨状肌走行部位压痛最明显处快速直刺至病所，行大幅度捻转提插手法，中强刺激量，使患者局部产生强烈的酸胀感，能出现抽动感放散至会阴部更佳。然后将针退至皮下，分别以 45° 左右的角度向左右深刺，行同样手法，待患者出现酸胀感至尾骶部和下肢即可出针。

（2）电针法

处方：梨状肌的体表投影部位；L_3～L_5 夹脊穴、委中、承山、阳陵泉、悬钟、昆仑。

操作：用 26 号 3 寸毫针在体表投影最明显的压痛点上快速进针，使之得气，然后在该针左右两旁的梨状肌走行上分别再刺 2 针，亦使之得气，接上 G-6805 治疗仪，用连续波通电 15～20 分钟，隔日 1 次，10 次为 1 疗程。

（3）温针法

处方：患侧梨状肌中心点（或取病变部位的压痛点正中）。

操作：采用 28～30 号 3 寸长的毫针，在患侧梨状肌的中心点直刺 1 针，达到梨状肌部位后，用轻微小频率的提插捻转手法（补法），中强刺激。傍针距正中（左右上下均可，视病情、病位而定）3cm 处各斜刺 1 针，针向病所，深度与直刺正中针相同，产生针感后，再在齐刺 3 针的针柄上进行温针灸 3～7 壮，每次留针 30 分钟，每日 1 次，10 次为 1 疗程。

（3）刺络拔罐法

处方：阿是穴、委中。

操作：皮肤常规消毒后，针具选用梅花针，操作时右手握针柄的后段，食指压针柄中段，使用手腕之力在压痛点最明显处反复进行叩刺，待皮肤微出血时，再加火罐帮助瘀血外排，留罐 10～20 分钟，起罐后在患部下肢委中穴处用三棱针点刺出血，待黯色血排净。见红赤血时即将消毒棉球按压在针孔上。隔日 1 次，7 次为 1 疗程。

（5）穴位注射法

处方：患侧秩边穴。

操作：常规消毒后，用 7 号麻醉针头，30ml 注射器抽吸 10% 葡萄糖注射液 10ml，注射用水 10ml，维生素 B_{12} 500μg，将针头直刺入皮肤，穿透皮下组织，再穿透臀大肌筋膜，进入臀大肌，继续深入进梨状肌下缘时，术者有一种似针尖刺入豆腐样感觉，患者有明显酸胀反应，多数患者诉有向下放散感，这时将针头向后稍退少许，回抽无回血时将药液注入，此时局部酸胀十分明显，大部分患者诉有药液向大腿后侧往下流动感，注完后将针头退至皮下迅速拔出。隔日注射 1 次，5 次为 1 疗程。

三、股神经卡压综合征

【概述】

股神经卡压综合征是由于股神经途经的鞘管发生狭窄而使股神经受压所引起的一系列症状，如处理不及时，往往引起股四头肌麻痹且不易恢复。

【针刀应用解剖】

股神经由腰丛发出后，在腰大肌与髂肌之间下行，并随同髂腰肌经肌腔隙入股，在股前方分为数支，支配耻骨肌、缝匠肌、股四头肌及股前区皮肤，其终支为隐神经。髂腰肌被髂腰肌筋膜所包绕，在腹股沟部，其后侧及外侧为髂骨，内侧为髂耻骨梳韧带，前方为腹股沟韧带，筋膜内包有股神经及股外侧皮神经，是一个密闭的腔隙。在腹股沟韧带下方，髂腰肌筋膜增厚形成纤维弓，构成致密的鞘管。

【病因病理】

不论何种原因引起髂腰肌撕裂伤，均可造成肌筋膜鞘管内水肿、出血，致使髂腰肌筋膜下张力增加，压迫其内的股神经和股外侧皮神经，导致神经卡压征。常见原因有髋关节过伸运动引起的髂腰肌牵拉伤，或髂腰肌强烈收缩而致伤；或血友病患者虽轻度损伤而导致局部血肿，均可发病；此外，手术不当也可导致局部瘢痕对神经的压迫。

【临床表现】

外伤后发病者，常为突发而渐加重。病情的进程与髂腰肌出血的缓急有关。患者首先主诉患侧髂窝部疼痛，患髋不能伸直，呈外展、外旋位。此常为髂腰肌内张力增高，引起肌肉痉挛所致，这时，患侧髂窝部可触及肿块或有饱满感。

【诊断要点】

在腹股沟韧带上方有明显压痛，下腹部也有压痛。先有大腿前内侧至膝及小腿前内侧的麻木，而后伸膝力弱，膝腱反射由弱到消失，股四头肌逐渐无力而麻痹，肌肉出现萎缩。本征可同时并发股外侧皮神经卡压征，出现股外侧皮肤感觉障碍。

【针刀治疗】

1. 治疗原则

针刀治疗依据针刀医学慢性软组织损伤病因病理学理论和针刀闭合性手术理论，通过对神经卡压点进行精确闭合性针刀松解，完全可以取代开放性手术松解，治愈该病。

2. 操作方法

（1）体位　仰卧位。

（2）体表定位　腹股沟韧带中点外下 2cm，Tinel 阳性点。

（3）消毒　在施术部位，用活力碘消毒 2 遍，然后铺无菌洞巾，使治疗点正对洞巾中间。

（4）麻醉　用 1%利多卡因局部浸润麻醉，每个治疗点注药 1ml。

（5）刀具　使用 I 型 4 号直形针刀。

（6）针刀操作　针刀松解股神经在腹股沟韧带处的卡压点：在定位处进针刀，针刀体与皮肤垂直，刀口线与下肢纵轴一致，按针刀手术四步操作规程进针刀，针刀经皮肤、皮下组织、浅筋膜，当患者有麻感时，即已到达股神经在腹股沟韧带处卡压点的部位，退针刀 2cm，针刀体向外侧倾斜 10°～15°，以提插刀法向下切割 2～3 刀，范围不超过1cm（图 5-48，5-49）。

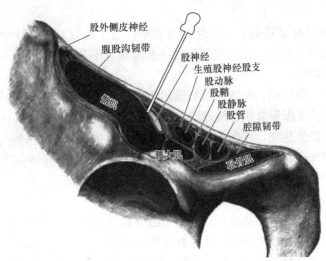

图 5-48　股神经卡压松解上面观

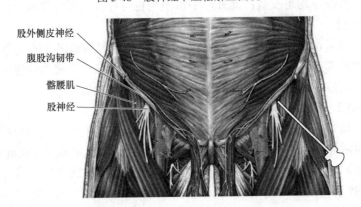

图 5-49　股神经卡压松解前面观

【针刀术后手法治疗】

针刀术后，仰卧位，做髋关节后伸 2～3 次。

【针刀术后康复治疗】

（一）目的

股神经卡压综合征针刀整体松解术后康复治疗的目的是进一步调节髋部弓弦力学系统的力平衡，促进局部血液循环，加速局部的新陈代谢，有利于损伤组织的早期修复。

（二）原则

股神经卡压综合征行针刀手术后 48～72 小时可选用下列疗法进行康复治疗。

（三）方法

1. 针灸推拿疗法

（1）针灸治疗

处方一：伏兔、血海、犊鼻、足三里、三阴交。

操作：穴位局部常规消毒后，选 1.5～2 寸毫针快速进针，得气后施以捻转补法，留针 30 分钟，每 10 分钟行针 1 次。每日 1 次，10 次为 1 疗程。

处方二：脾俞、胃俞、商丘、三阴交、阴陵泉。

操作：穴位局部常规消毒，选用 30 号 2 寸毫针，脾俞直刺 0.5～0.8 寸，胃俞直刺 0.5～0.8 寸，商丘直刺 0.3～0.5 寸，三阴交直刺 0.5～1 寸，阴陵泉直刺 0.5～0.8 寸，得气后行捻转补法，留针 30 分钟，每 10 分钟行针 1 次。每日 1 次，10 次为 1 疗程。

处方三：脾俞、胃俞、髀关、箕门、伏兔、梁丘、血海、犊鼻。

操作：穴位局部常规消毒，选用 28 号 1.5～2 寸毫针，脾俞、胃俞针刺同前述，髀关直刺 0.6～1.2 寸，伏兔直刺 0.6～1.2 寸、梁丘直刺 0.5～0.8 寸，犊鼻稍向髌韧带内方斜刺 0.5～1.2 寸，箕门直刺 0.3～0.5 寸，血海直刺 0.8～1 寸，得气后行捻转补法，留针 30 分钟，每 10 分钟行针 1 次，每日 1 次，10 次为 1 疗程。

（2）电针法

处方：髀关、伏兔、梁丘、足三里。

操作：穴位局部常规消毒，选用 28 号 1.5～2 寸毫针，常规针刺得气后，接 G-6805 电针治疗仪，髀关连于伏兔，梁丘连于足三里，用连续波，频率 2Hz，电流强度以患者能耐受为度，留针 30 分钟，每日 1 次，10 次为 1 疗程。

（3）透穴针法

处方：伏兔透髀关。

操作：选准伏兔穴，常规消毒，选用 28 号 2 寸毫针，直刺伏兔 0.5 寸深，再上透髀关，有酸胀感时留针 20 分钟，不行针。隔日 1 次，10 次为 1 疗程。

（4）竖横针法

处方：髀关、血海、梁丘。

操作：选准穴位后，常规消毒，对股四头肌肌群采用竖刺法，调节伸肌群的收缩功能，髀关向伏兔方向斜刺，血海向殷门方向斜刺，梁丘向风市方向斜刺，接 G-6805 治疗仪、连续波，频率 2Hz，强度以患者能耐受为度，留针 20 分钟。每日 1 次，10 次为 1 疗程。

（5）头针法

处方：对侧运动区上 1/5、对侧感觉区上 1/5、足运感区。

操作：选定标准线，局部常规消毒，选用 28 号 1.5 寸毫针，针与头皮呈 30°左右夹角快速将针刺入头皮下，当针达到帽状腱膜下层时，将针与头皮平行继续捻转进针至所需深度，然后捻转行针，捻转速度每分钟应在 200 次左右，捻转持续 2～3 分钟，留针 5 分钟，再重复捻转。留针 1 小时，每 10 分钟行针 1 次。每日 1 次，10 次为 1 疗程。

（6）耳针法

处方：神门、下脚端、肝、肾、腰骶椎、膝。

操作：耳郭严格消毒，选用 32 号 0.5 寸毫针快速刺入皮下 0.2～0.3 寸后，捻转不提插，若针感不强，可稍退针后再换一个方向进针，得气后留针 30 分钟。起针时左手托耳背，右手起针，并用消毒干棉球压迫针眼。每日 1 次，10 次为 1 疗程。

（7）腕踝针法

处方：下 5、下 6、下 4。

操作：定好穴位，下 5 在腓骨后嵴和邻近的腓骨长肌肌腱所形成的陷沟处，下 6 在靠跟腱外侧缘，下 4 在胫骨前嵴与腓骨前嵴的中间点。常规消毒后，采用 30 号 1.5 寸毫针，针刺方向以针尖指向髋关节或膝关节，针尖刺入皮肤时，针体与皮肤呈 30°角，刺入皮下后，针体尽可能紧贴真皮下，刺入 1.5 寸，不做提插捻转，用胶布固定，留针 1 小时。出针时用消毒棉球压住针孔后迅速出针，防止皮下出血。每日 1 次，6 次为 1 疗程。

（8）穴位注射法

处方：伏兔、梁丘、足三里、脾俞、胃俞。

操作：穴位局部常规消毒，用 5ml 注射器抽取当归注射液 4ml，每次选 3 个穴位，快速将注射器针头刺入皮下后，缓缓深入，待患者出现酸胀感时，回抽无回血即可推药，每穴注入药液 1mL，若阻力很大，可边退针边推药。脾俞、胃俞均取双侧，每侧注药 0.5ml。隔日 1 次，10 次为 1 疗程。

（9）穴位埋线法

处方：居髎、环跳、梁丘、阳陵泉。

操作：穴位局部严格消毒，镊取一段约 1～2cm 长已消毒好的羊肠线，放置在腰椎穿刺针针管前端接针芯，左手拇食指绷紧进针部位皮肤，右手持针，当出现酸胀感时，推针芯，将羊肠线推入肌肉组织中，退针，创口处用碘酒涂擦一遍后敷以消毒纱布。根据疾病情况，如未好转 1 月后再治疗 1 次。

（10）神经干刺激法

处方：股神经点。

操作：股神经点位于腹股沟韧带下 1 寸，股动脉外缘，局部常规消毒后，选 28 号 1.5 寸毫针，在股动脉外缘进针，直刺 1 寸左右，由外向内拨动针体，针感向大腿前面、膝部或足内侧放散。然后视病情轻重及患者的耐受程度，间断弹拨 5～10 次，出针。隔日 1 次，15 次为 1 疗程。

（11）灸法

处方：脾俞、胃俞、髀关、伏兔、足三里、三阴交。

操作：每次选 3～4 穴，脾俞、胃俞用隔姜灸 3～4 壮，其他穴位用艾条悬灸 15～20 分钟。每日 2 次，10 日为 1 疗程。

四、股外侧皮神经卡压综合征

【概述】

股前外侧皮神经在途经之处因某种致压因素卡压引起的神经功能障碍，从而引起大腿部麻痛等一系列症状，称为股外侧皮神经卡压综合征。

【针刀应用解剖】

股前外侧皮神经由腰大肌外缘向下跨过髂窝，先位于髂筋膜深面，至近腹股沟韧带处即位于髂筋膜中，神经于髂前上棘内侧下方 1.0～1.5cm 处穿出腹股沟韧带的纤维性管道。纤维性管道长 2.5～4.0cm，此处的神经干较为固定。剖开纤维性管道，见股前外侧皮神经在髂前上棘内侧，与髂筋膜紧密连在一起，有纵横交错的纤维组织包裹神经，并与髂前上棘内侧附着成一片。股前外侧皮神经出腹股沟韧带的纤维性管道后行于大腿阔筋膜下方，于髂前上棘下方 3.0～5.0cm 处穿过阔筋膜，在此点神经亦相对固定。在两处相对固定的神经段，正好位于髋关节的前方。随髋关节的屈伸，该段神经容易受到牵拉和挤压。另外，股前外侧皮神经在骨盆内行程长、出骨盆入股部时形成的角度大、穿过缝匠肌的途径有变异等，均可以诱发神经卡压。在股部可将股前外侧皮神经分为主干型（占 42.5%）和无主干型（占 57.5%）两类。主干型以一粗大主干跨越腹股沟韧带至股部，再分为前、后 2 支（占 25%）或前、中、后 3 支（占 17.5%）；无主干型在股部直接以前、后支（占 35%）或前、中、后支（占 22.5%）两种形式出现。

1. 主干

出现率为 42.5%，横径平均为 4.4mm，前后径平均为 0.9mm。主干在距髂前上棘 10mm 处跨越腹股沟韧带进入股部，经缝匠肌的前面或从肌的后面穿过该肌上部，行于阔筋膜两层之间，在股部的长度平均为 18mm，多数在穿入浅层以前即分为 2 个或 3 个分支，少数以主干的形式穿出深筋膜。

2. 前支

出现率为 100%，横径平均为 2.5mm，前后径平均为 0.8mm。无主干型的前支在距髂前上棘 13.8（6.1～32.0）mm 处跨越腹股沟韧带至股部，行于阔筋膜两层之间。在髂髌连线（髂前上棘与髌骨外侧缘的连线）的上 1/3，股前外侧皮神经基本上与此线段平行，绝大多数在其内侧 10mm 的范围内下降，分布于大腿前外侧部皮肤。在股部其长度平均为 85（12.7～257）mm。穿阔筋膜浅出的部位距髂前上棘 70.4（17～190）mm。

3. 后支

出现率为 100%，横径平均为 2.4mm，前后径平均为 0.7mm。无主干型的后支在距髂前上棘 9.3mm 处越过腹股沟韧带进入股部，于距髂前上棘 30.7（1.0～80.0）mm 处，髂连线内、外侧各约 4mm 的范围内，穿深筋膜至浅层，分布于大腿外侧部上份的皮肤。此神经在股部的长度平均为 30.0（4.8～141）mm。

4. 中间支

出现率为 40%，横径平均为 1.8mm，前后径平均为 0.7mm。无主干型中间支在髂前上棘 12.2（4.0～16.4）mm 处越过腹股沟韧带至股部，行于阔筋膜两层之间，于距髂前上棘 63.1（13～126）mm 处，髂髌连线内、外侧各约 4mm 的范围内穿深筋膜至浅层，分布于大腿前外侧部皮肤。此神经在股部的长度为 93（42～215）mm。

【病因病理】

（1）由于股前外侧皮神经在骨盆内行程长，出骨盆入股部时形成的角度大，穿过缝匠肌的途径有变异，而且在穿腹股沟韧带的纤维性管道和阔筋膜时神经亦相对固定，因此当肢体活动或体位不当时，容易使其受到持续性牵拉、摩擦、挤压等，造成局部组织水肿，瘢痕形成，肌筋膜鞘管增厚，引起神经卡压。此外，肥胖的中老年女性易发生骶髂脂肪疝嵌顿，压迫股前外侧皮神经。

（2）骨盆骨折、肿瘤、异物、石膏固定，均可引起股外侧皮神经卡压。

（3）手术切取髂骨时，刺激或局部瘢痕粘连可压迫神经。

（4）外伤发生的髂腰肌筋膜内血肿，亦可引起卡压。

【临床表现】

患者主诉股前外侧麻木，有针刺或灼样疼痛，但不超过膝关节，患侧臀部可有麻木感，无下肢麻木，有些病人还伴有股四头肌萎缩，行走时疼痛加重，卧床休息症状可缓解。

【诊断要点】

髂前上棘内下方有压痛，该处 Tinel 征阳性，股前外侧感觉减退或过敏。后伸髋关节，牵拉股外侧皮神经时，症状加重。为了明确诊断，了解致压原因，应进一步用 X 线检查腰椎、骨盆及髋部有无骨性病变，或采用其他诊断技术排除肿瘤、结核、炎症或出血导致的股外侧皮神经受压等。

【针刀治疗】

1. 治疗原则

针刀治疗依据针刀医学慢性软组织损伤病因病理学理论和针刀闭合性手术理论，通过对神经卡压点进行精确闭合性针刀松解，完全可以取代开放性手术松解，治愈该病。

2. 操作方法

（1）体位　仰卧位。

（2）体表定位　髂前上棘内下方压痛点。

（3）消毒　在施术部位，用活力碘消毒 2 遍，然后铺无菌洞巾，使治疗点正对洞巾中间。

（4）麻醉　用 1%利多卡因局部浸润麻醉，每个治疗点注药 1ml。

（5）刀具　使用 I 型 3 号直形针刀。

（6）针刀操作（图 5-50，5-51）　针刀松解股前外侧皮神经髂前上棘内下方卡压点：在髂前上棘内下方压痛点定位，针刀体与皮肤垂直，刀口线与下肢纵轴一致，按针刀手术四步操作规程进针刀，针刀经皮肤、皮下组织、筋膜，直达髂前上棘内侧骨面，针刀在骨面上向下铲剥 2～3 刀，范围不超过 0.5cm。

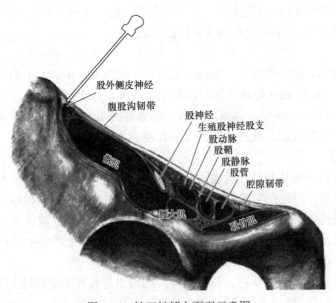

图 5-50　针刀松解上面观示意图

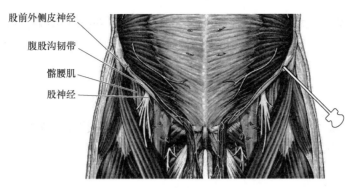

股前外侧皮神经

腹股沟韧带

髂腰肌

股神经

图 5-51　针刀松解前面观示意图

（7）注意事项　在做针刀松解时，针刀松解一定在骨面上操作，不可脱离骨面，否则可能刺破腹壁，损伤腹腔内脏器官。

【针刀术后手法治疗】

针刀松解术毕，患者俯卧位，做髋关节后伸 1～2 次。

【针刀术后康复治疗】

（一）目的

股外侧皮神经卡压综合征针刀整体松解术后康复治疗的目的是进一步调节髋部弓弦力学系统的力平衡，促进局部血液循环，加速局部的新陈代谢，有利于损伤组织的早期修复。

（二）原则

股外侧皮神经卡压综合征行针刀手术后 48～72 小时可选用下列疗法进行康复治疗。

（三）方法

1. 针灸推拿疗法

（1）针灸治疗

处方：髀关、伏兔、中渎、阴陵泉、阳陵泉。

操作：常规消毒后，毫针浅刺，行强刺激泻法。留针 20～30 分钟，每 10 分钟行针 1 次。每日或隔日 1 次，7 次为 1 疗程。本法适用于风湿痹阻型。

处方二：髀关、伏兔、阴市、血海、风市、中渎、阳陵泉。

操作：常规消毒后，毫针浅刺，行强刺激补法，留针 20～30 分钟，加温针灸，每日或隔日 1 次，7 次为 1 疗程。本法适用于瘀血痹阻型。

（2）电针法

处方：髀关、伏兔、风市、中渎、阴市、阳陵泉。

操作：常规消毒后，用 26 号长针从髀关斜刺向伏兔穴，进针 3～4 寸；从风市斜向中渎穴，进针 2～3 寸；从阴市斜向伏兔穴，进针 2～3 寸；阳陵泉直刺。然后接 G-6805 电针仪，选用疏密波，电流强度以病人能耐受为度。隔日 1 次，10 次为 1 疗程。

（3）皮肤针法

处方：患侧股外侧的少阳经、股前足阳明经经线。

操作：局部皮肤常规消毒后，循经叩打法，自上而下叩打或用围打法，在感觉异常的外圈向内圈叩打。新病皮肤灼热刺痛时用中等强度叩刺法；久病麻木不仁，重叩刺。每日或隔日 1 次，5 次为 1 疗程。

（4）刺络拔罐法

处方：风市、中渎、髀关、伏兔、阿是穴。

操作：局部皮肤常规消毒后，先用皮肤针叩打上述穴位出血，立即拔上火罐，负压要大，使皮肤拔成紫褐色为度。每周 3 次，10 次为 1 疗程。

（5）芒针法

处方：病变局部。

操作：大腿前外侧病变部位上，下缘每隔 1 寸用 5 寸芒针沿皮向上或向下透针，接G-6805 治疗仪，选连续波，频率以患者耐受为度，刺激 5 分钟后，留针 10 分钟。每日 1 次，5 次为 1 疗程，疗程间隔 7 日。

（6）穴位注射法

处方：髀关、伏兔、风市、中渎、阳陵泉、居髎。

操作：每次选患侧 2～3 穴，常规消毒。对疼痛较剧烈者，用 0.5%的普鲁卡因 2ml加维生素 B_{12} 0.1mg 的混合液；对于病程较长，以感觉缺失为主者，用维生素 B_{12} 0.1mg的注射液。每穴注射 0.5～1ml，每日 1 次，10 次为 1 疗程。

（7）灸法

处方一：环跳、风市、中渎、阳陵泉。

操作：取清艾条悬灸上述诸穴，每次每穴 3～5 分钟，以皮肤潮红为度。每日 1 次，7 次为 1 疗程。

处方二：阿是穴、阳陵泉、足三里、血海、委中。

操作：艾条作旋转灸，每次每穴 3～5 分钟，至皮肤潮红为度。可配合按摩手法，使热力透达肌肉深层。每日 1 次，7 次为 1 疗程。

2. 现代物理疗法

（1）穴位 TDP 照射法

处方：阿是穴、殷门、居髎、环跳。

操作：TDP 照射器照射以上穴位。照射距离 35cm 左右。每次 30 分钟，每日 1 次，6 次为 1 疗程。

（2）外敷疗法

处方：风湿痹阻型，独活 50g、木瓜 50g、蜈蚣 10 条、乌梢蛇 50g、桑寄生 60g、当归 50g、川芎 50g；瘀血痹阻型，红花 50g、当归 50g、三七 60g、鸡血藤 50g、丹参60g、川芎 50g、牛膝 50g

操作：将上药粉碎成粗末，用纱布 2～4 块，将药包缝好，放在锅内煮 30 分钟。然后病人采取卧位，以充分暴露患病部位，将药包趁热置在患处，一般每次热敷 30 分钟，每日 1 次，15 次为 1 疗程。每剂药可用 3 次。

（3）局部封闭疗法

处方：阿是穴

操作：采用醋酸强的松龙 12.5～25mg 加 2%利多卡因 2ml，作痛点注射，每周 1 次，

3～4 次为 1 疗程。

（4）微波疗法

处方：阿是穴

操作：ITO PM-5005 型微波治疗，脉冲波，剂量 25W，每次治疗 15 分钟；TIOUS-00 型超声波治疗，连续超声波，用移动法治疗，强度为 0.5w/cm^2，每次治疗 10 分钟。均为腹股沟痛点局部治疗，每日 1 次，连续治疗 5 天，治疗期间口服 500μg 甲钴胺，每天 2 次。

第八节　膝部神经卡压综合征

一、腓总神经卡压综合征

【概述】

腓总神经与腓骨小头相邻，各种原因引起的腓骨小头的变形或增大，以及解剖的变异，均可引起腓总神经卡压综合征的发生，是下肢较常见的一种周围神经卡压症。针刀医学对本病有着全新的认识，并在临床上取得了良好的治疗效果。

【针刀应用解剖】

坐骨神经至大腿下 1/3 处分出胫神经及腓总神经。腓总神经经过腘窝外侧沟后，在腓骨头的后外侧下行，于腓骨头颈交界部与腓骨骨膜相连，并进入腓管内（图 5-52）。腓管是指腓骨长肌纤维与腓骨颈所形成的骨纤维管道，长度约 27mm，腓管入口为腓骨长肌起始部及腘筋膜，一般均为腱性筋膜。腓管的出口可为腱性纤维，可为肌肉，也可为腱肌联合。在腓管内，腓总神经与腓骨颈的骨膜紧贴在一起。腓总神经在腓管部有 3 个分支，即腓浅神经、腓深神经和胫前返神经。腓浅神经走行于腓骨长短肌之间，其运动支支配小腿外侧肌群；感觉支于小腿中、下 1/3 处穿出筋膜，支配小腿外侧、足背和趾背皮肤。腓深神经走行于胫骨前肌和踇长伸肌之间，其肌支支配小腿胫前肌群，有分支沿胫前血管及足背血管走行，穿出踝前十字韧带后，分出两条分支，一支支配趾短伸肌，另一支沿足背血管支配第 1 趾间隙背侧皮肤感觉。

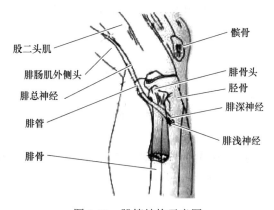

图 5-52　腓管结构示意图

【病因病理】

腓总神经卡压常见的病因如下。

（1）因体位不当而致神经受压。坐姿不正确（如喜架腿坐），或各种体位时膝关节急剧屈曲和下蹲位时使其受压，或腓总神经反复被腓骨长肌纤维弓挤压、摩擦，发生水肿而致受压，局部结缔组织增生会加重卡压症状。

（2）局部的占位性病变。胫腓关节的腱鞘囊肿、腓骨上端的肿瘤、腓肠肌外侧头籽骨、股二头肌腱腱鞘囊肿、外侧半月板囊肿等均可压迫腓总神经而致病。

（3）小腿上端骨折，关节结构紊乱。腓骨颈骨折、胫骨平台骨折等。晚期可在骨痂形成过程中直接或间接地对腓总神经形成压迫。膝关节内侧脱位可引起腓总神经断离。

（4）踝关节内翻位扭伤。由于腓总神经被固定在腓骨颈上方腓骨长肌深面，有力的踝内翻引起突然的牵拉，亦可损伤腓总神经，使之发生水肿而卡压。

（5）医源性损伤。全膝关节成形术后引起的腓总神经麻痹，石膏或小夹板使用不当，在妇科检查和分娩过程中受脚架压迫等。

【临床表现】

多有外伤史、不良体位等诱因或有占位性病变。患者常有小腿酸软无力、前外侧麻木，或足下垂等临床表现。

【诊断要点】

（1）患者有明确的外伤史、不良体位等诱因或有占位性病变。

（2）胫前肌、趾长伸肌、踇长伸肌、腓骨长肌肌力减弱，小腿外侧及足背部皮肤感觉减退。

（3）有时局部可扪及肿块，腓骨颈部 Tinel 征呈阳性。

（4）症状严重，出现足下垂者，需高抬膝、髋关节，足向上甩。

（5）对于腓深神经卡压程度的检测，可通过检测胫前肌的背伸踝关节功能和踇长伸肌、踇短伸肌及 2～4 趾的伸趾功能改变来判断。踇伸功能往往表现微弱和不完全麻痹，这时可以通过双侧对比来确定。肌电图检查可见无随意活动电位，刺激诱发电位可正常。

（5）X 线检查　可对本病辅助诊断，并排除膝关节其他病变。

【针刀治疗】

1. 治疗原则

根据针刀闭合性手术理论及慢性软组织损伤病因病理学理论，应用针刀对神经卡压点进行精确松解，可治愈本病。

2. 操作方法

（1）体位　仰卧位，患膝屈曲 60°。

（2）体表定位　腓骨头前后。

（3）消毒　在施术部位，用活力碘消毒 2 遍，然后铺无菌洞巾，使治疗点正对洞巾中间。

（4）麻醉　用 1%利多卡因局部浸润麻醉，每个治疗点注药 1ml。

（5）刀具　使用Ⅰ型 4 号直形针刀。

（6）针刀操作（图 5-53）

①第 1 支针刀切开腓管后部的卡压点　在腓骨头颈交界的后方点定位，针刀体与皮

肤垂直，刀口线与腓骨纵轴呈 45° 角，与腓总神经走行方向平行，按针刀四步进针规程进针刀，经皮肤、皮下组织、筋膜直达腓骨头颈交界骨面，针刀向前下方纵疏横剥 2～3 刀，范围不超过 0.5cm。

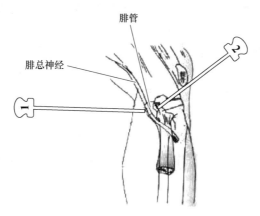

图 5-53　腓管松解示意图

②第 2 支针刀切开腓管前部的卡压点　在腓骨头颈交界的前方点定位，针刀体与皮肤垂直，刀口线与腓骨纵轴呈 45° 角，与腓总神经走行方向平行，按针刀四步进针规程进针刀，经皮肤、皮下组织、筋膜直达腓骨头颈交界骨面，针刀向前下方纵疏横剥 2～3 刀，范围不超过 0.5cm。

（7）注意事项　在做针刀松解时，针刀先到达腓骨骨面，刀口线方向必须与坐骨神经保持一致，针刀松解一定在腓骨骨面上操作，否则可能损伤腓总神经。

【针刀术后手法治疗】
针刀松解术毕，伸屈膝关节 1～2 次。

【针刀术后康复治疗】

（一）目的

腓总神经卡压综合征针刀术后康复治疗的目的是进一步调节膝部弓弦力学系统的力平衡，促进局部血液循环，加速局部的新陈代谢，有利于损伤组织的早期修复。

（二）原则

腓总神经卡压综合征行针刀手术后 48～72 小时可选用下列疗法进行康复治疗。

（三）方法

1. 针灸推拿疗法

（1）针刺疗法

处方一：环跳、髀关、阳陵泉、解溪、太冲。

操作：针刺得气后，行提插捻转，施以平补平泻的运针手法，留针 30～40 分钟。每日 1 次，10 次为 1 疗程。

处方二：秩边、承扶、委中、承山、阴陵泉、三阴交、太溪。

操作：针刺得气后，行提插捻转，施以平补平泻的运针手法，留针 30～40 分钟。

每日 1 次，10 次为 1 疗程。

（2）电针疗法

处方：腓神经点，足三里、条口、阳陵泉、外丘、太冲。

操作：腓神经点，为临床摸索出的治疗该病的经验点位，在腓骨小头后内下方，可摸到条索样的腓总神经。用 1 寸的毫针，左手拇指固定神经，右手爪切进针法，刺在神经上，以向下放电感为度。取足三里、条口、阳陵泉、外丘、太冲。平补平泻，提插捻转得气为度。连接 G6805-1 电针仪，采用低频连续波和疏密波相交替，以患者耐受为度，每次 20 分钟，每日 1 次，20 次为 1 疗程。

（3）温针灸疗法

处方：阳陵泉、足三里、条口、悬钟、昆仑、太冲。

操作：针刺后提插捻转得气后留针，留针时将艾绒捏在针尾上点燃，待艾绒燃尽后除去灰烬，将针取出。

（4）电针加穴位注射疗法

处方：阳陵泉、足三里、条口、悬钟、昆仑、太冲。

操作：选准上述穴位常规消毒，用 1～2 寸针灸针，快速进针（阳陵泉透阴陵泉、悬钟透三阴交、昆仑透太溪），提插捻转得气后，分三组分别接电针仪（阳陵泉-足三里、条口-悬钟、昆仑-太冲），采用连续波低频刺激 20 分钟，强度以患者能耐受为度，每日治疗 1 次。针刺结束后进行穴位注射，药物选用：维生素 B_1 注射液 2ml 与维生素 B_{12} 注射液 1ml 混合液，吸入 5ml 一次性注射器内，每次选取上述穴位中 1～2 个穴位，快速进针后提插得气，将注射器轻抽无回血，再缓慢注射 1.5～3ml 混合液，以患者产生酸胀感或向下传射的麻痛感为最佳，隔日注射 1 次。针刺 15 次为 1 疗程。

（5）推拿疗法

处方：环跳、髀关、足三里、昆仑、飞扬。

操作：沿经络循行由近端至远端施行按法、揉法、推法、拿法、捏法等手法，并对穴位施行点穴手法，由轻到重，由浅至深，然后注重于患肢压痛点及条索状硬结处进行松解粘连的手法，解除病变部位的组织粘连，以皮肤红热为度。

（6）中药熏洗疗法

处方：千年健、海桐皮、海风藤各 25g，络石藤、路路通、伸筋草各 15g，牛膝、防风、桂枝、冰片各 12g。

操作：将药置入锅内，加水 5000ml，煮沸 10 分钟后加入白酒及食醋各 50g，用于熏洗患肢膝关节、腓骨小头处以下腓总神经走行部位，每日熏洗 2 次，每次 1 小时。

2. 现代物理疗法

（1）直流电疗法

处方：足三里。

操作：直流电采用 DL-1 型感应电疗机，用维生素 B_1、B_{12} 注射液的水溶液浸湿卫生纸垫于阴阳极板，阳极置于足三里处，阴极置于陷谷处，电流强度为 40～60mA，用疏波和密波隔日交换 1 次，每天 1 次，每次 20 分钟，12 天为 1 疗程。

（2）光疗法

处方：腓总神经走行方向及相关痛点。

操作：紫外线照射，弱红斑量，每日1次。

（3）超声波疗法

处方：腓总神经走行方向及相关痛点。

操作：局部无金属内固定者，用无热量超短波，根据部位的大小，对置或并置，8～10分钟，每日1次。

（4）温热疗法

处方：蜡疗法。

操作：石蜡熔解成液体后倾倒于浅盘中，厚1.5～2.0cm，待冷凝成块时取出，直接敷贴于患肢，包裹保温，进行治疗，每次治疗20～30分钟，每日1次，每周5次，20次为1个疗程。

（5）磁疗法

处方：①足三里、阳陵泉、丰隆穴；②外丘、下巨虚、三阴交穴。

操作：使用低频电子脉冲治疗仪进行治疗，每次每组穴位治疗30分钟，中小剂量，每日1次。

（6）经络导平仪贯通疗法

处方：环跳、阳陵泉、三阴交、内庭。

操作：将氢溴酸加兰他敏25mg加入到0.9%生理盐水250ml中配成导入液，主穴取环跳、阳陵泉，配穴取三阴交、内庭等进行治疗。每次治疗30分钟，10日1个疗程，间歇5日，共2个疗程。

3. 现代康复疗法

（1）运动疗法

处方：患肢被动运动及按摩。

操作：①保持功能位，夹板固定踝关节于90°背屈功能位。②被动运动和按摩。③患者出现主动运动时，应积极进行主动运动。后期进行伸踝被动运动、主动-辅助运动、主动运动，足趾运动和穿矫形鞋的步态训练。

（2）作业疗法

处方：增强肌力、耐力及协调性训练。

操作：编排一些有目的的活动，增强患者的肌力、耐力和协调性。进行下肢的各种主动训练、简单的作业治疗，并进行呼吸训练。必要时可采用下肢的固定性、矫形性、功能性及承重性矫形器。

（3）心理疗法

处方：与患者及其家属进行沟通。

操作：让患者了解腓总神经损伤的性质、程度和康复治疗方案，从而增强战胜疾病的信心，并获得患者的密切配合及患者家属的支持和理解。

第九节　踝足部神经卡压综合征

一、腓浅神经卡压综合征

【概述】

腓浅神经卡压综合征比较少见，常发生于慢性劳损性骨筋膜室高压或胫腓骨骨折及筋膜室内出血等因素所致的急性骨筋膜室高压，此时膨大的肌肉引起腓浅神经在穿出筋膜部受压。

【针刀应用解剖】

腓浅神经来源于腓总神经，绝大部分起始处位于小腿上 1/3 上区腓骨颈处，少数可在上 1/3 中区起始。一般起始后在上 1/3 段行于腓骨长肌深面与腓骨之间，后于上 1/3 下区和中 1/3 上区行于腓骨长、短肌之间，继而行于前肌间隔的外侧深筋膜深面，下行至浅出处，腓浅神经主要以主干和分支（足背内侧，中间皮神经）两种形式穿出深筋膜，以前者为主。主干穿出深筋膜的位置主要在外踝上方、小腿中 1/3 下区和下 1/3 上区。足背内侧皮神经亦主要在该区域穿出深筋膜。足背中间皮神经穿出深筋膜的部位，主要在下 1/3 区的中上区。

【病因病理】

慢性劳损性骨筋膜室高压或胫腓骨骨折及筋膜室内出血，致急性骨筋膜室高压，可引起此神经卡压；此外，许多特发性因素、骨折引起的软组织损伤、足踝跖屈内翻性损伤也可引起腓浅神经卡压。

【临床表现】

临床上该病较少见，小腿、足背及踝前疼痛是本病的主要特征（图 5-54）。疼痛与站立有关，站立抬高患肢，疼痛可减轻或缓解，故又可称之为"站立性"疼痛。患者可有怕走远路等主诉。体检可发现小腿外侧有固定压痛点或 Tinel 征阳性。X 线摄片检查无异常，肌电图检查可有腓浅神经感觉传导速度减慢，潜伏期改变。

【诊断要点】

本病的诊断，可依据是否有小腿、踝前区及足背部的疼痛，尤其是与久站或走远路有关。小腿外侧下端的固定压痛点、腓浅神经支配区的感觉异常等、肌电图检查有助于诊断。

【针刀治疗】

1. 治疗原则

依据针刀医学慢性软组织损伤病因病理学理论和针刀闭合性手术理论，通过对神经卡压点进行精确闭合性针刀松解，完全可以取代开放性手术松解，治愈该病。

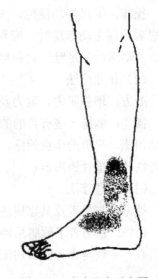

图 5-54　疼痛分布示意图

2. 操作方法

（1）体位　仰卧位。

（2）体表定位　小腿外侧中下 1/3，Tinel 征阳性点（图 5-55）。

（3）消毒　在施术部位，用活力碘消毒 2 遍，然后铺无菌洞巾，使治疗点正对洞巾中间。

（4）麻醉　1%利多卡因局部麻醉。

（5）刀具　使用汉章Ⅰ型针刀。

（6）针刀松解术　针刀松解腓浅神经出筋膜处的卡压点：在定位处进针刀，针刀体与皮肤垂直，刀口线与下肢纵轴一致，按针刀手术四步操作规程进针刀，针刀经皮、皮下组织，当刀下有坚韧感，患者有酸、麻、胀感时，已到腓浅神经出筋膜处的卡压点，纵疏横剥 2～3 刀，范围不超过 1cm（图 5-56）。

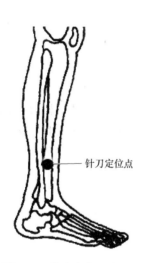

图 5-55　体表定位示意图

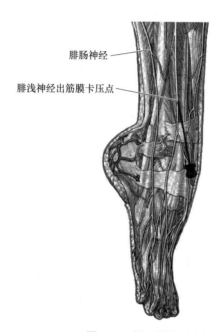

图 5-56　针刀松解示意图

【针刀术后手法治疗】

针刀术后，仰卧位，做踝关节内翻、外翻动作 2～3 次。

【针刀术后康复治疗】

康复治疗在针刀术后 48～72 小时后开始。

（一）目的

针刀术后康复治疗的目的是为了促进局部血液循环，加快局部的新陈代谢，以利于组织的早期修复。

（二）原则

针刀术后 48～72 小时后可选用下列疗法进行康复治疗。

（三）方法

1. 针灸推拿疗法

（1）毫针法

处方一：足三里、太冲、解溪、丘墟、阳陵泉、阴陵泉、三阴交。

操作：患者取仰卧位，医生坐于其患侧。取上述诸穴，常规消毒后，用 28 号 2 寸毫针，以针感由小腿外上下传至足背为宜。留针 30 分钟，每日 1 次，2 周为 1 个疗程。

处方二：血海、阳陵泉、足三里、解溪、委中、承山、太溪、昆仑。

操作：患者取仰卧位，医生坐于其患侧。取上述诸穴，常规消毒后，用 28 号 2 寸毫针，以针感由小腿外上下传至足背为宜。留针 30 分钟，每日 1 次，2 周为 1 个疗程。

（2）推拿疗法

处方：㨰法、指揉法、拿法、弹拨法、捻法、抹法、摇法、擦法。

操作：患者取仰卧位，医生坐于其患侧。先以㨰法施于患肢小腿前外侧以胫前肌为主要治疗部位，由近端向远端直至足背部。上下多次往返约 10 分钟。指揉血海、足三里、阳陵、解溪诸穴，每穴约 1 分钟。拿委中、承山穴，弹拨胫前肌上下多次往返数遍。也可将指揉法和拿法，弹拨法交替使用，以增强手法刺激量。捻、抹诸足趾，摇踝关节及诸足趾。最后以擦胫骨前肌结束治疗。

（3）电针疗法

处方：足三里、阳陵泉、条口、解溪、下巨虚、冲阳、绝骨。

操作：上述穴位常规消毒后，取 2 寸毫针直刺腧穴，足三里、阳陵泉以针感向足踝部放射为佳，针刺得气后，取 2～4 个穴位接入导线，用脉冲电针仪、选疏密波，电流量以肌肉引起足背向上抽动为准，每日 1 次，留针 20 分钟，10 次为 1 个疗程。

（4）隔姜灸

处方：血海、阳陵泉、足三里、解溪、委中、承山、太溪、昆仑。

操作：将鲜姜片切成直径 1.5cm、厚 0.3cm 薄片备用，每次选取 3～5 个穴位，把姜片放在穴位上，上置底面直径约 1cm 的艾柱，每穴灸 3～5 壮，至皮肤潮红为度，10 次为 1 个疗程。

（5）穴位注射法

处方：足三里、阳陵泉、条口、解溪、下巨虚、冲阳、绝骨。

操作：患者取仰卧位，选用 5ml 无菌注射器，抽取甲钴胺注射液、维生素 B_1 注射液适量，选取以上穴位 3～5 个常规消毒后快速刺入皮下，得气后，回抽无回血，缓慢注入药液，注射完毕，嘱患者伸屈活动患肢 10 分钟，每日穴位交替注射 1 次，10 次为 1 个疗程。

（6）温针灸法

处方：足三里、阳陵泉、阴陵泉、条口、解溪、下巨虚、三阴交。

操作：上述穴位常规消毒后，取 2 寸毫针直刺腧穴，足三里、阳陵泉以针感向足踝部放射为佳，针刺得气后，每次选取两穴用温针灸，留针 30 分钟，每日 1 次，2 周为 1 个疗程。

2. 现代物理疗法

（1）红外线疗法

处方：阳陵泉、承山。

操作：主要采用红外线疗法，照射腓侧，20 分钟/次，1 次/天，15～20 次为 1 个疗程。

（2）超短波（或微波）疗法

处方：阳陵泉、条口、足三里。

操作：主要采用超短波（或微波）疗法，采用温热剂量，10～15 分钟，1 次/天。12～15 次为 1 个疗程。

（3）磁疗法

处方：阿是穴。

操作：主要采用磁疗法，将两个磁头分别放置在患足关节两侧，0.6～0.8T，20 分钟/次，1 次/天，10～20 次为 1 个疗程。

3. 现代康复疗法

（1）足部温热疗法

操作：这是利用物理作用，使组织升温后再降温，达到促进炎症吸收、增加局部神经营养、缓解肌肉痉挛、减轻肿胀之目的。具体方法是先用 38℃～40℃温水浸泡患足 8～10 分钟，再用 15℃～20℃的冷水浸泡 8～10 分钟，反复交替 3 遍，每日 2 次，坚持 1～2 个月。

（2）康复锻炼

操作：首先以被动锻炼开始，由医护人员或家属操作，从足踝关节到趾间关节做屈曲和伸展活动，手法要轻柔，用力由小渐大，每日 2 次，每次 20～30 分钟，当患者肌力达 2 级以上水平时，可在被动活动之后进行主动足部屈伸活动，循序渐进，不可强求，至患者能够站立时，不要急着训练走路，要先从站平台开始，直至能够用双足踏实地面，不发生倾斜后，方可进行行走训练，并注意步态，使步态符合生理要求。

二、跖管综合征

【概述】

本病又称踝管综合征，多发于老年人，多因随年龄增长韧带弹性较低所致。其次，踝关节反复扭伤也容易发病，它与跖管所在的位置和本身结构有很大关系。该病在临床上常被误诊为风湿脚痹或末梢神经炎。即使诊断明确，以中西医药物治疗也疗效欠佳。近年来矫形外科用手术疗法切除部分支持带以松解胫后神经的压迫，疗效显著，但较为痛苦，有的尚残留轻微不适。

依据针刀医学慢性软组织损伤病因病理学理论和针刀闭合性手术理论，通过对神经卡压点进行精确闭合性针刀松解，完全可以取代开放性手术松解，治愈本病。

【针刀应用解剖】

跖管是在内踝下侧的一个狭窄的骨性通道（图 5-57），上面有分裂韧带覆盖，下面有跟骨内侧面组成的扁形管腔，中间有胫后动脉，胫后神经，拇长屈肌、趾长屈肌通过，分裂韧带受损伤挛缩使管腔更为狭窄。

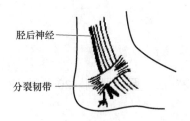

图 5-57　跗管结构示意图

【病因病理】

发病原因一是平常足部缺乏活动，而突然活动量增大。二是踝关节反复扭伤，使跗管内肌腱磨擦劳损或肌腱部分撕裂，产生慢性少量出血、水肿、日久机化、增生、肥厚及结疤。造成跗管内容物体积增大。而跗骨为骨性纤维管，缺乏伸缩性，不能随之膨胀，因而形成相对狭窄，于是管内压力增高，由此产生胫后神经受压症状。

【临床表现】

初期主要表现为在走路多、久立或劳累后出现内踝后部不适，休息后改善。持续日久，则出现跟骨内侧和足底麻木或有蚁行感。重者可出现足趾皮肤干燥、发亮，汗毛脱落及足部内在肌肉萎缩，走路跛行。

【诊断要点】

①痛麻区域局限于跟骨内侧和足底。

②叩击内踝后方，足部针刺感可加剧。

③做足部极度背伸时，症状加剧。

【针刀治疗】

1. 治疗原则

依据针刀医学关于慢性软组织损伤的理论，跗管损伤后粘连和瘢痕造成跗管相对狭窄而产生上述临床表现。动态平衡失调的三大病理因素是粘连、瘢痕和挛缩，慢性期急性发作时，有渗出水肿刺激神经末梢使症状加剧。依据上述理论，用针刀将挛缩的韧带松解，刮除瘢痕，使内踝关节的动态平衡得到恢复，此病便得到了根本性的治疗。

2. 操作方法

（1）**体位**　患侧卧位。患侧在下，将患足内踝朝上，沙袋垫平稳。

（2）**体表定位**　在内踝后缘与足跟骨划一直线，分别在内踝与跟骨内侧定位。

（3）**消毒**　在施术部位，用活力碘消毒 2 遍，然后铺无菌洞巾，使治疗点正对洞巾中间。

（4）**麻醉**　1%利多卡因局部麻醉。

（5）**刀具**　使用汉章Ⅰ型针刀。

（6）**针刀松解术**（图 5-58）。

①第 1 支针刀切开分裂韧带内踝部的起点　在内踝后缘定位，针刀体与皮肤垂直，刀口线与腓骨纵轴呈 45°角，按针刀手术四步操作规程进针刀，针刀经皮肤、皮下组织、筋膜，直达内踝后缘骨面，沿骨面向下探寻，刀下有坚韧感时，即到达分裂韧带的起点，以提插刀法切割 2～3 刀，范围不超过 0.5cm。

②第 2 支针刀切开分裂韧带跟骨内侧的止点　在跟骨内侧面定位，针刀体与皮肤垂

直，刀口线与下肢纵轴呈45°角，按针刀手术四步操作规程进针刀，针刀经皮肤、皮下组织、筋膜，直达跟骨内侧骨面，沿骨面探寻，刀下有坚韧感时，即到达分裂韧带的止点，向上下各铲剥切割2～3刀，范围不超过0.5cm。

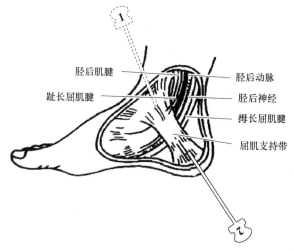

胫后肌腱　胫后动脉
趾长屈肌腱　胫后神经
　　拇长屈肌腱
　　屈肌支持带

图 5-58　跗管针刀松解示意图

【针刀术后手法治疗】

针刀术后，患者仰卧，患肢外旋，医生以一指禅推法或揉法于小腿内后侧，由上而下推至踝部，重点在跗管局部，沿与跗管纵向肌垂直的方向推、揉5～10分钟，以通经活血，使跗管压力降低，同时在局部配合弹拨法疏理经筋，最后顺肌腱方向用擦法，还可配合中药熏洗。

【针刀术后康复治疗】

（一）目的

针刀术后康复治疗的目的是为了促进局部血液循环，加快局部的新陈代谢，以利于组织的早期修复。

（二）原则

针刀术后48～72小时后可选用下列疗法进行康复治疗。

（三）方法

1. 针灸推拿疗法

（1）毫针法

处方一：三阴交、地机、太溪、水泉、照海、筑宾。

操作：患者仰卧位，常规消毒后，用1次性毫针针刺，针刺深度0.8～1.2寸，得气后，不行针，留针30分钟，每日1次，6次为1个疗程。

处方二：涌泉、大钟、太溪、水泉、照海。

操作：涌泉、大钟常规消毒后，以单手快速进针，施以提插捻转手法，出现酸胀样或触电样针感即可，太溪、水泉、照海三穴消毒前先以手扪按其处，查寻有无脉动。如查不到脉动，针刺同上两穴，若查及脉动，则押手抵住脉动之处，太溪穴宜在其后缘消毒进针。水泉、照海宜在其脉动处下缘消毒进针。三穴在进针后均缓慢提插捻转，以针下出现触电样针感为宜。留针 30 分钟，每日 1 次，10 次为 1 个疗程。

（2）推拿疗法

处方一：阿是穴。

操作：患者仰卧位，局部手法组在疼痛局部行按、拨手法。并沿脾经在小腿的循行部位放松条索和结节，每次 10 分钟，每周 3 次，2 周为 1 个疗程。

处方二：内踝后侧。

操作：患者俯卧屈膝位，术者于内踝后侧用拇指或掌由近及远理筋。每次 10 分钟，每周 3 次，2 周为 1 个疗程。

处方三：患侧踝关节。

操作：患者俯卧屈膝位，术者手握足跟底，手推足踝，正反方向摇踝，配合理筋法，向心推理，以促进血液回流，消肿止痛。每次 10 分钟，每周 3 次，2 周为 1 个疗程。

处方四：内踝痛点。

操作：患者俯卧屈膝位，术者一手握足底部，另一手拇指在内踝痛点作弹拨分筋手法，以松解粘连。每次 10 分钟，每周 3 次，2 周为 1 个疗程。

（3）封闭治疗

处方一：曲安奈德注射液、盐酸利多卡因注射液、维生素 B_1 注射液、维生素 B_{12} 注射液。

操作：患者局部皮肤常规消毒，予醋酸曲安奈德注射液 3ml、盐酸利多卡因注射液 3ml、维生素 B_1 注射液 2ml、维生素 B_{12} 注射液 1ml，做跗管内注射，每周 1 次，4 次为 1 个疗程。

处方二：醋酸泼尼松龙注射液、利多卡因注射液、注射用水。

操作：患者局部皮肤常规消毒，用醋酸泼尼松龙注射液 50ml，利多卡因注射液 20ml，注射用水 4ml 配成混合溶液，选用 6 号注射针头在跗管下方 1cm 处进针，逐层分离跗管鞘膜，在进入跗管后，针头停留在跗管组织间隙中，避免伤内部的动脉、静脉、神经和肌腱等，抽吸无回血后缓慢推药，至跗管内充满药液，约 4～6ml 混合药液，针头有强阻力时可停止推药。注射后可见内侧跗管位置有一长 3～4cm、宽 1～1.5cm 硬块，此时患者局部有肿胀感，足底、脚趾麻木感。抽出针头将余下部分药液注射在外展肌腱周围。注射结束。局部压迫包扎免负重休息 24 小时。

（4）中药熏洗

处方：伸筋草 10g，海桐皮 10g，苏木 15g，秦艽 10g，独活 6g，钩藤 10g。偏气滞血瘀者，加桃仁、红花、川芎、赤芍、川花椒。

操作：偏肝血不足者加青皮、牛膝、威灵仙、桑寄生、五加皮；病久麻木者，加全蝎、蜈蚣、透骨草；局部肿甚加薏苡仁、泽泻、桂枝；局部痛甚加土鳖虫，木鳖子。上药加水 3500ml，煎至 3000ml，去渣后加醋 250ml。先熏蒸患处，然后浸泡，每次 1～2 小时，10 剂为 1 个疗程。

（5）放血疗法

处方：阿是穴。

操作：寻找压痛点，局部常规消毒后，用三棱针点刺放血。于各压痛点处各刺 3～5

针，每针使出血 2～3ml。

2. 现代物理疗法

（1）磁疗法

处方：足关节局部。

操作：将两个磁头分别放置在患足关节两侧，0.6～0.8T，20 分钟/次，1 次/天，10～20 次为 1 个疗程。

（2）电疗法

处方：足关节局部。

操作：主要采用超短波疗法，关节明显肿胀和积液时选择无热量，10～15 分钟/次，1 次/天，促进组织渗出液吸收。关节无肿胀时，可采用微热量，15 分钟/次，10～20 次为 1 个疗程。

（3）超短波（或微波）疗法

处方：足关节局部。

操作：采用超短波（或微波）疗法加紫外线疗法，采用温热剂量，10～15 分钟，1 次/天，12～15 次为 1 个疗程。

（4）光疗法

处方：足关节局部。

操作：主要采用红外线疗法，照射腕掌侧面，20 分钟/次，1 次/天，15～20 次为 1 个疗程。

3. 现代康复疗法

（1）制动

操作：急性期要采取制动，应用专用的踝关节支具或石膏固定，严格控制踝关节活动范围。前距腓韧带不完全损伤，固定于外翻、背伸位。腓跟韧带不完全断裂，将踝关节置于功能位、外翻位固定。后距腓韧带不完全性损伤置外翻、跖屈位固定。三角韧带不完全断裂。给予内翻位固定。单纯性下胫腓韧带损伤，采用小腿石膏固定，并且在踝关节上方两侧双手加压。

（2）冷疗法

操作：多用于急性损伤后早期，可以缓解疼痛、减轻水肿。

1）冷敷法：冰袋内盛冰镇水，放置在局部，10～20 分钟/次，3～4 次/天。或将碎冰放入塑料袋或橡胶袋中，持续局部直接冷敷 15～20 分钟，3～4 次/天。

2）冰块按摩：用冰块按摩急性损伤部位，作环形缓慢移动，5～10 分钟。

3）冷热交替治疗：用于亚急性期和慢性损伤期。将肢体在冷水中浸泡 5 分钟，又在热水中浸泡 5 分钟，如此循环，分别在冷热水中浸泡各 3 次，约 30 分钟。或先热敷 10～15 分钟，然后做肢体运动训练，训练结束时冰敷 15～20 分钟，冷热交替治疗主要用于术后伤口已经愈合的患者。热作用使血管扩张，血流加速，肌肉僵硬缓解，肌肉、肌腱组织松弛，利于接着做运动训练，运动训练结束时冰敷，可以镇痛，防止关节肿胀。冷疗时注意控制时间和温度，过长时间或温度过低时皮肤变硬，微隆起，出现冻结，会造成组织破坏。

三、Morton 跖骨痛

【概述】

足底趾间神经病变通常发生于第 3 趾间，为趾总神经病变，被称之为趾间神经瘤。1876 年由 Morton 首先提出，故临床常以 Morton 跖骨痛命名。治疗上常采用跖骨头切除及趾神经切除术。所谓的神经瘤，实际上并不是真正的神经瘤，而是按神经瘤来治疗，切除后的结果是形成一个真正的神经瘤，不过这种治疗方法常可使疼痛缓解。

【针刀应用解剖】

足底趾总神经为足底内、外侧神经的终末感觉支，通过跖横韧带跖面至趾端，支配第 3 趾蹼缘皮肤。该神经向前在第 3 趾蹼处分成第 3 趾腓侧趾固有神经和第 4 趾胫侧趾固有神经，后方是足底内、外侧神经的连接部，所以在屈趾时，足底趾总神经到第 3 趾蹼的分支被移向近侧，但受远端牵拉力限制。足底趾总神经通过第 3、4 跖骨间韧带的浅面，亦受该韧带限制。

【病因病理】

当踝关节跖屈而趾背伸时，身体重量集中在跖骨头，足底趾总神经由于伸趾而被拉向远端，再加上跖骨间韧带的限制，常使足底趾总神经受到牵拉和压迫，这是产生 Morton 跖骨痛的重要原因。

此外，与该病相关的原因还有以下几方面：

（1）与足底趾总神经伴行的趾总动脉易发生增厚和闭塞，导致神经缺血。

（2）足底趾总神经在第 3、4 跖骨下方，在步行时易受到足底的挤压，当穿着高跟尖头的鞋子时，第 1、5 跖骨向侧方移动受限制，此时足部的压力将使第 3、4 跖骨头产生一个向内的运动而对神经产生挤压等。

（3）Maler（1951 年）还认为跖骨滑膜在此处的囊肿也是致病的重要原因之一。

（4）大多数 Morton 跖骨痛系姿势异常引起，特别是高弓足时足掌部突起或足跟的内外翻等。有时单纯性特殊类型的跖骨头压低也可引起外源性神经受压。多数组织学检查发现血管束存在动脉内的炎性反应以及一些特殊性神经损害，如神经瘤等。偶尔可见由压迫性刺激引起的神经增厚。

【临床表现】

疼痛常常发生于第 3 跖骨，也可表现为第 1、2、4 跖骨间疼痛。疼痛往往较为剧烈，无明显诱因，有时行走时突然绊倒或鞋过紧可诱发疼痛，并向相应的足趾放射。疼痛也可向足跟、小腿放射，表现为电击样、烧灼样疼痛，常持续几秒钟。足掌弥散性疼痛可持续数分钟。

跖骨头部可有压痛，第 3 趾蹼跖面或第 3 跖骨头部跖面可触及一隆起物，第 3 趾蹼区与对侧相比可有感觉改变，但亦有双侧同时出现者。

【诊断要点】

除出现以上症状和体征外，X 线摄片可发现跖骨头变平变宽，以第 2、3 跖骨多见。在趾蹼间用利多卡因阻滞可消除患者症状。肌电图有助于排除其他部位神经受压。

【针刀治疗】

1. 治疗原则

依据针刀医学慢性软组织损伤病因病理学理论和针刀闭合性手术理论，通过对神经卡压点进行精确闭合性针刀松解，完全可以取代开放性手术松解，治愈该病。

2. 操作方法

（1）体位　仰卧位。

（2）体表定位　第3、4趾间跖面压痛点定位。

（3）消毒　在施术部位，用活力碘消毒2遍，然后铺无菌洞巾，使治疗点正对洞巾中间。

（4）麻醉　1%利多卡因局部麻醉。

（5）刀具　使用汉章Ⅰ型针刀。

（6）针刀操作（图5-59）

针刀切开部分第3、4跖骨间韧带　在第3、4趾间跖面压痛点定位，针刀体与皮肤垂直，刀口线与足底纵轴一致，按针刀手术四步操作规程进针刀，针刀经皮肤、皮下组织，刀下有坚韧感时，即到达第3、4跖骨间韧带，以提插刀法切割2～3刀，范围不超过0.5cm。

【针刀术后手法治疗】

针刀术后，患者仰卧，术者推压患肢跖趾关节的跖面，做跖趾关节背伸活动1～2次。

【针刀术后康复治疗】

（一）目的

针刀整体松解术后康复治疗的目的是进一步促进局部血液循环，加速局部的新陈代谢，有利于疾病的早期修复。

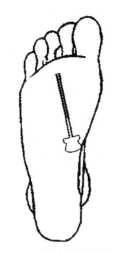

图5-59　Morton跖骨痛针刀松解示意图

（二）原则

颈性失明针刀术后48～72小时可选用下列疗法进行康复治疗。

（三）方法

1. 针灸推拿疗法

（1）针刺疗法

处方：昆仑、解溪、中封、照海、涌泉、阿是穴。

操作：取适宜毫针针刺上述穴位，留针30分钟，10次为1个疗程。

（2）中药疗法

处方：独活15g，寄生15g，秦艽15g，防风20g，细辛10g，川芎25g，当归30g，熟地30g，赤芍15g，桂枝15g，茯苓15g，杜仲25g，牛膝15g，党参30g，甘草5g，玄胡20g。

操作：水煎服，每日1剂，10剂为1个疗程。

2. 现代物理疗法

（1）直流电组织胺离子导入疗法：

处方：局部患区。

操作：用 1：1000 磷酸组织胺溶液阳极导入于患区局部，电极面积根据病变区范围而定，电流密度 0.05～0.1mA/cm²，每次 20～30 分钟，每日 1 次，10～15 次为 1 个疗程。

（2）激光疗法

处方：局部痛区。

操作：激光距离患区 60～100cm，输出功率 2～6mw，每次 5～15 分钟，每日 1 次。

（3）超短波疗法

处方：局部患处。

操作：患区局部，单极法或对置法，无热至微热量，每次 10～15 分钟，每日 1 次，8～12 次。

（4）中波疗法

处方：跖骨部治疗。

操作：足部跟跖面痛区，2 个脚踏式电极，刺激强度为 0.2～0.4A，每次 20～30 分钟，每日 1 次，20～30 次。

第六章

神经卡压综合征临证医案精选

第一节　枕大神经卡压综合征临证医案精选

患者：刘某，男，教师，47 岁，2016 年 9 月 12 号来我院就诊。

主诉：头顶及后枕部疼痛 3 年，加重 1 周。

现病史：患者 3 年前无明显诱因突发头顶及后枕部针刺样疼痛，夜间痛甚，咳嗽时疼痛加重，经针灸治疗不能缓解，长期口服去痛片，平均每日 1～2 片。近 1 周来，头痛加重，夜不得寐，前来我院就诊。

查体：两侧枕骨粗隆与乳突连线的内 1/3 处压痛明显，后枕部感觉减退。

影像学检查：颈部正、侧、斜位片未见异常。

诊断：双侧枕大神经卡压综合征。

治疗：在局部麻醉下，以 I 型针刀分别松解枕大神经在枕外隆凸与左右侧乳突连线的内 1/3 穿出皮下处的卡压点。术后口服抗生素 3 日预防感染。患者俯卧位，一助手牵拉双侧肩部，术者正对头顶，右时关节屈曲并托住患者下颌，左手前臂尺侧压在患者枕骨，拔伸颈部最后提拿两侧肩部，并搓患者肩至前臂反复几次。48 小时后予以颈椎坐式牵引，10 公斤持续 15 分钟，每日 1 次，连续 5 日。嘱患者以枕大神经卡压综合征康复操锻炼。

2016 年 9 月 19 日随诊，患者诉：头痛消失，夜寐可，生活正常。

2016 年 11 月 27 日随诊，头痛无复发，头项及前额部的牵拉痛消失。

按语：根据针刀医学对神经卡压的分型，枕大神经卡压属于骨纤维管道卡压型。枕大神经为第二颈神经后支，于寰椎后弓与枢椎弓板之间，头下斜肌的下侧穿出，发一细支至头下斜肌，并与第 1 颈神经后支交通。然后分为内、外侧 2 支。外侧支支配头长肌、头夹肌、头半棘肌，并与第 3 颈神经相应的分支连结。内侧支为枕大神经斜向上升经头半棘肌之间，在头半棘肌附着于枕骨处穿过该肌，再穿过斜方肌腱和颈部固有筋膜，在上项线下侧，分为几支感觉性终支，此处为枕外隆凸与乳突连线的内 1/3 即为枕大神经易卡压处。患者长期伏案工作引起颈部斜方肌和头半棘肌痉挛、颈固有筋膜肥厚及炎性渗出，引起枕大神经卡压。针刀松解以及术后康复锻炼从根本上破坏了枕大神经卡压综合征的病理构架，从而恢复了颈部的动态力学平衡状态，故能最终消除疼痛，针刀松解通过松解神经的卡压点，帮助人体进行自我修复和自我调节，完全可以代替开放性手术治疗该病。由于针刀术后需要时间康复，所以，在针刀治疗术后一段时间，一般为 1~3 个月，患者都会有一些残余症状或者局部的牵扯感，这是针刀术后的正常反应，应给患者解释清楚。

第二节　胸廓出口综合征临证医案精选

患者：魏某某，女，45 岁，工人，2016 年 9 月 5 号来我院就诊。

主诉：右上肢麻胀、疼痛 1 年，伴麻木无力、右手肌萎缩 3 个月。

现病史：患者一年前因提重物致右肩部拉伤，经物理治疗后好转，但右臂部疼痛一直未能缓解，3 个月前逐渐出现右手麻木无力、右手肌萎缩，右手无力不能写字，经物理治疗无好转逐日加重。

查体：肩外展试验（＋）、Adson 试验（＋）、Roose 试验（＋）。右侧锁骨上多个 Tinel 征阳性点。

影像学资料：颈部正侧斜位 X 光片示颈部诸骨未见异常。

肌电图显示：尺神经运动传导速度在锁骨部减慢。

诊断：胸廓出口综合征。

治疗：在局部麻醉下，以 I 型针刀分别松解右侧前中斜角肌间隙卡压点，右侧前斜角肌锁骨止点卡压，右侧胸小肌起点即喙突顶点的内 1/3 处。术后患者俯卧位，一助手牵拉双侧肩部，术者正对头顶，右肘关节屈曲并托住患者下颌，左手前臂尺侧压在患者枕骨，向健侧牵拉颈部 1~2 次，最后提拿两侧肩部，并搓患者肩至前臂反复几次。口服抗生素 3 日预防感染。48 小时后予以颈椎坐式牵引，20 公斤持续 15 分钟，每日 1 次连续 5 日。嘱患者依胸廓出口综合征康复操进行锻炼，并予以中药热敷。中药处方：黄芪 60g，当归 20g，白芍 20g，甲珠 20g，威灵仙 15g，白芷 10g，盐附片 20g。将上方浸泡于 4000ml 水中，半小时后煮沸，待温度适中后以毛巾浸药水外敷于患处半小时，每日 1 次，连续 5 日。

2016 年 9 月 13 日第 1 次随诊，患者诉：右臂部疼痛明显好转，已无麻木无力感。嘱患者依胸廓出口综合征康复操加大锻炼量，以上方继续中药外敷 10 日，以颈椎坐式牵引，20 公斤持续 15 分钟，每日 1 次，连续 10 日。

2016 年 9 月 22 日第 2 次随诊，患者诉：右臂部疼痛麻木感完全消失，活动自如。

按语：根据闭合性手术理论及网眼理论，胸廓出口综合征属于骨性纤维卡压，它是由于骨性因素及软组织因素引起的臂丛及锁骨下动静脉的压迫所引发的一组临床症候群。骨性因素包括第 1 肋骨骨折，锁骨骨折等，软组织因素主要包括先天及后天斜角肌变化、先天性束带或韧带形成，其中斜角肌因素是最为重要原因。针刀解决的是软组织因素引起的神经血管的卡压，对骨性因素，需要开放性手术解决。胸廓出口有三个解剖空间及斜角肌三角、肋锁间隙、胸小肌下间隙，患者因肩部损伤致使胸廓出口区这三个解剖空间一个或几个变窄致使从中穿过的臂丛神经、锁骨下动、静脉等重要神经血管受压，故出现疼痛、麻木、无力等症。依据针刀医学慢性软组织损伤病因病理学理论和针刀闭合性手术理论，通过对神经卡压点进行精确闭合性针刀松解，能根本上解除病因，故能一次治愈，避免了开放性手术的风险与痛苦。

中药外敷能够舒筋活血，消肿止痛，活血散瘀，并通过皮肤将药物传导至经络、筋骨，激发肌体的调节功能，可迅速消除疼痛，促进功能恢复，伤口愈合，而快速达到治愈目的。

第三节　肩胛上神经卡压综合征临证医案精选

患者：郑某某，男，工人，47 岁。于 2017 年 5 月 22 日来我院就诊。

主诉：右肩部后外侧疼痛伴活动不利 1 月，加重 1 周。

现病史：患者 3 个月前因受寒诱发右肩部疼痛并向颈后、上臂后侧及手部放射痛，活动时加重，夜间痛甚，肩部上抬无力，未经治疗，逐日加重，现疼痛剧烈，严重影响睡眠，肩部活动不利。

查体：肩胛骨牵拉试验（+），上臂交叉试验（+），冈上肌、冈下肌轻度萎缩，肩胛上切迹处压痛。

影像学检查：肩胛骨前后位 X 线片示：未见异常。

诊断：肩胛上神经卡压综合征。

治疗：在局部麻醉下，以 I 型针刀松解肩胛上横韧带、肩胛下横韧带。术后，患者端坐位，医生用手掌压住患者肘关节嘱患者用力抬肩，当抬到最大位置时医生突然放开按压的手掌，使冈下肌最大的收缩，一次即可。口服抗生素 3 日预防感染，48 小时应予以中药离子导入。中药处方：黄芪 60g，当归 20g，白芍 20g，老鹳草 50g，乳香 10g，没药 10g。将上方浸泡于 1000ml 水中，半小时后煎成 250ml 药液，装瓶备用。取穴：患侧阿是穴、双侧颈百劳。每次 30 分钟，每日 1 次，连续 5 日。嘱患者依肩胛上神经卡压综合征康复操锻炼。

2017 年 5 月 28 日第 1 次随诊，患者诉：疼痛感已消失，但肩部上抬仍感无力。予以针刺治疗，取穴：大椎、肩井（患）、天宗（患）、曲池（患），平补平泻，得气后留针 30 分钟，每日 1 次，连续 10 日。依上方予以中药离子导入，每日 1 次，每次 30 分钟，连续 10 日，嘱患者依肩胛上神经卡压综合征康复操加大锻炼量。

2017 年 6 月 8 日第 2 次随诊，患者诉：无疼痛感，肩部功能活动已正常，未觉特殊不适。

按语：该病是由于上肢不断活动，肩胛骨不断移位而使肩胛骨上神经在肩胛上切迹处受到反复牵拉和摩擦，使神经张力增加，严重者引起该神经在肩胛下横韧带处也受到卡压，导致神经发生损伤、炎性肿胀和卡压。本病初期理疗按摩有效，但晚期肩部酸、胀、疼痛剧烈，西医需要开放性手术切开韧带以解除卡压。开放性手术切口有 10cm 左右，而肩胛上、下横韧带只有 5mm 大小，针刀刀刃只有 0.8mm。也就是说，西医开放性手术用了 10cm 的切口切开了 5mm 的卡压，造成大量正常组织的损伤；而针刀用了 1mm 的针眼到达卡压部位，切开了 5mm 的卡压，避免了西医开刀手术入路对正常组织的巨大伤害。

根据针刀医学对神经卡压的分型，肩胛上神经卡压综合征属于骨性纤维卡压型。肩胛上神经起源于臂丛神经上干，其纤维来自 C_4、C_5、C_6，是运动和感觉的混合神经。从上干发出后沿斜方肌和肩胛舌骨肌深面外侧走行，通过肩胛上横韧带下方的肩胛上切迹进入冈上窝。该神经在经过肩胛切迹和肩胛上横韧带所组成的骨-纤维孔较为固定。肩胛上神经在冈上窝发出两根肌支支配冈上肌，然后该神经与肩胛上动脉伴行绕过肩胛冈，穿过肩胛下横韧带到冈下窝。从上可知，肩胛上神经在穿过肩胛上横韧带和肩胛下横韧带时容易受到卡压。故分别松解肩胛上切迹（肩胛上横韧带）和肩胛冈中下外3cm处（肩胛下横韧带），可从根本上解除卡压，从而治愈该病。

第四节　肩胛背神经卡压综合征临证医案精选

患者：陈某某，女，40岁，农民，于2015年3月18日来我院就诊。

主诉：颈、肩、背部酸胀痛半年，加重1周。

现病史：患者半年前无明显诱因突发颈及右肩、背部酸胀不适，未经治疗，时做时止，一周前因受寒疼痛加重，右肩上抬疼痛加剧，夜间痛甚，得热则舒，遂来我院求诊。

查体：Adson试验（+），Roose试验（+），T_3、T_4棘突旁及胸锁乳突肌后缘中点压痛。

影像学检查：颈部正侧斜位X光片示：$C_3 \sim C_6$椎体后缘骨质增生。

诊断：肩胛背神经卡压综合征。

治疗：在局部麻醉下，以Ⅰ型针刀松解肩胛骨内上角与C_6连线中点的压痛处。术后，患者坐位，嘱患者做拥抱动作2～4次，以进一步拉开局部的粘连。口服抗生素3日预防感染。48小时后嘱患者依肩胛背神经卡压综合征康复操进行锻炼。并予以中药离子导入，中药处方：黄芪60g，当归20g，白芍20g，老鹳草50g，乳香10g，没药10g。将上方浸泡于1000ml水中，半小时后煎熬成250ml药液备用。取穴：阿是穴（患），颈百劳（患），肺俞（患），厥阴俞（患），每次30分钟，每日1次，连续5日。

2015年3月24日，第1次随诊，患者诉：疼痛感明显缓解，但活动后疼痛加重。予以推拿治疗：颈项、肩背部施行按揉法15分钟、拿法10分钟、理筋15分钟，每日1次，连续10日。同时，予以针刺治疗，取穴：风池（双），天柱（双），完骨（双），颈夹脊（双），大椎，肩中俞（患）。平补平泻，得气后留针30分钟，每日1次，连续10日。嘱患者依肩胛背神经卡压综合征康复操加强锻炼。口服：元胡止痛片，每次4片，每日3次，连续10日。

2015年4月4日，第2次随诊，患者诉：疼痛消失，活动正常，可参加体力劳动。

按语：根据闭合性手术理论及网眼理论，肩胛背神经卡压综合征属于软组织卡压。肩胛背神经在距椎间孔边缘5～8mm自C_5外侧发出后穿过中斜角肌，在中斜角肌内斜行行走5～30mm，或行走于中斜角肌的表面，距起点约5mm处有2～3束2mm粗的中斜角肌腱性纤维横跨其表面。肩胛背神经起始部在中斜角肌内行走，在入中斜角肌处周围均为腱性或腱肌性组织。患者由于长期从事体力劳动，颈椎关节频繁的屈伸、旋转活动可使走行于中斜角肌之内的肩胛背神经受到长期慢性刺激与周围组织产生粘连，从而出现神经卡压症状。依据针刀医学慢性软组织损伤病因病理学理论和针刀闭合性手术理论，对肩胛内骨上角与C_6连线中点的压痛处及肩胛背神经在菱形肌上缘的粘连和瘢痕进行精确闭合性针刀松解，创伤小、痛苦小，避免了西医开放性神经松解术遗留的手术瘢痕。同时颈部肌群持续痉挛以及患者为缓解疼痛而长期被迫采取强迫体位，使颈椎及其周围肌群产生退行性病变，进一步加重症状，故治疗本病时同时运用针刺推拿疗法处理颈部疾患。

需要注意的是对一部分合并颈椎病患者，在治疗上除针刀松解神经卡压点外，还需要对颈椎病进行整体针刀松解，方显疗效。

第五节　肋间神经卡压综合征临证医案精选

患者：黄某某，女，40 岁，工人，2017 年 8 月 9 号来我院就诊。

主诉：左胸部坠痛 1 年，加重 1 周。

现病史：患者 1 年前出现左胸部坠痛，时有从背部向前胸部刀割样放射痛，多以下午及深夜疼痛为甚。往往在天气转冷或工作劳累时加重。曾应用按摩、针灸和理疗等未见明显效果。一周前诸症加重，夜间痛甚，不能入寐，咳嗽及大声说话时痛剧。

查体：患者左侧胸壁第 5~9 肋面和剑突下压痛，T_6~T_7、T_7~T_8、T_8~T_9 棘间隙有明显压痛，第 5~8 脊神经支配胸壁皮肤区感觉减退。左侧 5~8 肋间隙多个 Tinel 征阳性点。

影像学资料：胸椎、肋骨、心肺 X 线照片和胸椎 CT 报告均未见胸椎体、椎管内外病变。

诊断：第 6、7、8、9 肋间神经卡压综合征。

治疗：在局部麻醉下，以 I 型针刀分别松解第 6、7、8、9 肋间 Tinel 征阳性点。术后，患者坐位深呼吸 1~2 次。口服抗生素 3 日预防感染。内服中药：血府逐瘀汤，每日 1 次，分 2 次服。48 小时后，嘱患者依肋间神经卡压综合征康复操进行锻炼，予以中药离子导入，中药处方：当归 20g，白芍 20g，威灵仙 150g，盐附片 20g，冰片 6g。将上方浸泡于 500ml 低度白酒中，每日 1 次，每次 30 分钟，连续 5 日。取穴：阿是穴。

2017 年 8 月 15 日，第 1 次随诊，患者诉：左胸部疼痛明显缓解，但前胸部仍时感刀割样放射痛，劳累后尤为明显。予以推拿治疗，患者俯卧位予以背部推拿，督脉、膀胱经㨰法 10 分钟、理筋 5 分钟、擦法 10 分钟。胸腰椎叠掌按压法、分推按压法整复。每日 1 次，连续 15 日。依上方予以中药离子导入，每日 1 次，连续 15 日。嘱患者依肋间神经卡压综合征康复操坚持锻炼。

2017 年 9 月 1 日，第 2 次随诊，患者诉：诸症消失，可正常生活。

按语：根据闭合性手术理论及网眼理论，肋间神经卡压综合征属于骨性纤维卡压，胸神经共有 12 对，由相应胸段脊髓发出，出椎间孔后分为前支、后支、脊膜返支和灰白交通支。其中，前支中的上 11 对进入肋间，称为肋间神经，位于肋间内、外侧肌之间，走行在肋间动脉之下。上 6 对至胸骨侧缘、下 5 对和肋下神经经肋弓前面至白线附近浅出。患者是由于缺血或挛缩的竖脊肌和肌筋膜牵拉、压迫、粘连而刺激其旁边或中间穿过的肋间神经，在其支配的胸壁区发生刀割样疼痛。对于该病曾以手术切开松解病变肌筋膜疗法，因造成大量正常组织的损伤已被基本淘汰。而依据针刀医学慢性软组织损伤病因病理学理论和针刀闭合性手术理论，对肋间神经卡压点进行精确闭合性针刀松解，避免了西医开刀手术入路对正常组织的巨大伤害，创伤小、风险低，并可一次性解除病变组织对神经的压迫，有效地解除了疼痛。

第六节　四边孔综合征临证医案精选

患者：李某某，男，21 岁，工人，于 2016 年 1 月 9 日来我院就诊。

主诉：右肩关节前侧、外侧疼痛麻木，伴三角肌萎缩半年。

现病史：患者半年开始出现右肩关节外侧和前侧疼痛麻木，上抬困难，无明显诱因。经封闭治疗，效果不佳，逐渐发现右肩萎缩，右肩关节仍外展无力，上举困难，遂来我院求诊。

查体：肩关节外展 20°，前屈 40°，后伸 20°，右三角肌萎缩，肩关节下方四边孔处有明显压痛，有条索状物，Tinel 征阳性。

影像学检查：颈部正侧斜位及右肩关节正侧位 X 光片示：未见明显异常。

诊断：四边孔综合征。

治疗：在局部麻醉下，以 I 型针刀松解四边孔 Tinel 征阳性点。术后，患者坐位，嘱患者做拥抱动作 2～4 次，以进一步拉开四边孔的粘连。口服抗生素 3 日预防感染。48 小时后嘱患者依四边孔综合征康复操进行锻炼。并予以中药离子导入，中药处方：黄芪 60g，当归 20g，白芍 20g，老鹳草 50g，乳香 10g，没药 10g。将上方浸泡于 1000ml 水中，半小时后煎熬成 250ml 药液备用。取穴：阿是穴（患），颈百劳（双侧），每次 30 分钟，每日 1 次，连续 5 日。

2016 年 1 月 13 日，第 1 次随诊，患者诉：疼痛麻木感明显缓解，但仍感上抬外展无力，活动后疼痛加重，三角肌萎缩无恢复。予以推拿治疗：颈项、肩背部施行按揉法 15 分钟、拿法 10 分钟、理筋 15 分钟，每日 1 次，连续 10 日。依上方继续予以中药离子导入，每次 30 分钟，每日 1 次，连续 10 日，嘱患者依四边孔综合征康复操加强锻炼。

2016 年 1 月 22 日，第 2 次随诊，患者诉：右肩部疼痛消失。

2016 年 2 月 26 日，第 3 次随诊，患者诉：疼痛消失，三角肌萎缩有恢复，肩关节活动范围增大。

2016 年 6 月 12 日，第 4 次随诊，三角肌萎缩已基本恢复，肩关节活动范围基本正常。

按语：根据闭合性手术理论及网眼理论，四边孔综合征属于软组织卡压。四边孔是由小圆肌、大圆肌、肱三头肌长头及肱骨上段内侧缘构成的四方形的解剖间隙。腋神经由臂丛后束发出后向后斜行与旋肱后动脉一起紧贴四边孔的内上缘穿出该间隙，在三角肌后缘中点紧靠肱骨外髁颈后面行走。腋神经分出的肌支，支配三角肌、小圆肌。皮支为臂外侧皮神经，分布于三角肌区域的皮肤。患者因训练损伤大，小圆肌和肱三头肌肌纤维肿胀对腋神经摩擦使神经水肿、渗出，久之形成粘连、压迫而产生疼痛、麻木、无力等症状。其根本原因是四边孔周围组织与腋神经的粘连，使腋神经受压。依据针刀医学慢性软组织损伤病因病理学理论和针刀闭合性手术理论，对四边孔 Tinel 征阳性点及四边孔周围组织的粘连、瘢痕点进行精确闭合性针刀松解，创伤小、痛苦小，避免了开放性神经卡压松解手术所造成的手术瘢痕。同时配合中药离子导入、推拿等疗法，加快了患者康复速度，缩短了疗程，经半年回访无复发，愈后良好。

第七节　前臂内侧皮神经卡压综合征临证医案精选

患者：许某，女，29 岁，工人，于 2017 年 1 月 8 日来我院就诊。

主诉：左前臂内侧及腕尺侧部针刺样疼痛半年。

现病史：患者半年前因工作拉伤右手肘部，出现肘部及前臂内侧针刺样疼痛并放射致腕部，活动后加重，夜间痛甚，经理疗肘部疼痛基本消失，但前臂内侧及手腕部疼痛并未缓解，遂来我院就诊。

查体：左前臂内侧皮肤痛觉过敏，左臂中、下 1/3 交界处内附近有压痛点，Tinel 征（+）。

影像学检查：左肘及腕部正侧位 X 光片示：左肘关节诸骨未见异常。

诊断：左前臂内侧皮神经卡压综合征。

治疗：在局部麻醉下，以Ⅰ型针刀松解左上臂内侧中上 1/3Tinel 征阳性点处。术后，患者坐位，做腕关节及肘关节屈伸、旋转动作 2～3 次。口服抗生素 3 日预防感染。并口服元胡止痛片，每次 4 片，每日 3 次，连续 5 日。48 小时后，前臂内侧皮神经卡压综合征康复操锻炼，并予以中药熏洗。处方：肉桂 6g，艾叶 30g，白芷 6g，生大黄 6g，白芍 20g，川芎 20g，伸筋草 30g，透骨草 30g，苏木 15g。上方浸泡于 4000ml 水中，半小时后煮沸，待温度适中后熏洗半小时，每日 1 次，连续 5 日。

2017 年 1 月 14 日第 1 次随诊，患者诉：前臂内侧及手腕部疼痛明显缓解，但劳累后仍感到轻微疼痛。予以针刺治疗，取穴：经渠（患）、列缺（患）、孔最（患）、尺泽（患），以毫针刺入，行泻法，得气后即取针，每日 1 次，连续 10 日，并依上方中药熏洗 10 日。

2017 年 1 月 25 日第 2 次随诊，患者诉：疼痛消失，可正常工作、生活。

按语： 根据针刀医学对神经卡压的分型，前臂内侧皮神经卡压综合征属于软组织卡压型。前臂内侧皮神经起自臂丛内侧束，首先经过腋动、静脉之间，然后行走于腋静脉内侧，下行入臂与肱静脉伴行，该神经行于臂部深筋膜深面与肱静脉之间。在肘上方穿深筋膜时分为前支和后支，后支再分出数支小分支，跨越肱骨内上髁区支配鹰嘴部。前支支配前臂的前中 1/3 部。患者因拉伤使前臂部深筋膜挛缩，纤维结缔组织增生，瘢痕组织形成，并导致前臂内侧皮神经浅出肘部深筋膜处狭窄，从而引起对前臂内侧皮神经的压迫。故针刀松解前臂内侧皮神经出筋膜点能够一次治愈该病。

第八节　旋前圆肌综合征临证医案精选

患者：程某某，女，52 岁，退休，于 2015 年 4 月 11 日来我院就诊。

主诉：左前臂部疼痛伴手掌、手指麻木1月。

现病史：患者1月前因受寒突发左前臂部疼痛，左手掌及左手拇指、食指、中指麻木无力，偶感肘部、上臂部放射痛，运动后疼痛加剧，未经治疗，逐日加重，遂来我院就诊。

查体：左前臂掌侧近1/3处Tinel征（＋），大鱼际对掌对指肌力减弱，旋前圆肌激发试验（＋）、肱二头肌腱膜激发试验（＋）。

影像学检查：左腕部X光片示右腕关节组成诸骨未见异常。

诊断：左旋前圆肌综合征。

治疗：在局部麻醉下，以I型针刀分别松解肱二头肌肌腱止点处Tinel征阳性点、前臂前侧上方1/3处Tinel征阳性点、前臂前侧中上1/3Tinel征阳性点。术后，患者坐位，做肘关节屈伸、旋转及过伸动作2～3次。口服抗生素3日预防感染。48小时后，依旋前圆肌综合征康复操锻炼，并予以中药熏洗。处方：肉桂6g，艾叶30g，白芷6g，生大黄6g，白芍20g，川芎20g，伸筋草30g，透骨草30g，苏木15g。上方浸泡于4000ml水中，半小时后煮沸，待温度适中后熏洗半小时，每日1次，连续5日。

2015年4月16日第1次随诊，患者诉：左手掌及左手拇指、食指、中指麻木感消失，疼痛明显缓解。予以推拿治疗，颈、肩、肘、腕部各施行按揉法15分钟、拿法10分钟、理筋15分钟，每日1次，连续10日，依上方中药熏洗10日。嘱患者依旋前圆肌综合征康复操加强锻炼。

2015年4月26日第2次随诊，患者诉：已无疼痛感，手部活动正常。

按语：根据针刀医学对神经卡压的分型，旋前圆肌综合征属于软组织卡压型。大多数人的旋前圆肌具有尺骨与肱骨两个起点，旋前圆肌的肱骨头与屈肌共同起于肱骨内上髁，尺骨头起自尺骨的冠突远端。正中神经穿过圆肌后再通过指浅肌肌腱纤维弓的深面进入前臂。故肱二头肌止点腱膜处、旋前圆肌肌腹处、指浅屈肌纤维弓处为正中神经走行路径中易于卡压的3个点。患者因前臂慢性损伤致使正中神经周围的肌肉肌腱出现挛缩、粘连，从而产生疼痛、麻木等正中神经卡压症状。依据针刀医学慢性软组织损伤病因病理学理论和针刀闭合性手术理论，通过对肱二头肌腱止点处Tinel征阳性点、前臂前侧上方1/3处Tinel征阳性点、前臂前侧中上1/3Tinel征阳性点及肱二头肌止点腱膜处的卡压点、旋前圆肌肌腹处的卡压点、指浅屈肌纤维弓处的卡压点进行精确闭合性针刀松解，一次性解除神经卡压。治疗该病针刀松解术相较于外科神经松解术具有创伤小、无痛苦、疗程短的特点，能够取得良好的临床疗效。

第九节　肘管综合征临证医案精选

患者：钱某某，男，36岁，司机。于2017年6月17日来我院就诊。

主诉：右肘及小指、环指麻木、疼痛1月，加重1周。

现病史：患者1月前因工作劳累致右肘部及小指、环指疼痛麻木，未经治疗，1周前诸症加重，持物无力，小指及环指感觉减退，肘部牵掣至前臂疼痛，夜间痛甚，晨起减轻。

查体：屈肘试验（＋）、肘部Tinel征（＋）、骨间肌夹纸试验（＋）、小指展肌外展试验（＋）。

影像学检查：右肘部正侧位 X 光片示右肘关节诸骨未见异常。

诊断：右肘管综合征。

治疗：针刀松解在局部麻醉下进行，分别松解肘管前端尺侧腕屈肌肱骨头的纤维组织、肘管后端尺骨鹰嘴的纤维组织。术后，患者坐位主动屈伸肘关节 1～2 次，口服抗生素 3 日预防感染。48 小时后，依肘管综合征康复操锻炼，并予以中药熏洗。处方：肉桂 6g，艾叶 30g，白芷 6g，生大黄 6g，白芍 20g，川芎 20g，伸筋草 30g，透骨草 30g，苏木 15g。上方浸泡于 4000ml 水中，半小时后煮沸，待温度适中后熏洗半小时，每日 1 次，连续 5 日。

2017 年 6 月 23 日第 1 次随诊，患者诉：疼痛消失，但仍感手指活动欠灵活。予以推拿治疗，颈、肩、肘、腕部各施行按揉法 15 分钟、拿法 10 分钟、理筋 15 分钟，每日 1 次，连续 10 日，依上方中药熏洗 10 日。

2017 年 7 月 4 日第 2 次随诊，患者诉：无疼痛麻木感，手指活动未觉异常，能够正常工作。

按语：根据针刀医学对神经卡压的分型，肘管综合征属于骨性纤维管道卡压型。肘管是由尺侧腕屈肌的肱骨头、尺骨鹰嘴头之间的纤维性筋膜组织（弓状韧带）和肱骨内上髁髁后沟（尺神经沟）围成的骨性纤维性管鞘。尺神经经肘管自上臂内侧下行至前臂内侧，该神经在尺神经沟内位置表浅，可触及其在沟内的活动。患者因从事驾驶工作，肘部长期处于屈曲位，肘管后内侧筋膜组织和弓状韧带长期处于紧张状态，出现粘连、水肿导致肘部尺神经卡压。故依据针刀医学慢性软组织损伤病因病理学理论和针刀闭合性手术理论，通过对肘管前端尺侧腕屈肌肱骨头的纤维组织及弓状韧带的起止点进行闭合性针刀松解，从而扩大肘管容积，故能够一次治愈该病。

中药熏洗能够舒筋活血、消肿止痛、活血散瘀，并通过皮肤将药物传导至经络、筋骨，激发肌体的调节功能，可迅速消除疼痛，促进功能恢复，加快针刀创口的愈合，是一种很好的针刀术后康复疗法。

第十节　桡管综合征临证医案精选

患者：王某某，男，36 岁，工人。于 2015 年 4 月 13 日来我院就诊。

主诉：右肘及前臂部疼痛 3 月加重 1 周。

现病史：患者 3 月前无明显诱因突发右肘及前臂部疼痛，曾接受封闭治疗，缓解 2 周后复发，1 周前因工作劳累疼痛加重，放射至前臂及虎口部，夜间痛甚，夜寐不安。

查体：前臂旋转抵抗试验（＋），抗伸中指试验（＋）。肱骨外上髁下方 2cm 处压痛，肌力正常。

影像学检查：右肘部正侧位 X 光片示：右肘关节诸骨未见异常。

诊断：右桡管综合征。

治疗：在局部麻醉下，以Ⅰ型针刀松解肱骨外上髁下内 2～3cmTinel 征阳性点。术后，患者坐位，做肘关节屈伸、旋转动作 2～3 次。口服抗生素 3 日预防感染。48 小时后，依桡管综合征康复操锻炼，并予以中药熏洗。处方：肉桂 6g，艾叶 30g，白芷 6g，生大黄 6g，白芍 20g，川芎 20g，伸筋草 30g，透骨草 30g，苏木 15g。上方浸泡于 4000ml 水中，半小时后煮沸，待温度适中后熏洗半小时，每日 1 次，连续 5 日。

2015 年 4 月 20 日第 1 次随诊，患者诉：疼痛明显减轻，但工作后仍感肘部隐痛。予以推拿治疗，颈、肩、肘、腕部各施行按揉法 15 分钟、拿法 10 分钟、理筋 15 分钟，每日 1 次，连续 10 日，依上方中药熏洗 10 日。

2015 年 4 月 29 日第 2 次随诊，患者诉：疼痛消失，可正常工作。

按语：根据针刀医学对神经卡压的新分型，桡管综合征属于软组织卡压型。桡管并非一个真正的管而是桡神经上臂外侧肌间隔后至其分出骨间背侧神经进入旋后的一段路径，全长约 14cm。桡管由肌肉和骨关节构成，其外侧上端为肱桡肌，下端为桡侧腕长伸肌；内侧为肱肌与肱二头肌；前面为上臂深筋膜、肘正中静脉与肘外侧静脉；后面为肱骨下端外侧、肱骨小头、肱桡关节、桡骨头、桡骨颈、环状韧带及肘关节囊前面。桡神经在桡管内发出分支支配肱桡肌与桡侧腕长伸肌，部分发出纤维支配肱肌的下外侧部。患者因工作致前臂重复性慢性损伤，进而使组成桡管的筋膜、肌肉、肌腱出现挛缩、粘连、瘢痕，导致桡神经受压，出现疼痛症状。故依据针刀闭合性手术理论，通过对桡管精确闭合性针刀松解，避免了开放性神经松解术的风险，创伤小、无痛苦、疗程短，经半年回访无复发，愈后良好。

桡管综合征的鉴别诊断很重要。桡管综合征与骨间背神经卡压综合征的鉴别要点是前者没有桡神经深支卡压所引起的肌肉麻痹；而后者则有桡神经支配区域的肌肉萎缩，肌力下降等运动功能障碍。桡管综合征与网球肘的鉴别诊断要点是前者的压痛点在肱骨外上髁内下 2～3cm，且 Tinel 征阳性，后者的压痛点是肱骨外上髁，Tinel 征阴性。

第十一节　骨间后神经卡压综合征临证医案精选

患者：黄某某，女，36 岁，文员。于 2015 年 10 月 12 日来我院就诊。

主诉：右肘外侧疼痛半年伴右手无力 1 周。

现病史：患者半年前因工作劳累突发右肘外侧隐痛，时感向肩部放射痛，未经治疗，时作时止，1 周前疼痛加剧，右手拇指无力，夜间痛甚，夜寐欠安，遂来我院求诊。

查体：甩水试验（+）、桡骨头背外侧压痛、拇伸肌肌力 3 级、伸肘时抗阻力旋后，可诱发疼痛。

影像学检查：右肘部正侧位 X 光片示右肘关节诸骨未见异常。

诊断：右骨间背神经卡压综合征。

治疗：在局部麻醉下，以 I 型针刀松解前臂外前侧上 1/3Tinel 征阳性点处。术后，患者坐位，做肘关节屈伸、旋转动作 2～3 次。口服抗生素 3 日预防感染。口服元胡止痛片，每次 4 片，每日 3 次，连续 5 日。48 小时后，依骨间背神经卡压综合征康复操锻炼，并予以中药熏洗。处方：肉桂 6g，艾叶 30g，白芷 6g，生大黄 6g，白芍 20g，川芎 20g，伸筋草 30g，透骨草 30g，苏木 15g。上方浸泡于 4000ml 水中，半小时后煮沸，待温度适中后熏洗半小时，每日 1 次，连续 5 日。

2015 年 10 月 18 日第 1 次随诊，患者诉：疼痛明显减轻，但工作后仍感肘部隐痛。予以推拿治疗，颈、肩、肘、腕部各施行按揉法 15 分钟、拿法 10 分钟、理筋 15 分钟，每日 1 次，连续 10 日，依上方中药熏洗 10 日。口服元胡止痛片，每次 4 片，每日 3 次，连续 10 日。

2015 年 10 月 28 日第 2 次随诊，患者诉：疼痛消失，可正常工作。

按语：根据针刀医学对神经卡压的分型，骨间背神经卡压综合征属于软组织卡压型。骨间背神经卡压综合征又称旋后圆肌综合征。桡神经在肘关节水平附近分成两支，浅支为感觉支，深支为运动支，称为骨间背神经，其绕过桡骨颈支配拇指及手指伸肌。旋后圆肌的两头在肱骨外上髁的顶部和内侧缘形成一个纤维腱性弓及 Frohse 弓，骨间背神经从该弓底通过，当前臂完全被动旋前时，骨间背神经被覆盖在该弓浅层的桡侧腕短伸肌的锐利腱性组织所压迫，这就是骨间背神经卡压综合征的病因。患者因长期从事电脑操作工作，前臂长期的伸屈旋转运动，使 Frohse 弓及桡侧腕短伸肌腱坚强并增厚，使桡神经深支（骨间背神经）受压而产生肘部疼痛、伸拇无力等症状。故依据针刀医学慢性软组织损伤病因病理学理论和针刀闭合性手术理论，通过对前臂外前侧上 1/3Tinel 征阳性点及骨间背神经在旋后肌 Frohse 弓卡压点进行精确闭合性针刀松解，避免了开放性神经松解术的风险，创伤小、无痛苦、疗程短，经 3 月回访无复发，愈后良好。

第十二节　桡神经浅支卡压综合征临证医案精选

患者：殷某某，女，36 岁，工人。于 2017 年 7 月 12 日来我院就诊。

主诉：右手腕及手背部针刺样疼痛 1 月。

现病史：患者 1 月前因工作致右臂扭伤，出现右手腕及手背部疼痛，经封闭治疗症状改善，但 1 周后复发，现症见：右手腕及手背部针刺样疼痛，前臂部有烧灼感，持重物时疼痛加重，夜间痛甚，遂来我院求诊。

查体：前臂中段、肱桡肌肌腹远端 Tinel 征（+），桡神经浅支激发试验（+），腕部压痛。

影像学检查：右肘及腕部正侧位 X 光片示：右肘关节诸骨未见异常。

诊断：右桡神经感觉支卡压综合征。

治疗：在局部麻醉下，以Ⅰ型针刀松解前臂外侧下 1/3Tinel 征阳性点。术后，患者坐位，做腕关节及肘关节屈伸、旋转动作 2～3 次。口服抗生素 3 日预防感染。并口服元胡止痛片，每次 4 片，每日 3 次，连续 5 日。48 小时后，依桡神经感觉支卡压综合征康复操锻炼，并予以中药熏洗。处方：肉桂 6g，艾叶 30g，白芷 6g，生大黄 6g，白芍 20g，川芎 20g，伸筋草 30g，透骨草 30g，苏木 15g。上方浸泡于 4000ml 水中，半小时后煮沸，待温度适中后熏洗半小时，每日 1 次，连续 5 日。

2017 年 7 月 18 日第 1 次随诊，患者诉：前臂部烧灼感消失，右手腕及手背部疼痛缓解，但持重物时仍感疼痛。予以推拿治疗，颈、肩、肘、腕部各施行按揉法 15 分钟、拿法 10 分钟、理筋 15 分钟，每日 1 次，连续 10 日，依上方中药熏洗 10 日。

2017 年 7 月 29 日第 2 次随诊，患者诉：疼痛消失，可正常工作。

按语： 根据针刀医学对神经卡压的分型，桡神经感觉支卡压综合征属于软组织卡压型。桡神经穿过外侧肌间隔后，在肱骨外上髁下 1~3cm 分为深浅两支，桡神经浅支进入前臂后为肱桡肌所覆盖，沿肱桡肌外侧下行至前臂中 1/3 穿至皮下，继续下行，支配前臂桡侧及桡侧 3 个半手指背侧的皮肤感觉。桡神经在进入浅层的部分可有一定的伸缩活动，当腕关节屈曲而前臂旋前和握拳时，桡神经均被拉紧，而当腕背伸、前臂旋后和伸指时，该神经松弛。患者因工作腕关节长期反复活动，致桡神经浅支长期反复受到牵拉，加之外伤使桡神经浅支与两旁的肌腱和深层筋膜粘连，造成右手腕及手背部针刺样疼痛等桡神经感觉支卡压症状。故依据针刀医学慢性软组织损伤病因病理学理论和针刀闭合性手术理论，通过对前臂外侧下 1/3Tinel 征阳性点及桡神经浅支出筋膜处卡压点进行精确闭合性针刀松解，一次性解除症状。对治疗该病针刀松解术相较于外科神经松解术具有创伤小、无痛苦、疗程短的特点，并同样能够取得良好的临床疗效。

第十三节　腕管综合征临证医案精选

患者： 李某某，男，35 岁，工人。于 2016 年 3 月 20 日来我院就诊。

主诉： 右腕部疼痛无力 6 月伴食、中手指掌侧麻木 1 月。

现病史： 患者 6 月前因工作劳累至右腕部疼痛无力，未经治疗逐日加重，1 月前自觉食指及中指麻木，夜间因麻木而醒，得热则舒，夜寐欠安，遂来我院求诊。

查体： 单丝检查（+），Phalen（+），腕横韧带远端腕部叩击试验（+）。

影像学检查： 右腕关节正侧位 X 光片示：右腕关节诸骨未见异常。

诊断： 右腕管综合征。

治疗： 针刀松解在局部麻醉下进行，分别在腕横韧带远端桡侧腕屈肌腱桡侧 0.5cm 及掌长肌腱尺侧 0.5cm 定位，以斜面针刀向韧带近端切开 0.5cm。术后患者坐位，将腕关节过度背伸 1~2 次，口服抗生素 3 日预防感染。48 小时后，依腕管综合征康复操锻炼，并予以中药熏洗。处方：肉桂 6g，白芷 6g，生大黄 6g，白芍 20g，川芎 20g，伸筋草 30g，透骨草 30g。上方浸泡于 4000ml 水中，半小时后煮沸，待温度适中后熏洗半小时，每日 1 次，连续 5 日。

2016 年 3 月 26 日第 1 次随诊，患者诉：麻木感消失，腕部仍有轻微疼痛感，劳累后加重。嘱患者依上方继续中药熏洗 5 日，腕管综合征康复操加大锻炼量。

2016 年 4 月 1 日第 2 次随诊，患者已无疼痛麻木感，生活、工作正常，能够参加体育活动。

按语： 根据针刀医学对神经卡压的分型，腕管综合征属于骨性纤维管道卡压型。又细分为入口综合征和出口综合征。本例患者属于腕管出口综合征。腕管是由腕横韧带及腕骨形成的一个管道。腕管的桡侧界由轴骨结节、大多角骨和覆盖于桡侧腕屈肌的筋膜隔组成，尺侧界由豌豆骨、三角骨和钩骨钩组成。腕横韧带起自舟状骨结节和多角骨桡侧突起，止于豌豆骨和钩骨钩尺侧。腕管内容物包括屈指浅肌、屈指深肌、拇长屈肌、正中神经。患者因工作致使腕部慢性软组织损伤，引起瘢痕和挛缩，使腕管容积变小，管腔狭窄，腕管内肌腱、筋膜、神经受到卡压故产生疼痛麻木的症状。针刀切开部分腕横韧带远端，可使腕管容积变大、解除卡压、从而解决上述症状。因腕横韧带较厚，其下腕管内有重要组织和神经，现有针刀不能满足松解术的需要，故在对腕管综合征进行针刀松解时，我们应用了张天民教授发明的专用斜面针刀，斜面针刀的优势是松解准确，一刀即可，深度易于掌握，可以减少不必要的损伤。

开放性手术需要完全切断腕横韧带，针刀术则不然，只需要根据神经卡压部位切开0.5cm左右的腕横韧带即可，由于切口小，手术创伤小，保留了部分腕横韧带，对维持腕关节的稳定性意义重大。

中药外用熏洗能够舒筋活血、消肿止痛、活血散瘀、并通过皮肤将药物传导至经络、筋骨，激发机体的调节功能，可迅速消除疼痛，促进功能恢复，伤口愈合，而快速达到治愈目的。

第十四节　腕尺管综合征临证医案精选

患者：赵某，男，30岁，工人。于2016年10月21日来我院就诊。

主诉：右手小指、无名指麻木无力1月。

现病史：患者1月前因工作劳累致使右手腕部疼痛，小指、无名指麻木无力，有时牵掣至肘部疼痛，夜间加重，夜寐欠安。

查体：右腕尺管区Tinel征（+），右腕尺管处压痛。

影像学检查：腕部正侧位及腕管位X光片示：右腕关节诸骨未见异常。

诊断：右腕尺管综合征。

治疗：针刀松解在局部麻醉下进行，以Ⅰ型针刀分别在Tinel征阳性点近端0.5cm处（尺管入口），Tinel征阳性点远端0.5cm处（尺管出口）松解。术后，患者坐位，将腕关节过度桡偏1～2次。48小时后，依腕尺管综合征康复操锻炼，并予以中药熏洗。

处方：肉桂6g，白芷6g，制乳没各15g，红花20g，白芍20g，川芎20g，伸筋草30g，透骨草30g。上方浸泡于4000ml水中，半小时后煮沸，待温度适中后熏洗半小时，每日1次，连续5日。

2016年10月27日第1次随诊，患者诉：小指及无名指麻木感消失，腕部仍有疼痛感，劳累后加重。嘱患者依上方继续中药熏洗5日，依腕尺管综合征康复操加大锻炼量。

2016年11月2日第2次随诊，患者诉：已无疼痛麻木感，能够正常生活。

按语：根据针刀医学对神经卡压的分型，腕尺管综合征属于骨性纤维管道卡压型。腕尺管位于小鱼际肌区的近端，豌豆骨和钩骨钩之间的一个狭窄的间隙。近端的入口为三角形，由豌豆骨尺侧、腕掌韧带浅面和腕横韧带后侧的横向面组成。在远端的出口处，有从钩骨钩的顶端发出的腱弓样结构向内侧和近侧跨行至豌豆骨，并加入到小鱼际肌的腱性起点中。其管内有尺神经、尺动脉及其伴行静脉，以及脂肪组织。值得注意的是，尺神经在腕尺管内分为浅支和深支即运动支和感觉支，故患者可同时出现疼痛麻木症状。患者因工作致使腕部慢性软组织损伤，引起瘢痕和挛缩，使腕尺管容积变小，管腔狭窄，管内血管、神经受到卡压故出现疼痛、无力、麻木的症状。依据针刀医学慢性软组织损伤病因病理学理论和针刀闭合性手术理论，通过对神经卡压点进行精确闭合性针刀松解，能根本上解除病因，故能一次治愈。

依据针刀医学慢性软组织损伤病因病理学理论和针刀闭合性手术理论，通过对神经卡压点进行精确闭合性针刀松解，能根本上解除病因，故能一次治愈。

第十五节　正中神经返支卡压综合征临证医案精选

患者：许某某，男，46岁，农民。于2015年11月17日来我院就诊。

主诉：右手动作不灵活，拇、食指对指功能障碍3月。

现病史：患者3月前无明显诱因自觉右手活动不灵活，持筷无力，经理疗，内服中药治疗未见缓解，遂来我院求诊。

查体：大鱼际肌轻度萎缩，拇对掌对指功能受限，屈腕试验（－），腕掌部Tinel征（－）。

影像学检查：右腕关节正侧位X光片示：右腕关节诸骨未见异常。

诊断：右正中神经返支卡压综合征。

治疗：针刀松解在局部麻醉下进行，在远侧掌横纹远端约2～3cm，腕关节掌侧正中偏外侧进行松解。术后，患者坐位做腕关节背伸活动2～3次。口服抗生素3日预防感染。48小时后，依正中神经返支卡压综合征康复操锻炼，并予以中药熏洗。处方：肉桂6g，白芷6g，生大黄6g，白芍20g，川芎20g，伸筋草30g，透骨草30g。上方浸泡于4000ml水中，半小时后煮沸，待温度适中后熏洗1小时，每日1次，连续5日。

2015年11月26日第1次随诊，患者诉：右手功能明显改善。嘱患者依上方继续中药熏洗5日，并予以针刺治疗，取穴：鱼际（患）、大陵（患）、内关（患）、间使（患）。以上诸穴以毫针刺入，平补平泻，得气后留针半小时取针。嘱患者依正中神经返支卡压综合征康复操加大锻炼量。

2015年12月5日第2次随诊，患者右手功能活动正常。

按语：根据针刀医学对神经卡压的分型，正中神经返支卡压综合征属于软组织卡压型。正中神经返支是正中神经干离开腕管后在手掌部所有分支的肌支，在腕横韧带的远侧，由正中神经干或其外侧发出，一般再分为两个肌支转至鱼际支配拇短展肌及拇短屈肌，其主干长不到1cm，多由掌腱膜的外侧覆盖。该神经偶有自腕管内由正中神经纤维发出后穿腕横韧带而达鱼际肌。正中神经可通过3种形式穿过腕横韧带：韧带外、韧带下和韧带内，主要支配拇短展肌和拇对掌肌。正中神经返支折角过大，解剖位置表浅，患者长期劳动致使腕横韧带劳损或掌腱膜因摩擦增厚而产生卡压症状。故以针刀切开部分腕横韧带和掌腱膜可以取得很好的疗效。西医手术松解需做3.5～4cm长的切口，伤害大，术后遗留终身瘢痕，而针刀术则不然，只需要根据神经卡压部位切开0.5cm左右的组织即可，手术创伤小，安全可靠。正中神经返支综合征早期易与腕管综合征相混淆，其原因是正中神经返支综合征在临床很少见，而其症状及体征和腕管综合征有相似之处。正中神经返支所支配拇短展肌、拇短屈肌，在此解剖基础上可与腕管综合征诊断。

第十六节　臀上皮神经卡压综合征临证医案精选

患者：郑某某，男，30岁，工人，于2016年3月7日来我院就诊。

主诉：腰及左臀部刺痛3周伴左侧大腿后外侧疼痛1周。

现病史：患者3周前因工作劳累突发腰及左臀部刺痛，经针刺治疗稍有缓解，1周前，因受寒疼痛加剧牵掣至左侧大腿后外侧疼痛，腰部仰俯欠利，行走与坐起时疼痛加剧，遇寒痛甚，得热则舒。

查体：直腿抬高试验左45°，右80°，髂嵴中后份处可扪及2cm"条索样"硬物，"4"字试验（−），L_3左侧横突顶点压痛。

影像学资料：腰椎正侧位、骨盆正位X光片示：未见骨性病变。腰椎MRI报告未见腰椎椎体、椎管内外病变。

诊断：左臀上皮神经卡压综合征。

治疗：在局部麻醉下，以Ⅰ型针刀分别松解L_3横突顶点的粘连瘢痕、髂嵴中后部条索。术后患者仰卧位，屈膝屈髋1～2次。口服抗生素3日预防感染。48小时后嘱患者依臀上皮神经卡压综合征康复操进行锻炼。并予以中药外敷。处方：肉桂6g，苏木30g，白芍20g，川芎20g，伸筋草30g，透骨草30g，川牛膝30g，红花15g，当归15g，炮甲珠10g，三棱15g，莪术15g。上方浸泡于4000ml水中，半小时后煮沸，待温度适中后以干毛巾浸湿敷于患处半小时，每日1次，连续5日。内服柔筋散每次10克连续5日。

2016年3月13日，第1次随诊，患者诉：腰、臀、腿部疼痛明显缓解，腰部活动仍感不利，下蹲时疼痛加重。予以推拿治疗：腰、臀、腿部施行按揉法5分钟、拿法10分钟、理筋10分钟，每日1次，连续10日。依上方予以中药外敷，每日1次，连续10日。嘱患者依股神经卡压综合征康复操坚持锻炼。内服柔筋散每次10克，连续10日。

2016年3月22日第2次随诊，患者诉：疼痛消失，功能活动正常。

按语：根据闭合性手术理论及网眼理论，臀上皮神经卡压综合征属于骨纤维管卡压。臀上皮神经起源于T_{12}至L_3脊神经后外侧支的皮支，臀上皮神经从起始到终止，大部分行走于软组织中，其行走过程分4段6个固定点。第一段从椎间孔发出后穿过骨纤维孔，称为"出孔点"，在肋骨和横突的背面和上面行走，称为"骨表段"；并被纤维束固定称为"横突点"，该段行程较短，由里向外。第二段走行于骶棘肌内，称为"肌内段"，向下外走行，并与第一段形成约110°的钝角，将进入骶棘肌处称为"入肌点"。第三段行走于腰背筋膜浅层深面，称为"筋膜下段"，向下向内走行，与第二段构成约95°钝角，其走出骶棘肌的部位称为"出肌点"。第四段为走出深筋膜并穿行于皮下浅筋膜层，称为"皮下段"，此点为"出筋膜点"，皮下段要跨越髂嵴进入臀部，此处称为"入臀点"。其中"横突点"和"入臀点"为易于卡压处。患者因工作劳累，臀上皮神经受到牵拉造成神经水肿粘连而出现卡压。依据针刀医学慢性软组织损伤病因病理学理论和针刀闭合性手术理论，对L_3横突顶点和髂嵴中后部压痛点及"横突点"和"入臀点"处的卡压点进行精确闭合性针刀松解，既避免了西医开刀手术入路对正常组织的巨大伤害，又能一次性解除病变组织对神经的压迫，故取得了良好的临床疗效。

第十七节　梨状肌综合征临证医案精选

患者：王某，女，31 岁，营业员，于 2017 年 10 月 13 日来我院就诊。

主诉：左臀部及腿部疼痛 1 月伴左腿无力 1 周。

现病史：患者 1 月前因工作劳累致左臀部及腿部外侧疼痛，时做时止，经牵引、推拿治疗无明显缓解，1 周前因受凉疼痛加剧，牵掣致大腿侧、小腿后侧及踝部疼痛，活动后加重，左腿无力，不能久立久行，遂来我院就诊。

查体：直腿抬高试验（＋）、梨状肌试验（＋）、梨状肌部位可扪及条索状物并有压痛，臀部压痛处 Tinel 征（＋）。

影像学资料：腰椎正侧位 X 光片和腰椎 CT 报告未见腰椎椎体、椎管内外病变。

诊断：梨状肌综合征。

治疗：在局部麻醉下，以 I 型针刀松解髂后上嵴与尾骨尖连线的中点与股骨大转子连线的中内 1/3 的交点处。术后，患者仰卧位，做直腿抬高 2～3 次。口服抗生素 3 日预防感染，并内服柔筋散每次 10 克，连续 5 日。48 小时后嘱患者依梨状肌综合征康复操进行锻炼，并予以中药外敷。处方：肉桂 6g，苏木 30g，生大黄 6g，白芍 20g，川芎 20g，伸筋草 30g，透骨草 30g，川牛膝 30g，红花 15g，桃仁 15g，当归 15g，海桐皮 15g。上方浸泡于 4000ml 水中，半小时后煮沸，待温度适中后以干毛巾浸湿敷于患处半小时，每日 1 次，连续 3 日。

2017 年 10 月 16 日第 2 次随诊，患者诉：左臀部及腿部疼痛明显缓解，但活动后仍感无力，疼痛加重。予以刺血拔罐治疗。取穴：秩边（患）、肾俞（双）、委中（患）。每次取两穴，交替取穴，每穴出血量约 20ml，每隔 3 天 1 次。依上方予以中药外敷，每日 1 次，连续 14 日。嘱患者依梨状肌综合征康复操坚持锻炼。内服柔筋散每次 10 克连续 14 日。

2017 年 10 月 31 日第三次随诊，患者诉：诸症消失，可正常生活。

按语：根据闭合性手术理论及网眼理论，梨状肌综合征属于软组织卡压。梨状肌起自骶椎前外侧面，向外经坐骨大孔止于股骨大转子上缘后部，属于下肢外旋肌之一。梨状肌将坐骨大孔分位上、下两部分，称为梨状肌上、下孔。坐骨神经为全身最大神经，可分为胫神经和腓总神经两部分，腓总神经起于第 4、5 腰神经和第 1、2 骶神经的后股，胫神经起于第 4、5 腰神经和第 1～3 骶神经的前股，此两股合并包于一个总的结缔组织鞘内，成为坐骨神经。坐骨神经至梨状肌下孔穿至臀部，位于臀大肌和梨状肌前面，上孖肌、孔内肌、下孖肌和股方肌的后面，向下至大腿。梨状肌是位于臀部深处的一块小肌肉，正常时甚至从体表不能直接触摸到，但由于梨状肌深面有很多神经血管经过，如坐骨神经、会阴部神经和股后皮神经等，如果发生解剖变异，坐骨神经甚至会从梨状肌肌腹中穿过。患者因从事营业员工作，长期站立导致梨状肌慢性劳损使其痉挛、肿大并与周围组织发生粘连，从而出现左臀部及腿部疼痛无力等梨状肌卡压症状。故依据针刀医学慢性软组织损伤病因病理学理论和针刀闭合性手术理论，通过对髂后上嵴与尾骨尖连线的中点与股骨大转子连线的中内 1/3 的交点及坐骨神经在梨状肌下孔的体表投影处进行精确闭合性针刀松解，取得了良好的疗效。该病与腰椎间盘突出症、腰椎管狭窄症、腰椎管内肿瘤等病都可引起坐骨神经放射痛，临床症状相似，应认真鉴别，一般进行腰部 CT 或 MRI 检查可以鉴别。一旦确诊为梨状肌综合征进行针刀松解都可取的良好疗效。

第十八节　股神经卡压综合征临证医案精选

患者：李某，女，45 岁，教师，于 2015 年 9 月 1 日来我院就诊。

主诉：右侧髂窝部疼痛 2 周伴大腿内侧麻木 1 周。

现病史：患者 2 周前爬山后出现右髂窝部疼痛，未经治疗，逐日加重，1 周前出现右大腿内侧和小腿前内侧麻木，右腿上楼无力，患髋不能伸直，行走后疼痛加剧。

查体：膝腱反射减弱，股四头肌力 4 级，腹股沟韧带上方压痛，腹股沟韧带中点外下方股神经走行处 Tinel 征（+）。

影像学资料：腰椎正侧位、骨盆正位 X 光片示：未见骨性病变。腰椎 MRI 报告未见腰椎椎体、椎管内外病变。

诊断：右股神经卡压综合征。

治疗：在局部麻醉下，以 I 型针刀松解腹股沟韧带中点外下 2cm，Tinel 征（+）点处。术后，患者仰卧位，做髋关节后伸 2～3 次。口服抗生素 3 日预防感染。48 小时后嘱患者依股神经卡压综合征康复操进行锻炼，并予以中药外敷。处方：肉桂 6g，苏木 30g，生大黄 6g，白芍 20g，川芎 20g，伸筋草 30g，透骨草 30g，川牛膝 30g，红花 15g，桃仁 15g，当归 15g，海桐皮 15g。上方浸泡于 4000ml 水中，半小时后煮沸，待温度适中后以干毛巾浸湿敷于患处半小时，每日 1 次，连续 5 日。内服柔筋散每次 10 克，连续 5 日。

2015 年 9 月 6 日，第 1 次随诊，患者诉：髂窝部疼痛明显好转，劳累后疼痛稍有加重，腿部麻木感消失。予以推拿治疗：腰、臀、腿部施行按揉法 5 分钟、拿法 10 分钟、理筋 10 分钟，每日 1 次，连续 10 日。依上方予以中药外敷，每日 1 次，连续 10 日。嘱患者依股神经卡压综合征康复操坚持锻炼。内服柔筋散每次 10 克连续 10 日。

2015 年 9 月 15 日第 2 次随诊，患者诉：诸症消失，可正常生活。

按语：根据闭合性手术理论及网眼理论，股外侧皮神经卡压综合征属于软组织卡压。股神经由腰丛发出后，在腰大肌与髂肌之间下行，并随同髂腰肌经肌腔隙入股部，在股前方分为数支至耻骨肌、缝匠肌、股四头肌及股前区皮肤，其终支为隐神经。髂腰肌为髂腰肌筋膜所包绕，在腹股沟部，其后侧及外侧为髂骨，内侧为髂耻骨梳韧带，前方为腹股沟韧带，筋膜内包有股神经及股外侧皮神经，是一个密闭的腔隙。在腹股沟韧带下方髂腰肌筋膜增厚形成纤维弓，构成致密的鞘管。此处为易于卡压处，患者因爬山致髂腰肌损伤，造成肌筋膜鞘管内水肿出血，致使髂腰肌筋膜下张力增加，压迫其内的股神经而出现疼痛麻木的症状。依据针刀医学慢性软组织损伤病因病理学理论和针刀闭合性手术理论，对腹股沟韧带中点外下 2cm，Tinel 征（+）点处及股神经在腹股沟韧带处的卡压点进行精确闭合性针刀松解，既避免了西医开刀手术入路对正常组织的巨大伤害，又能一次性解除病变组织对神经的压迫，故取得了良好的临床疗效。

第十九节　股外侧皮神经卡压综合征临证医案精选

患者：杨某某，男，40岁，木匠，2017年3月16号来我院就诊。

主诉：左大腿外侧疼痛麻木3月加重1周。

现病史：患者1月前因劳累致左大腿外侧麻木疼痛，曾进行针刺、推拿治疗，疗效不显，一周前因受风寒诸症加剧，左臀部及大腿外侧有针刺样疼痛，皮肤麻木，行走时疼痛加重，不能久立久行，卧床休息后缓解。

查体：髂前上棘内下方压痛，该处Tinel征（+），股前外侧皮肤感觉减退，后伸髋关节症状加重。

影像学资料：腰椎正侧位、骨盆正位X光片示：未见骨性病变。腰椎MRI报告未见腰椎椎体、椎管内外病变。

诊断：左股外侧皮神经卡压综合征。

治疗：在局部麻醉下，以I型针刀松解髂前上棘内下方压痛点。术后患者仰卧位，做髋关节后伸1~2次。口服抗生素3日预防感染。48小时后嘱患者依股外侧皮神经卡压综合征康复操进行锻炼，并予以中药离子导入，中药处方：盐附片6g，白芷6g，威灵仙120g，桃仁泥3g，将上方浸泡于500ml低度白酒中备用，取穴：髀关（患）、足五里（患）、阴陵泉（患），每日1次，每次30分钟，连续5日。内服柔筋散每次10克，连续5日。

2007年3月25日第1次随诊：患者诉：左臀部及大腿外侧疼痛消失，但皮肤仍感麻木。予以推拿治疗：腰、臀、腿部施行按揉法5分钟、拿法10分钟、理筋10分钟，每日1次，连续10日。依上方予以中药离子导入，每日1次，连续10日。嘱患者依股外侧皮神经卡压综合征康复操坚持锻炼。内服柔筋散每次10克，连续10日。

2017年4月4日第2次随诊，患者诉：诸症消失，可正常生活。

按语：根据闭合性手术理论及网眼理论，股外侧皮神经卡压综合征属于骨性纤维卡压。股外侧皮神经源于第2、3腰神经，是腰丛分出的感觉神经，其至腰大肌外缘走出后，在髂肌表面、肌筋膜之下走向外下方，在髂前上棘内侧越过旋髂深动静脉，于腹股沟韧带外端附着点下后方通过，进入大腿，穿过缝匠肌和阔筋膜布于大腿外侧面皮肤，其下端可达膝关节附近。该神经在髂前上棘下穿过腹股沟韧带时，几乎由水平位骤然转变为垂直位下降，故此处为易于卡压点。患者因长期工作劳累，工作体位不当使神经周围的软组织受到持续性牵拉、反复摩擦而损伤，造成组织水肿，日久形成粘连、瘢痕，肌筋膜鞘管增厚，使神经受到卡压，出现疼痛麻木症状。依据针刀医学慢性软组织损伤病因病理学理论和针刀闭合性手术理论，对髂前上棘内下方压痛点及股外侧皮神经出骨盆入股部的卡压点进行精确闭合性针刀松解，既避免了西医开刀手术入路对正常组织的巨大伤害，又能一次性解除病变组织对神经的压迫，故取得了良好的临床疗效。

第二十节　腓总神经卡压综合征临证医案精选

患者：刘某某，男，学生，23 岁。于 2016 年 4 月 3 日来我院就诊。

主诉：右侧小腿酸软无力，足下垂伴小腿外侧及足背麻木 1 月。

现病史：患者 1 月前因跳高至膝关节扭伤，经治疗好转，但自觉右侧小腿酸软无力，足下垂，小腿外侧至足背麻木，逐日加重，行走不利。

查体：右小腿外侧肌肉较健侧轻度萎缩，肌张力正常，腓骨颈部 Tinel 征（+），拇伸肌力 2 级。

影像学检查：右膝关节正侧位 X 光片示右膝关节诸骨未见异常。

诊断：右腓总神经卡压综合征

治疗：在局部麻醉下，以 I 型针刀松解右腓管后部卡压点、前部卡压点。术后屈伸膝关节 1～2 次，口服抗生素 3 日预防感染。48 小时后予以温针灸。取穴：阳陵泉（患侧）、阴谷（患侧）、曲泉（患侧）、足三里（患侧），时间每次 30 分钟，每日 1 次，连续 5 日。口服柔筋散，每次 10g，每日 2 次，连续 5 日。嘱患者依腓总神经卡压综合征康复操锻炼。

2016 年 4 月 10 日，第 1 次随诊，患者诉：右小腿外侧及足背麻木感已消失，仍感右小腿无力，轻微跛行。予以温针灸 15 日，每日 1 次，每次 30 分钟，取穴同上。口服柔筋散，每次 10g，每日 2 次，连续 15 日。嘱患者依腓总神经卡压综合征康复操加大锻炼量。

2016 年 4 月 22 日，第 2 次随诊，患者诉足下垂基本恢复，右小腿诸症已消失，行走正常，可参加体育锻炼。

按语：根据针刀医学对神经卡压的分型，腓总神经卡压综合征属于骨性纤维卡压型。腓管是指腓骨长肌纤维与腓骨颈所形成的骨纤维管道。腓总神经是由坐骨神经于大腿下 1/3 处分出，经过腘窝外侧沟，然后在腓骨头的后外侧下行，在腓骨头颈交界部与腓骨骨膜相连并入腓管。患者因体育锻炼时膝关节的急性损伤致腓总神经被腓骨长肌纤维弓挤压、摩擦，发生水肿而产生粘连。针刀松解腓骨头颈交界的前方和后方及腓管前后部的卡压点，松解了腓管与腓神经的粘连，扩大了腓管容积，故麻木感消失，肌力恢复正常。

温针灸可温经通络，调和气血，逐寒祛湿，行气止痛。正所谓：药之不及，针之不到，必须灸之。现代医学认为，温针灸能够直达病所，调整患处血浆渗透压，改善患处血液循环，从而营养局部神经，恢复机体功能。故温针灸能促进神经功能的恢复，加快针刀创口的愈合。是一种很好的针刀术后康复疗法。

第二十一节　腓浅神经卡压综合征临证医案精选

患者：江某某，男，41 岁，工人。于 2017 年 3 月 11 日来我院就诊。

主诉：右足背及踝部疼痛1年，伴2、3趾放射痛1周。

现病史：患者半年前因外伤致右小腿中下段疼痛，经治疗有好转，但反复发作，发展到右小腿中下段阵发性钻心样疼痛，曾予以封闭治疗，症状有所缓解，但停用后二周症状再度加重。一周前疼痛加重，不能久立久行，不能入睡，并放射至第2、3趾疼痛。

查体：右小腿中下段外侧Tinel征（+）。

辅助检查：踝关节X光片示踝关节诸骨无异常。肌电图检查示：腓浅神经感觉传导速度减慢，潜伏期改变。

诊断：腓浅神经卡压综合征。

治疗：在局部麻醉下，以Ⅰ型针刀松解腓浅神经出筋膜处卡压点。术后，仰卧位做踝关节内翻、外翻2～3次。口服抗生素3日预防感染。48小时后予以温针灸。取穴：阳陵泉（患侧）、足三里（患侧）、三阴交（患侧）、悬钟（患侧）。时间每次30分钟，每日1次，连续5日。口服柔筋散，每次10g，每日2次，连续5日。嘱患者依腓浅神经卡压综合征康复操锻炼。

2017年3月17日，第1次随诊，患者诉：右足踝、背及2、3趾部疼痛麻木消失。

按语：根据针刀医学对神经卡压的分型，腓浅神经卡压综合征属于软组织卡压。腓浅神经来源于腓总神经，绝大部分起始处位于小腿上1/3上区腓骨颈处，少数可在上1/3中区起始。一般起始后在上1/3段行于腓骨长肌深面与腓骨之间，后于上1/3下区和中1/3上区行于腓骨长、短肌之间，继而行于前肌间隔的外侧深筋膜深面，下行至浅出处，其主干穿出深筋膜处的位置主要位于外踝上方、小腿中1/3下区和下1/3上区。患者于外伤后，在深筋膜下形成水肿、粘连、瘢痕压迫腓浅神经致使患者右足踝、背及2、3趾部疼痛麻木。针刀于小腿外侧中下1/3Tinel征阳性点及腓浅神经出筋膜处卡压点进刀松解，切开此处的粘连、瘢痕松解其对腓浅神经的压迫，故患者疼痛感迅速消失，疗效显著。

温针灸可温经通络，调和气血，逐寒祛湿，行气止痛。正所谓：药之不及，针之不到，必须灸之。现代医学认为，温针灸能够直达病所，调整患处血浆渗透压，改善患处血液循环，从而营养局部神经，恢复机体功能。故温针灸能促进神经功能的恢复，加快针刀创口的愈合。是一种很好的针刀术后康复疗法。

第二十二节 跗管综合征临证医案精选

患者：周某某，女，工人，52岁。2016年10月9号来我院就诊。

主诉：左内踝关节疼痛伴足底麻木半年。

现病史：患者半年前因左踝部扭伤红肿疼痛，经治疗红肿消失但仍有疼痛感，行走后加剧，逐渐出现左足底部麻木，行走不利。

查体：左跟骨叩击试验（+）、Tinel征（+）。

影像学检查：左踝关节正侧位X光片示：左踝关节诸骨未见异常。

诊断：跗管综合征。

治疗：在局部麻醉下，以Ⅰ型针刀松解左分裂韧带内踝部起点及止点。术后口服抗生素 3 日预防感染。48 小时后予以中药离子导入。中药处方：黄芪 60g，当归 20g，白芍 20g，威灵仙 150g，盐附片 20g，川牛膝 10g，冰片 6g。将上方浸泡于 1000ml 水中，半小时后煎熬成 250ml 药液，瓶装备用。每日 1 次，每次 30 分钟，连续 5 日。嘱患者依跗管卡压综合征康复操锻炼。

2016 年 10 月 17 日第 1 次随诊：患者诉左踝部麻木感消失，仍有轻微疼痛感，劳累后加剧。予以手法治疗：患者仰卧，患肢外旋，医生以一指禅推法或揉法于小腿内后侧，由上而下推、揉至踝部，重点在跗管局部，沿与跗管纵向肌纤维垂直的方向推、揉 5～10 分钟，最后顺肌腱方向用擦法擦 30 次。每日 1 次，连续 5 日。嘱患者依跗管卡压综合征康复操加大锻炼量。

2016 年 11 月 26 日第 2 次随诊：患者诉左踝部疼痛麻木感消失，活动自如。

按语：根据针刀医学对神经卡压的分型，跗管综合征属于骨性纤维卡压。跗管是在内踝下侧的一个狭窄的骨性通道，上面有分裂韧带覆盖，下面有跟骨内侧面组成的扁形管腔，中间有胫后动脉，胫后神经，拇长屈肌，趾长屈肌通过，患者因外伤致分裂韧带受损、挛缩使管腔更为狭窄，胫后神经受到卡压，故内踝关节疼痛麻木。针刀松解分裂韧带起、至点，改善其挛缩，扩大了骨性管腔容积，故疼痛消失。

针刀术后予以推拿治疗，可以起到通经活络，行气止痛之功效，并能对周围软组织起到一定松解作用，从而能缩短疗程，减轻患者痛苦。

第二十三节　morton 跖骨痛临证医案精选

患者：赵某某，男，干部，53 岁。2015 年 11 月 15 日来我院就诊。

主诉：左足底及足趾疼痛 1 年，加重半月。

现病史：患者一年前无明显诱因突发左足底及第 1、2、4 足趾疼痛，未经治疗，半月前疼痛加剧，左足底呈阵发性烧灼样疼痛，数分钟后自行缓解，行走时疼痛加重，遂来我院求诊。

查体：第 2～3 跖蹼跖面明显压痛，且有硬性条索。

影像学资料：左足 X 光片示：左足第 2、3 跖骨头变平变宽。

诊断：Morton 跖骨痛。

治疗：在局部麻醉下，以 I 型针刀从跖面切开左足第 3、4 跖骨间韧带。针刀术后，患者仰卧，术者推压左足跖趾关节的跖面，做跖趾关节背伸活动 1～2 次。口服抗生素 3 日，预防感染。48 小时后，依 Morton 跖骨痛康复操进行康复锻炼，并予以中药足浴。中药处方：黄芪 60g，当归 20g，白芍 20g，甲珠 20g，威灵仙 150g，白芷 10g，盐附片 20g。将上方浸泡于 4000ml 水中，半小时后煮沸，待温度适中后足浴半小时，每日 1 次，连续 3 日。

2015 年 11 月 23 日第 1 次随诊：患者诉左足底部疼痛明显减轻，仅行走时有疼痛感。依上方足浴，每日 1 次，每次 30 分钟，连续 10 日。口服柔筋散，每次 10g，每日 3 次，连续 10 日。嘱患者依 Morton 跖骨痛康复操加大锻炼量。

2015 年 11 月 30 日第 2 次随诊：患者诉左足底部疼痛完全消失，活动自如。

按语：根据针刀医学对神经卡压的分型，Morton 跖骨痛属于软组织卡压型。Morton 跖骨痛是第三、四两跖骨头中间处的趾神经长期受牵扯压迫，而发生局限性疼痛。胫神经于内踝后方穿屈肌支持带深面入足底，分为足底内、外侧神经。足底内侧神经先分出一条趾底固有神经至拇趾内侧缘，然后在跖骨底分出三条趾底总神经，行于足底腱膜与趾短屈肌之间，又各分为两条趾底固有神经。足底外侧神经于第五跖骨底分浅支及深支，浅支分出两条趾底总神经，外侧支分布于小趾外侧缘。内侧支分布于四、五趾相对缘。由足底侧神经发出的第三趾底总神经与由足底外侧神经发出的第四趾底总神经之间存在吻合，由第四跖骨间隙斜向第三跖骨间隙，横在趾短屈肌深面。患者因长期穿高跟鞋，第三、四两跖骨头的中间处的跖骨间韧带长期受到牵扯压迫，出现挛缩、粘连，从而卡压其间的趾神经，故出现疼痛症状。由于西医对本病的病理机制不清楚，故西医用手术方法切除跖骨头，不但没有治愈本病，反而由于切除了跖骨头，损害了足部弓弦力学系统的解剖结构，所以，术后患足的功能明显受限，甚至引起永久性的残疾。针刀闭合性手术在不切除人体组织的前提下，准确松解周围的跖骨间韧带，从根本上解除卡压，1次即愈，无并发症和后遗症。而中药足浴能够舒筋活血、消肿止痛，并通过皮肤将药物传导至经络、筋骨，激发机体的调节功能，可迅速消除疼痛，促进功能恢复，伤口愈合，达到快速治愈目的。

第七章
神经卡压综合征针刀临床研究进展

第一节　枕大神经卡压综合征针刀临床研究进展

1. 针刀治疗

刘婷等[1]运用针刀治疗枕大神经卡压性头痛患者，采用随机对照法将 73 例患者分为针刀组 38 例、温针组 35 例。①针刀组：患者屈颈侧卧，于枕大神经浅出皮下处压痛点，即枕外隆凸与乳突尖连线的中内 1/3 交界处定点，如后枕部变性的软组织压痛点明显，亦可作为进针点。消毒后，取 I 型 4 号针刀，刀口线与神经走向平行，垂直枕骨面，快速刺入皮下，缓慢探索深入达枕骨面，贴骨面纵行切割粘连的肌筋膜 3～5 下，有松动感后出刀。5 天 1 次，1 次为 1 疗程。②温针组：选四神聪、风池、天柱、率谷、太阳、阿是穴等，常规消毒后，用 1.5 寸毫针快速进针，得气后平补平泻，于风池和天柱穴的针柄上加艾柱点燃，以局部轻微泛红及患者能耐受为度，余穴每 10 分钟捻转行针 1 次，留针 30 分钟，5 日 1 疗程。两组患者均治疗 2 疗程。结果：即刻痊愈针刀组 23 例，温针组 10 例，愈显率针刀组 92.11%，温针组 71.43%。1 个月后痊愈针刀组 22 例，温针组 9 例，愈显率针刀组 86.84%，温针组 65.71%。半年后痊愈针刀组 21 例，温针组 5 例，愈显率针刀组 86.84%，温针组 57.14%。针刀组的愈显率均高于温针组，可见针刀治疗比温针治疗枕大神经卡压性头痛的远期效果确切可靠。

刘占平等[2]运用针刀治疗耳枕部神经卡压综合征。将 360 例患者随机分为针刀治疗组和神经阻滞对照组各 180 例。①针刀组：患者俯卧位，下颌伸出床缘外尽量内收，充分暴露术野，取酸麻胀痛最明显之敏感点作为相应神经卡压点和针刀治疗点，标记，备皮，常规消毒，铺无菌洞巾，选用 I 型 4 号针刀，刀口线与神经、血管走向一致，针体垂直颅骨平面或皮肤表面刺入，纵行切开紧张、挛缩、粘连、增厚的筋膜和腱纤维 3～5 刀，再纵疏横剥，刀下无抵触感后出刀，压迫止血并贴创可贴。治疗时应注意患者反应，如有剧痛、触电或放射感，及时改变刀口位置，以免伤及神经、血管等正常组织。②阻滞组：根据神经卡压的部位分别选玉枕、风池、翳明、天柱、阿是穴或阳性反应点，每点注射 2～3ml 复方镇痛液，（由 2%利多卡因 5ml＋维生素 B_{12} 500ug＋地塞米松 5mg＋654-2 5mg＋5%碳酸氢钠 3～5ml 组成）进行神经阻滞术治疗。2 组患者均每 5～7 天治疗 1 次，1 次为 1 疗程，连续治疗 3 疗程。结果：即刻止痛效果比较，即效针刀组 96 例，阻滞组 46 例；总有效率针刀组为 93.33%，阻滞组为 81.67%。综合疗效比较，痊愈针刀组 167 例，阻滞组 69 例；无效针刀组 0 例，阻滞组 32 例；总有效率针刀组为 100%，阻滞组为 82.22%；随访 3 个月后，复发率针刀组为 0.56%，阻滞组为 12.22%。笔者认为应用针刀彻底松解变性粘连、痉挛或挛缩的软组织，即可立即解除神经、血管的牵拉、挤压或卡压，从而使耳枕部神经卡压综合征的顽固性头痛、麻木等症得以迅速彻底根治，疗效显著，是目前较为理想的治疗方法。

2. 针刀结合推拿治疗

毛长兴等[3]运用颈椎旋扳法配合针刀治疗枕大神经卡压综合征 69 例。先应用颈椎旋扳法调整椎小关节，恢复颈枕部力学平衡后，再配合针刀松解解除枕大神经受压情况。针刀治疗：术前枕颈部备皮，患者反坐于靠背椅上，双手扶椅背，屈颈前额枕于手背上，标记消毒后局麻。①在 C_2 棘突与乳突连线的中点进针刀，刀口线与耳郭根部下段基线平行，即与中轴线下段呈 30° 角斜向外下方，垂直皮面快速刺入皮肤，达枕骨骨面后，提起刀锋，约为刺入深度的一半，呈线状切开浅、深筋膜及肌组织，再纵疏横剥，待刀下有松动感后出刀。②在 C_2 棘突顶端病侧骨缘进针刀，刀口线与躯干纵轴平行，垂直皮面快速刺入皮肤，直达棘突骨面后，调整刀锋至棘突的病侧骨缘，沿骨缘切开头下斜肌腱，纵疏横剥，刀下有松动感后出刀。③在 C_1 横突后结节尖部及下缘进针刀，刀口线与躯干纵轴平行，从 C_1 横突的后外侧垂直皮面爪切进刀，匀速推进达横突后结节尖端骨面后，沿尖端下外侧骨缘切开头下斜肌肌腱，并纵疏横剥，刀下有松动感后出刀。④在 $C_1 \sim C_2$ 棘突间点进针刀，刀口线与躯干纵轴平行，垂直皮面快速刺入皮肤，达第 2 棘突顶骨面后，调整刀锋至棘突上缘，沿骨面切开棘间韧带，刀下有松动感后出刀。⑤在第 $C_1 \sim C_2$ 棘间点外侧 15～23mm 处进针刀。刀口线与躯干纵轴平行，垂直皮面快速刺入皮肤，达关节突骨面后，调转刀口线，寻找到关节突关节间隙后，切开关节突关节囊，出刀。⑥在枕大神经出口点进针刀，刀口线与躯干纵轴平行，垂直皮面快速刺入皮肤，达骨面后，作筋膜切开剥离，刀下有松动感后出刀。手法治疗：根据临床表现与影像学检查，排除骨质疏松症致密性骨炎及能导致骨质破坏引起的疾病。患者反坐于靠背椅上，双手搭在椅背上。先捏拿上颈部进行放松，同时轻微晃动颈部使手法逐渐深入而充分，再点按弹拨天柱、风池、玉枕等枕后部穴位，接着命患者伏于椅背上，揉法放松颈枕颅顶部，然后坐直施旋扳法与揉法，最后上下揉推颈枕颅顶部并拍击肩背部收尾，3 天 1 次，2 次为 1 疗程，每个疗程间隔 3～4 天。治疗 1～3 次后，治愈 54 例，有效 14 例，无效 1 例，总有效率 98.55%。

参考文献

[1] 刘婷，胡荣亮，林乐泓，等. 针刀治疗枕大神经卡压性头痛的疗效观察 [J]. 中国实用医药，2012，7（3）：101.

[2] 刘占平，葛玉枝，康美清. 针刀治疗耳枕部神经卡压综合征 180 例疗效观察 [J]. 新中医，2011，42（11）：91.

[3] 毛长兴，何瑛. 颈椎旋扳法配合针刀治疗枕大神经卡压综合征临床体会 [J]. 中国社区医师·医学专业，2012，14（7）：199.

第二节　胸廓出口综合征针刀临床研究进展

1. 针刀治疗

林浩东等[1]运用小针刀治疗上干型胸廓出口综合征 11 例。在胸锁乳突肌后缘找到压痛最明显点，8 例在胸锁乳突肌后缘中点附近，2 例偏上方 1.5cm 处，1 例偏下方 2cm 处。标记消毒后局部麻醉，用按四部进针规程宽 1.5mm 的小针刀，达颈椎横突后结节后，作约 3～5mm 的小幅度横行切割和挑拨，即作用于前、中斜角肌的腱性起始纤维。全部患者感颈部酸胀，4 例感麻痛至背部，1 例感手部麻痛。切割挑拨时间不超过 1 分钟，出针后按压针孔止血。术后所有患者均无血肿形成，休息 10 分钟后，10 例的症状、肌力和感觉明显好转。1 例变化不明显。1 个月后复查，7 例症状明显好转，偶有不适，肌力也明显好转；3 例肌力感觉均明显好转，但颈部仍存在不适；1 例即术后当时效果不佳者仍无效，给予局封及手术治疗亦效果不佳。其余 10 例 6 个月后随访，6 例症状消失，肌力、感觉正常；2 例好转，2 例无效。4 年后仍有 7 例有效。

2. 针刀结合封闭治疗

孟双全等[2]采用封闭加小针刀治疗胸廓出口综合征 18 例。其方法为：在胸锁乳突肌后缘颈椎横突结节处及喙突内下找出压痛点，标记消毒后，先做局部封闭，即痛点注射醋酸曲安奈德及 0.5%布比卡因各 2ml 配成的混合液。再按四部进针规程，顺肌纤维方向进针刀，抵至颈椎横突结节及喙突内下后，在局部横行做 2～5cm 的小幅度切割及挑拨松解，出刀后按压，贴创口贴。术中均有强烈酸胀感。每周治疗 1 次，共 1～5 次。所有患者术后即刻都有不同程度的症状缓解，有明显的轻松感，术后 10 分钟检查肌力均较前增加。有 12 例针刺痛觉减退者明显改善，18 例均无血肿形成；5 例出现肩背或患肢的放射性麻木，观察 2 小时后逐渐缓解消失；1 例术中出现头晕、心慌、胸闷等不适，经吸氧及平卧休息数分钟后好转。随访 3 个月至 2 年，优 12 例，良 3 例，可 2 例，差 1 例。

参考文献

[1] 林浩东，陈德松，方有生. 小针刀治疗上干型胸廓出口综合征 [J]. 中国骨伤，2006，19（3）：129.

[2] 孟双全，郭自斌，吴威，等. 封闭加小针刀治疗胸廓出口综合征18 例分析 [J]. 中国误诊学杂志，2010，10（25）：6264.

第三节　肩胛上神经卡压综合征针刀临床研究进展

1. 针刀治疗

谢兴生[1]针刀治疗肩胛上神经卡压综合征临床观察。患者取坐位或俯卧位，头部前屈固定于治疗床上，在肩胛上切迹、肩胛冈盂切迹和冈上肌、冈下肌压痛处定点，常规消毒后，选择 4 号针刀，刀口线与肩胛上神经走行方向平行，针体与肩部皮肤约呈 70°角斜向背部与背部皮肤平行刺入皮下，缓慢进针直达冈上窝骨面，针尖向前上方移动至肩胛上切迹外侧端，行纵行切开剥离 2～3 刀，再横行剥离 2～3 下，松解肩胛上横韧带，针下有松动感后，再退至浅层切开其他条索硬结，冈盂切迹处则松解肩胛下横韧带，拔出针刀，局部压迫片刻防止出血，覆盖创可贴。术毕令患侧手放于对侧肩上，使肘部处于水平位，并向健侧用力牵拉，然后再在局部弹拨推按数下即可。一次未愈，则 5 天后再作 1 次治疗。针灸组治疗选穴肩井、肩贞、秉风、天宗、肩髃、臂臑、合谷、养老、外关、阿是穴，操作：常规消毒，以 1 寸或 1.5 寸毫针快速进针，得气后施以泻法，每 5 分钟行针 1 次，留针 30 分钟，每日 1 次，10 次为 1 个疗程，疗程间休息 3 天，两个疗程后评定。疗效标准：痊愈：症状体征消失，活动自如，随访 3 个月未复发；显效：症状体征基本消失，工作生活不受影响，劳累或受凉后略有疼痛不适；好转：症状体征明显减轻；无效：症状体征无改善。针刀观察组痊愈 37 例，显效 7 例，好转 4 例，愈显率 91.7%。针灸对照组痊愈 11 例，显效 15 例，好转 17 例，无效 5 例，愈显率 52.4%。

张歆[2]应用小针刀治疗肩胛上神经卡压综合征。患者半卧位，肩部常规消毒铺巾。9#穿刺针由肩峰斜向内侧肩胛骨切迹进入约 5cm 直至切迹骨质，后退 0.5cm 寻找酸麻的异感后注入 2% 的利多卡因 4ml 后酒精棉球压紧针孔。针刀治疗沿肩峰斜向前内侧刺入，在喙突的内后侧间隙进入 5cm，触及肩胛切迹骨质后退 0.5cm，手感有索条状韧性组织上进行针刀的切割和挑刺后出针。也可在锁骨外三分之一肩胛切迹压痛最明显处刺入进行针刀治疗。所有病例都在冈下肌压痛处或者肩胛冈内三分之一处进行针刀的疏通剥离治疗。每周 1 次，3 次为 1 疗程。治疗后疼痛消失，恢复正常工作生活为优；以阴天及劳累后酸疼可以忍受、患肩活动无受限为良；以疼痛症状无改善，肌萎缩无恢复，提肩无力为差。其中 1 个疗程优 12 例，良 2 例，差 1 例。

唐日强等[3]采用小针刀治疗肩胛上神经卡压综合征 55 例，患者取俯卧位，取肩胛冈中点上方 1cm，肩胛冈中、外 1/3 下方定点。在施术部位以碘酒消毒 2 遍，铺无菌洞巾。1% 利多卡因局部浸润麻醉，每个治疗点注药 1ml。刀具选择 I 型 4 号直形针刀。在上述定点部进行针刀松解，术毕，患者坐位，主动耸肩 2 次。上述治疗若症状改善不明显，间隔 7 天再针刀治疗及手法治疗 1 次。两周为 1 疗程，连续治疗 1 个疗程。共治疗 55 例患者中，痊愈 42 例，显效 7 例，好转 3 例，无效 3 例，总有效率 94.5%。

2. 超声引导下可视针刀治疗

李多默等[4]采用超声引导下可视针刀治疗肩胛上神经卡压综合征。采用超声引导下针刀闭合性松解术。在受卡压的体表部位确定超声探头的位置及方向，依据相关文献确定肩胛上切迹体表穿刺点和冈盂切迹体表穿刺点。常规皮肤消毒，铺无菌洞巾，使用 6 号穿刺针从定位点皮肤表面垂直刺入至相应深度，穿刺过程中每治疗点注射 0.25% 的利多卡因 1.5ml，此时患者局部有胀感，但无放射感；退出穿刺针，沿原穿刺通路进 II 型针刀，患者大多有局部重、胀感，如有向上肢放射感则稍微调整进针的方向和深度。针刀紧贴骨面在肩脚上切迹内缘及冈盂切迹外缘，小幅度松解 2～3 刀。以无菌纱布压迫针孔 2min，创可贴贴敷针孔。治疗后 6h 内限制活动肩关节，3 天内避免劳累、禁食辛辣。每周 1 次，3 次为 1 个疗程。共治疗 30 例患者中，痊愈 16 例，显效 11 例，有效 2 例，无效 1 例，愈显率 90%。

参考文献

[1] 谢兴生.针刀治疗肩胛上神经卡压综合征临床观察 [J].按摩与导引，2007，23（7）：20.

[2] 张歆.小针刀治疗肩胛上神经卡压综合征 [J].河北北方学院学报医学版，2006，23（4）：65.

[3] 唐日强，陈晓霞.小针刀治疗肩胛上神经卡压综合征 55 例临床观察 [J].中医药通报，2014，13（6）：46-47.

[4] 李多默，向东东，乔晋琳，等.超声引导下可视针刀治疗肩胛上神经卡压综合征效果观察 [J].人民军医，2015，8（1）：416-417.

第四节　肩胛背神经卡压综合征针刀临床研究进展

针刀治疗　谢伟等[1]采用小针刀治疗肩胛背神经卡压综合征，疗效确切。治疗方法：在肩胛提肌止点处或脊柱缘处找到明显压痛点作为进针点。用注射器抽吸 2%利多卡因注射液 3ml+德宝松注射液 lml。局部消毒铺巾，进针，回抽无血时，注射药物局麻，刀口线与肩胛骨缘平行进针，紧贴肩胛骨缘扇形切割，切割时常可听到"嗦嗦"的声音，并有阻力感和挡刀感，切开松解。对胸锁乳突肌后缘中点疼痛明显患者，行中斜角肌松解。患者仰卧位，以胸锁乳突肌后缘中点压痛点为进针点，刺到横突处回抽无血，注入 2%利多卡因注射液 3ml+德宝松注射液 lml，刺入针刀，达到横突骨面后，紧贴骨面松解。起针后用创可帖贴敷，行弹拨理筋手法，并活动肩胛骨 10 余次。共治疗 86 例患者，治愈 52 例，显效 28 例，好转 6 例，总有效率 100%。

参考文献

[1] 谢伟，郑建平，郑琦.小针刀治疗肩胛背神经卡压综合征 [J].浙江中西医结合杂志，2012，22（6）：460.

第五节　肋间神经卡压综合征针刀临床研究进展

针刀治疗　姚晓等[1]用针刀闭式松解综合疗法治疗顽固性肋软骨炎 34 例。治疗时患者平卧，双手置于枕后，在压痛最敏感处和梭形肿胀隆起处常规消毒铺巾。术者站在患侧，取朱氏 1 号针刀，病灶最隆起处垂直皮面进针刀。刀口线与肋骨长轴平行，刀刃直达肋软骨骨膜后进行通透剥 5～6 刀，抵达肋软骨面。再在肋软骨面上纵行疏通剥离 4～5 刀，然后横行疏通剥离 2～3 刀。将肋软骨骨膜从肋软骨上剥离开，直至刀下有明显松解感即止，退出针刀。针刀治疗术毕，在手术当时的针孔注入山莨菪碱、维生素 B_{12}、醋酸泼尼松龙混悬液、2%利多卡因合剂，施行局部浸润。对于疼痛特别严重者，也可行相应的肋间神经阻滞。全组 34 例均痊愈，治疗 2 周后症状、体征、压痛和肿胀均消失。其中 1 次治疗痊愈者 28 例，2 次治疗痊愈者 6 例，34 例患者愈后随访 3 年无一例复发。

参考文献

[1] 姚晓，姚龙. 针刀闭式松解综合疗法治疗顽固性肋软骨炎 [J]. 实用疼痛学杂志，2007，3（2）：152.

第六节 四边孔综合征针刀临床研究进展

针刀治疗 陶志平[1]用小针刀松解术治疗腋神经卡压综合征。治疗方法：俯卧位，患肢稍外展，使术野暴露清楚，或侧卧位，用龙胆紫定位。肩胛骨外缘上2/3处可定1~2点，松解小圆肌起点；肩胛骨下角点可定1点，松解大圆肌的起点；小结节嵴定1~2点，松解大圆肌的止点。按常规局部消毒，铺无菌巾，戴无菌手套，帽子，口罩，用0.75%的利多卡因局麻，用退回式注射局麻药。①肩胛骨外缘点：小针刀的刀口线与肩胛骨外缘平行，刀体与皮肤垂直进入，快速刺入皮肤，匀速推进直达骨面，调整刀锋到骨外缘，沿骨缘切开剥离3~4刀，然后纵行疏通，横行剥离，刀下有松动感即出针刀。②肩胛骨下角点：刀口线与肩胛骨下角的外缘平行，刀体与皮肤垂直，快速刺入皮肤，缓缓推进直达骨面，调整刀锋至肩胛下角外缘的骨面切开剥离3~4刀，然后纵行疏通横行剥离，刀下有松动感即出针刀。③肱骨小结节嵴：刀口线与上肢纵轴平行，刀体与皮肤垂直进入，缓缓推进针刀直达骨面，然后浮起针刀，没骨面纵行开切开2~3刀，刀下有松动感后即出针。另：患者仰卧位，患肢屈肘，医生与患肢手相握，医生用力使肘关节伸直，反复伸屈几次即可，在患肢屈肘时可做肩关节内外旋转几次。共治疗36例患者，治愈26例，显效8例，好转2例。

参考文献

[1] 陶志平. 小针刀松解术治疗腋神经卡压综合征36例 [J]. 实用中医药杂志，2011，27（7）：457.

第七节 旋前圆肌综合征针刀临床研究进展

水针刀治疗 王磊等[1]采用水针刀治疗旋前圆肌综合征，疗效显著。治疗方法：按水针刀一明二严三选择的操作规程，首先令患者仰卧位或座位，前臂外旋。根据水针刀平衡三针法定点定位。A点：肱骨内上髁和尺骨冠突点；B点：肱骨内上髁和外上髁连线中点向下3~7.5cm处寻找敏感点；C点：旋前圆肌止点，即桡骨外侧面中部的阳性点。皮肤标记治疗点，常规消毒后，避开主要神经、血管，选用扁刃水针刀，垂直进针，进针方向与身体纵轴平行。遇结节瘢痕切开，A点、C点，采用水针刀一点三针法，纵行松解3刀，旋转注入软损宁松解液1~2ml，出水针刀，按压针孔1min后，贴创可贴。共治疗40例病人中，治愈32例，显效4例，好转4例，总有效率100%。

参考文献

[1]　王磊, 董焕, 李星. 水针刀治疗旋前圆肌综合征 [C]. 2012 全国第三届骨伤疼痛新疗法学术年会论文集, 2012: 216-217.

第八节　肘管综合征针刀临床研究进展

小针刀结合水针治疗　周雅萍等[1]运用小针刀配合水针治疗肘管综合征。患者取俯卧位, 患者反背或侧卧位使患肢向下。常规消毒铺洞巾, 术者戴手套。嘱患者屈肘以暴露肱骨内上髁和尺骨鹰嘴, 刀口线与尺神经方向一致, 针体垂直于肱骨内上髁的后内方骨面, 在敏感压痛点处进针, 直达骨面, 行纵疏横剥法。然后提起针刀, 摸索进针达肘管壁, 切开尺侧腕屈肌的弓状结构, 同时针刀沿肘管内侧缘向中间平推数下, 以将肘管的切口加大, 松解尺神经与周围组织的粘连, 出针后, 过度屈曲肘关节数次。松解后, 用注射器吸入强的松龙 5mg、1%利多卡因 1.5ml、维生素 B15mg 和 B$_{12}$0.5mg 所配成的注射液, 注入肘管内。针刀加水针组治疗 24 例, 治愈 15 例, 有效 8 例, 无效 1 例。

参考文献

[1]　周雅萍, 赵君. 小针刀配合水针治疗肘管综合征 48 例疗效观察 [J]. 上海针灸杂志, 2006, 25（3）: 21-22.

第九节　桡管综合征针刀临床研究进展

针刀治疗　阮宜骏等[1]采用针刀治疗桡管综合征 37 例, 疗效甚佳。方法: 前臂外展, 肘关节取伸直位, 手心向上。取肱桡关节远端3cm肱骨外上髁与桡骨茎突连线内侧 1cm 处压痛点为进针点, 左手指将桡动静脉、桡神经及其分支向内推开, 采用 4 号针刀, 垂直进针, 直达骨面。针刀贴骨面顺着肱骨外上髁与桡骨茎突连线呈扇形纵行松解, 上下约 2~3cm, 左手指横行推移, 手下有松动感后出针刀。改变体位, 前臂外展肘关节取屈曲位, 手背朝上。取肱骨外上髁或肱桡关节压痛点为进针刀点, 垂直进针, 顺肌纤维纵行松解, 至针下松动后出针。术后顺肌纤维方向揉搓 3~5 分钟, 反复屈伸牵拉肘关节。每周治疗 1 次, 3 次为 1 疗程。共治疗 37 例病例, 痊愈 28 例, 好转 8 例, 无效 1 例, 总有效率 97.3%。

参考文献

[1]　阮宜骏, 王健, 罗琼佳. 针刀治疗桡管综合征37例 [J]. 中医外治杂志, 2011, 21（2）: 40-41.

第十节　腕管综合征针刀临床研究进展

1. 针刀治疗

李乐敬[1]采用针刀治疗腕管综合征 60 例，治愈率高。针刀治疗方法如下：患者掌心向上，在腕关节下垫一个棉垫，手腕平放于棉垫上，使腕关节处于背伸位。让患者用力握拳屈腕，在腕部掌侧出现 3 条隆起的肌腱，从桡侧到尺侧分别是桡侧腕屈肌腱、掌长肌腱和尺侧腕屈肌腱。然后以此为标志确定 4 个点：在患腕远侧腕横纹上的桡侧腕屈肌腱的内侧缘定一点，再沿桡侧腕屈肌腱向远端移动约 2.5cm 再定一点，在患腕远侧腕横纹尺侧腕屈肌腱的内侧缘定一个点，沿尺侧腕屈肌的内侧缘向远端移动约 2.5cm 再定一点。这 4 个点为针刀的进入点。将此四点局麻，然后按进针的四步规程在 4 点上分别进针刀，刀口线与肌腱走向平行，针刀深度 0.5cm 左右，同时针体和腕平面成 90°角，将针刀沿屈肌腱内侧缘向中间平推数下，以剥离腕横韧带和腕屈肌腱间的粘连，然后出针，分别对 4 个点进行局部消毒处理。针刀术后，患者取正坐，前臂于旋前位，手背朝上。医生双手握患者掌部，左手在尺侧，右手在桡侧，而拇指平放于腕关节的背侧，以拇指指端按于腕关节背侧，在拔伸情况下摇晃关节，然后，将手腕在拇指按压下背伸至最大限度，随即屈曲，并左右各旋转 2～3 次。结果显示 60 例腕管综合征患者，其中 1 次治愈 31 例，2 次治愈 10 例，3 次治愈 9 例，4 次治愈 7 例，5 次治愈 3 例。治愈率 100%。

李有成等[2]采用小针刀治疗腕管综合征 30 例。患者手腕平放于治疗台上，腕关节置于脉枕上。让患者用力握拳屈腕，在腕部掌侧可有 3 条纵行皮下的隆起，中间为掌长肌腱，桡侧为桡侧腕屈肌腱，尺侧为尺侧腕屈肌腱。在远侧腕横纹尺侧腕屈肌腱的内侧缘，定一进针刀点，沿尺侧腕屈肌的内侧缘向远端移动 5m 左右再定一点，在远侧腕横纹上的桡侧腕屈肌腱的内侧缘定一点，再沿桡侧腕屈肌腱向远端移动 2.5cm 左右再定一点，在此 4 点上分别进针刀，刀口线和肌腱走向平行，针体和腕平面成 90°角，沿两侧屈肌腱内侧缘刺入 0.5m 左右，应避开尺、桡动静脉和神经，将腕横韧带分别切开 2～3mm，与此同时，将针刀沿屈肌腱内侧缘向中间平推数下，以剥离腕屈肌腱和腕横韧带间的粘连，应避免损伤正中神经，出针。针刀术后，患者正坐，前臂于旋前位，手背朝上。医生双手握患者掌部，右手在桡侧，左手在尺侧，而拇指平放于腕关节的背侧，以拇指指端按于腕关节背侧，在拔伸情况下摇晃关节，然后，将手腕在拇指按压下背伸至最大限度，随即屈曲，并左右各旋转 2～3 次。共治疗 30 例中，1 次治愈 12 例，2 次治愈 8 例，3 次治愈 7 例，4 次治愈 2 例，5 次治愈 1 例，治愈率 100%。

胡达望等[3]采用针刀治疗腕管综合征 40 例。患者卧位或坐位，患手平放于治疗台上，掌心向上，腕关节下垫枕垫，使腕关节呈背屈位。在远侧腕横纹桡侧腕屈肌腱的内侧缘定一进针点，用龙胆紫做好标记。常规消毒、局麻。以进针点为中心常规消毒皮肤，医者戴消毒手套，用戴消毒手套的左手拇指尖按压在进针点的皮肤上，注入以 2.0%利多卡因针注射液 2ml、0.9%氯化钠注射液 2ml 混合共 4ml 局麻药液。取 4 号无菌小针刀，避开正中神经，刀口线与肌腱走向平行，使针体和腕平面成 90°角进针，深度约 5mm，然后使针体和腕平面成 15°角将腕横韧带切开 2～5mm，与此同时，将针刀沿腕屈肌腱的内侧缘向中间平推数下，以剥离腕屈肌腱和腕横韧带的粘连，解除正中神经卡压，针下有松动感时即出针。出针后压迫针孔 1～2min 止血，术者握住患手，旋转和过屈过伸腕关节数次以彻底松解。予创口贴敷贴针孔，忌水洗 2 天，防止感染。共治疗 20 例患者中，痊愈 8 例，好转 11 例，无效 1 例，总有效率 95%。

2. 针刀结合局部封闭治疗

吴武军[4]运用改良针刀手术加腕管阻滞治疗腕管综合征，取得良好效果。治疗方法：改良针刀组：手腕平放于治疗台上，垫枕，辨认掌长肌腱及桡、尺侧腕屈肌腱。于近、远侧掌横纹中点尺侧腕屈肌的内侧缘和桡侧腕屈肌内侧缘各选取一进针点，标记，消毒。用手术刀刺破皮肤层并保持刀口线与上肢长轴平行，向手侧进针达远侧腕横纹水平，刀口线方向不变，用刀在腕横韧带上切 2～3 个切口，然后退针刀至标记部位，并向肩侧进针至近侧腕横纹水平，再在腕横韧带上切 2～3 个切口，平推屈肌腱，出针刀。术毕，从任一刀孔向腕管内注射由 2%利多卡因 1ml、强的松龙 25mg、维生素 B$_{12}$500μg 组成的混合液。手术结束后行手法治疗，嘱患者腕部休息 1 周，同时活动手指。如未愈，1 周后行第 2 次治疗，一般同一部位治疗不逾 2 次。腕管阻滞治疗组：腕管内注射由 2%利多卡因 1ml、强的松龙 25mg、维生素 B$_{12}$500μg 组成的混合液，每周 1 次，连续 3 周，3 次治疗无效者不再继续行腕管阻滞治疗。改良针刀配合封闭治疗取得较好疗效。临床可以结合应用。

邢建瑞等[5]采用改良小针刀腕部微创减压治疗腕管综合征。患者取仰卧位，上臂外展，掌面向上，常规消毒，铺无菌巾以 2%利多卡因行局部神经阻滞麻醉，麻醉时注意只进行皮肤、皮下组织浸润，不要将麻药注入腕管，以免将正中神经阻滞。进针点在中掌横纹与远侧掌横纹之间，掌长肌腱尺侧约 0.5cm 处，该点在距豌豆骨桡侧约 1cm 纵形线上垂直进针，尖端刃锋与血管神经方向一致，侧面刃锋朝向远侧，针锋穿破皮肤、皮下组织，进入深筋膜时有突破感，然后下压针尾与皮肤呈 5°～15°向远侧进针 3～4cm，尖端刃锋控制在掌浅弓体表投影的近侧 1cm，可以避免损伤掌浅弓掌面，刃锋控制在鱼际纹尺侧 0.5cm 的纵行线上，即为尺神经与正中神经及其分支之间的区域，固定针刀并保持侧面刃锋向上，上下适当活动针刀无放射感，嘱患者屈伸活动手指无障碍，以确保刃锋上无神经和肌腱。然后背伸腕关节，右手持针刀用手腕的力量向掌面切断腕横韧带。此时在腕部皮下可触及刃锋，然后退针至深筋膜下，翻转刃锋，下压针尾与皮肤呈 5°～15°，向近侧进针 2～3cm，向掌面切开深筋膜，拔出针刀最后向腕管内注入得宝松 1ml 加 2%利多卡因 3ml，适当加压包扎针孔。术后，60 例患者均获得随访，手腕麻木感均明显减轻。

金信良等[6]采用改良针刀法加腕管阻滞治疗腕管综合征 16 例。采用二点定位法，近端定位点在远侧腕横纹与掌长肌肌腱交点的尺侧旁开 0.5cm 处，远端定位点在第 3～4 指撑纵线的钩骨钩水平交汇点。常规消毒铺巾，先在两个远近定位点连线的腕管内注射 2%利多卡因 3ml、曲安奈德 10mg、维生素 B$_{12}$针 1ml、生理盐水 3ml 的混悬液阻滞腕管。选用Ⅱ型 4 号小针刀，按四步操作规程进针。近端点进针方法为：先向手侧进针切割，达豌豆骨水平面，切开腕横韧带 2～3 刀，范围约 1cm，然后退针向肩侧进针，达近侧腕横韧带入口处切割 2～3 刀。近端点针刀法能有效松解腕管的入口处卡压。远端进针点方法为先向手侧进针切割，切开腕横韧带出口处 2～3 刀，范围约 1cm，然后退针向肩侧进针切割腕横韧带 2～3 刀，达豌豆骨水平面，与近端进针点交汇。针刀术后，针孔按压 3～5min，创口贴外敷，然后进行腕关节松解手法过伸过屈 3～5 次。术毕，腕关节纱布绷带包扎相对制动，48h 不沾水，以防感染。术后 3 天进行腕关节伸屈康复锻炼。1 周后可再次针刀治疗，一般不超过 2 次。双侧病例交替完成针刀治疗，症状重的一侧先做。共治疗 16 例患者中，痊愈 11 例，显效 2 例，好转 2 例，无效 1 例，总有效率 93.75%。

李勇等[7]采用针刀结合鞘内注射治疗腕管综合征 48 例疗效观察。鞘内注射：患者坐位，腕部平置于桌面，掌心向上。令患者握拳并屈腕，可见掌长肌腱隆起，穿刺点位于掌长肌腱内侧与远端腕横纹交接处。常规消毒铺孔巾，药用 2%利多卡因 5ml、甲泼尼龙琥珀酸钠 40mg、维生素 B_1 注射液 100mg，维生素 B_{12} 注射液 0.5mg，10ml 注射器。穿刺针与前臂轴线平行，斜 45° 刺入皮肤 1～2cm 左右，有突破感即进入腕管内，无神经放射症状方可推药。针刀松解术：局麻下操作，第 1 支针刀切开部分腕管近端腕横韧带尺侧，在近侧腕横纹尺侧腕屈肌腱的内缘定位，针刀体与皮肤垂直，刀口线与前臂轴线平行进针，穿过皮肤及皮下组织，刀下有韧性感即到达腕横韧带近端尺侧，然后针刀向近端探寻落空感，将针刀倾斜 90°，提插刀法向远端切割韧带 2～3 刀，范围 0.5cm。第 2 支针刀切开部分腕管近端腕横韧带桡侧，在近侧腕横纹桡侧腕屈肌腱的内缘定位，针刀体与皮肤垂直，刀口线与前臂轴线平行进针，穿过皮肤及皮下组织，刀下有韧性感即到达腕横韧带近端尺侧，然后针刀向近端探寻落空感，将针刀倾斜 90°，提插刀法向远端切割韧带 2～3 刀，范围 0.5cm。针刀 3 切开部分腕管远端腕横韧带，在 Tinel 征阳性点定位，针刀体与皮肤垂直，刀口线与前臂轴线平行进针，穿过皮肤及皮下组织，刀下有韧性感即到达腕横韧带远端，然后针刀向远端探寻落空感，将针刀倾斜 90°，提插刀法向近端切割韧带 2～3 刀，范围 0.5cm。共治疗 48 例患者中，痊愈 32 例，显效 14 例，无效 2 例，总有效率 95.8%。

3. 针刀结合中药外洗治疗

莫光德[8]运用小针刀松解辅以中药外洗治疗腕管综合征 57 例，获得较满意的效果。小针刀治疗：采用四点进针法，先确定患腕远侧腕横纹和桡、尺腕屈肌位置和走向，在远侧腕横纹与桡、尺腕屈肌交叉点之尺、桡侧缘各定一进针点，沿桡、尺屈腕肌走向向远端约 2.5cm 处再各定一点，共四点。用 2%利多卡因 8ml 加强的松龙 4ml 的混合液，在以上选好的进针点，各点注射 3ml。按小针刀操作步骤进行：定点、定向、加压分离、刺入。先近心端两点进针，后远端点进针，近、远两治疗点进针方向分别朝向远、近端。刀口线一律和肌腱走向平行，深约 0.5cm，针体与腕平面成约 20°角，刀下触之有坚韧感即为腕管横韧带，纵行切割。操作时应注意避免伤及尺动、静脉，四点切割后应感针下无紧涩阻力感，表明腕横韧带已完全切断。出针刀前将针刀向中间平推数下，解除腕横韧带与屈肌腱之间的粘连。出针后作腕关节过伸过屈数次，针口无菌包扎。必要时一周后再行一次。治疗期间注意腕手部的休息。中药外洗：桂枝 10g，刘寄奴 10g，羌活 10g，乳香 10g，没药 10g，红花 10g，威灵仙 15g，透骨草 15g，伸筋草 15g。将上药置入 1000ml 水中浸泡 30min，然后煮沸 20min，待水温合适后，用药水浸洗腕部，边洗边按揉，每天 3 次，共治疗 1 周。中药外洗在小针刀治疗 24h 后进行。本组 57 例中，治愈 55 例，其中 7 例经 2 次针刀治疗后治愈，2 例无效，治愈率为 96.5%。

4. 针刀结合激光治疗

向安林等[9]运用激光针刀治疗腕管综合征。现摘录如下：治疗方法：患者取坐位，掌心朝上平放于治疗桌上，手下垫一棉垫，使腕关节呈背屈位。有研究表明手掌部第三指蹼与掌长肌腱尺侧缘的连线上，掌浅弓与屈肌支持带远侧缘之间存在一个能避开重要结构进入腕管的安全区域。因此，选择在远侧腕横纹尺侧腕屈肌腱的内侧缘定一进针刀点，沿尺侧腕屈肌腱的内侧缘向远端移 2.5cm 再定一点；在远侧腕横纹的桡侧腕屈肌腱的内侧缘定一点，沿桡侧腕屈肌腱向远端移动 2.5cm 再定一点。常规消毒、铺无菌巾后，在此四点分进针刀，刀口线一律与肌腱平行，针刀体和腕平面垂直，深度 0.5cm 左右，沿两侧屈肌腱内侧缘将腕横韧带分别切开 2～3mm。行横向剥离手法后接通 SJ-L 激光针刀治疗机，激光波长 670nm，输出功率 80mW，光斑直径 1.0mm，每个治疗点连续照射激光 5min，然后快速拔出针刀，用创口贴覆盖创口，稍用力按压防止出血。本组共治疗 35 例患者，痊愈 28 例，好转 5 例，无效 2 例，有效率 94.28%。

参考文献

[1]　李乐敬. 针刀治疗腕管综合征 60 例疗效观察 [J]. 中国卫生产业，2011，8（12）：117.

[2]　李有成，张智. 小针刀治疗腕管综合征 30 例 [J]. 现代中西医结合杂志，2011，20（10）：1237.

[3]　胡达望，奕召婷，万全庆. 针刀治疗腕管综合征 40 例疗效观察 [J]. 浙江中医杂志，2014，49（3）：204-205.

[4]　吴武军，潘承恩，赵琳等. 改良针刀手术加腕管阻滞治疗腕管综合征的临床观察 [J]. 中西医结合学报，2006，4（1）：23-25.

[5]　邢建瑞，杨秀丽，李艳，等. 改良小针刀腕部微创减压治疗腕管综合征[J]. 实用骨科杂志，2013，19（3）：259-261.

[6]　金信良，周强. 改良针刀法加腕管阻滞治疗腕管综合征 16 例 [J]. 浙江中西医结合杂志，2013，23（4）：291-292.

[7]　李勇，李永明，李梅. 针刀结合鞘内注射治疗腕管综合征 48 例疗效观察[J]. 内蒙古中医药，2013，（30）：30.

[8]　莫光德. 小针刀松解辅以中药外洗治疗腕管综合征 57 例 [J]. 广西中医药，2011，34（5）：26.

[9]　向安林，曹清莲，邓小红. 激光针刀治疗腕管综合征的疗效及护理 [J]. 郧阳医学院学报，2008，27（5）：471-472.

第十一节　臀上皮神经卡压综合征针刀临床研究进展

1. 针刀治疗

代成章[1]运用针刀治疗臀上皮神经卡压综合征 60 例。患者俯卧位，充分暴露腰臀部，在患侧腰三横突处、髂嵴中点处各取一点，再于髂嵴中点前后旁开 3cm 处各取一点，共 4 个治疗点。常规消毒局麻后，取Ⅳ型 3 号针刀，在第三腰椎横突尖部治疗时，按四步规程进针刀，刀口线与人体纵轴平行，达骨面时进行横行剥离，感觉肌肉和骨尖之间有松动感即可。在入臀点治疗时，刀口线与臀上皮神经走向平行，刺入皮肤后缓慢进刀，达臀肌筋膜时手下有韧感，并向两侧缓慢滑动，当患者有放射感，针刀稍向里滑 0.1～0.2cm 进筋膜，纵疏横剥 2～3 下，以彻底松解狭窄的深筋膜出口，解除卡压。其前后两点操作同入臀点。出刀后外敷创可贴。嘱患者刀口避免沾水，并口服抗生素 3 天，以防感染。每隔 7 天治疗 1 次，连续治疗 3 次。共治疗 60 例患者，治愈 48 例，好转 9 例，无效 3 例，总有效率为 95%。

庞青民等[2]收集了福建中医学院国医堂针灸科就诊的臀上神经卡压症患者 60 例，随机分为针刀组和针灸组各 30 例。①针刀组。患者俯卧位，于股骨大转子与棘角线上点连线距棘角线约 47mm 处标记臀上神经出梨状肌上孔的体表投影点，常规消毒局麻后，选取改良式的朱氏小针刀，刀口角磨成圆弧状，使刀口线与后中线夹角约 68°，即与梨状肌纤维走向一致，进针深约 26mm 达臀上神经出梨状肌上孔处，获得气感或放射感后，调转刀口线与髂嵴平行，顺着梨状肌纤维来回松切数次，再垂直于梨状肌走向横拨数次，以有效松解出梨状肌上孔处粘连的臀上神经、血管，出刀，贴创可贴。隔日治疗 1 次，3 次为 1 疗程。②针灸组。取患侧环跳、秩边、居髎、委中、阿是穴，用 30 号 2～4 寸毫针针刺，得气后行泻法，隔 10 分钟行针 1 次，每次留针 30 分钟，每天 1 次，10 次为 1 疗程。治疗后，针刀组治愈 6 例，显效 20 例，有效 3 例，无效 1 例，总有效率 96.6%。针灸组治愈 2 例，显效 13 例，有效 9 例，无效 6 例，总有效率 80.0%。针刀组的临床疗效明显优于针灸组，且针刀组治疗后痛阈值升高显著。

张鹏[3]采用针刀治疗臀上皮神经卡压综合征。病患俯卧位，按解剖测量点数据分别标记进针点，常规消毒铺巾，应用汉章 3 号针刀，髂嵴处骨纤维管刀刃顺神经走向垂直进针，角度约 45°，至针下有明显质感，点刺有麻木酸胀感为度，顺角度进行松解剥离，反复 2～3 次；脊旁处垂直徐缓进针，至针下明显阻碍及横突上缘，向上轻触有酸胀感，刀刃向外上韧带处横行剥离松解。术毕予以 1%利多卡因、曲安奈德、维生素 B_1、B_{12} 混合液松解处封闭。治疗后有效率是 100%，其中随访成功 68 例，痊愈 43 例，显效 18 例，有效 7 例。

陈新利等[4]采用针刀治疗臀上皮神经卡压综合征 79 例。患者取俯卧位，在髂嵴中点附近找到压痛点，用指端垂直向下做十字压痕，注意十字压痕的交叉点对准压痛点的中心。常规消毒后，注入复合镇痛液 5～8ml，然后按照针刀治疗操作四步规程操作，刀口线与臀上皮神经平行快速刺入皮肤后改为缓慢进针。当针刀抵达臀肌筋膜时术者手下有坚韧感，然后再将针刀向两侧缓慢滑动，当患者感觉到有放射感时，先纵行疏通剥离再横行推移。如果臀部皮下有条索状物时，刀口线与条索或臀上皮神经平行。垂直皮肤刺向条索状物，酸胀明显时切割 4～6 刀，先纵行疏通剥离再横行推移，以痛性结节消失为止，松解后出针，用无菌棉球或无菌纱布块按住局部 3～5min，以防止出血，创可贴外敷即可。3 天内勿洗澡，针刀治疗每 5～8 日 1 次，治疗 1～3 次。共治疗 79 例患者中，痊愈 70 例，显效 8 例，无效 1 例，总有效率达 98.7%。

胡昭端等[5]采用针刀整体松解术治疗臀上皮神经卡压综合征。针刀组采用针刀整体松解术治疗，患者取俯卧位，常规消毒铺巾后，用 1%利多卡因局部浸润麻醉，选用 I 型 3 号直型针刀。第 3 腰椎横突点松解时，从 L3 棘突上缘顶点旁开 3cm 处进针刀，刀口线与脊柱纵轴平行，针刀经皮肤、皮下组织直达横突骨面，针刀体向外移动至有落空感时，即到达横突尖部，提插切割 3 刀，以松解臀上皮神经在横突尖部的粘连；臀上皮神经入臀点松解时，在髂嵴中后部压痛点定位，刀口线与脊柱纵轴平行，针刀经皮肤、皮下组织直达髂嵴骨面。针刀体向上移动至有落空感时，即到髂嵴上缘臀上皮神经入臀点处，纵疏横剥 3 刀，以松解臀上皮神经入臀点处的粘连。术毕压迫止血 3min，创口贴覆盖针眼。每周治疗 1 次，连续治疗 2 次后评定疗效。共治疗 30 例患者中，治愈 23 例，好转 5 例，无效 2 例，治愈率 76.7%，总有效率 93.3%。

2. 针刀结合熏蒸治疗

李良平等[6]运用针刀配合熏蒸治疗臀上皮神经卡压综合征。将 80 例患者随机平均分成观察组和对照组。①针刀治疗。患者俯卧位，充分暴露施术部位，标记腰臀部最敏感的压痛点或条索状硬结处，一般每次 3～4 点为宜，常规消毒局麻后，取 4 号针刀进行松解，每点纵行疏通各 3～4 刀，出刀后按压止血并敷贴创口贴，10 天 1 次，3 次为 1 个疗程。②中药熏蒸。采用中药基础方，炙黄芪 45g，乌梢蛇、当归、延胡索、徐长卿、木瓜、伸筋草、片姜黄、补骨脂各 20g，丹参、鸡血藤各 30g，川芎、红花、牛膝各 15g，全蝎 10g，蜈蚣 3 条，加减，患者俯卧位，腰臀部暴露，运用中药熏蒸气对准腰臀部，以雾状喷出为佳。每日 1 剂，每日 1 次，每次 30 分钟，7 次为 1 个疗程。③封闭疗法。无菌条件下于髂嵴压痛处，采用 1%利多卡因 5ml，醋酸曲安奈德 25mg，维生素 B_{12}250ug配制混合液进行痛点注射。10 天注射 1 次，3 次为 1 个疗程。观察组运用针刀治疗，3 天后配合中药熏蒸治疗；对照组给予封闭治疗。治疗 1 个月后，即时疗效观察组痊愈 29 例，好转 9 例，无效 2 例，有效率为 95%；对照组痊愈 15 例，好转 15 例，无效 10 例，有效率为 75%。

3. 针刀结合痛点阻滞治疗

陈萍[7]采用小针刀加痛点阻滞疗法治疗臀上皮神经卡压综合征 46 例。①痛点阻滞治疗。患者俯卧位，找准病变部位的压痛点并标记，一般在髂后上棘与髂前上棘连线的中 1/3 处髂嵴上缘。常规消毒后，铺无菌洞巾。垂直标记处皮肤进针，进行从皮下至骨膜的带状浸润，可根据症状适当向疼痛波及的组织做适度浸润阻滞。回抽无血后注入 5ml 2%利多卡因注射液和 3ml 醋酸曲安奈德注射液混合液。②针刀治疗。用小针刀在髂嵴上缘注射针孔处进针进行闭合性松解，刀口线与臀上皮神经走向一致，快速刺入皮肤后缓慢进针，当达臀肌筋膜时刀下有韧感，患者出现放射感时，针刀稍向里滑动 1～2mm进筋膜，纵疏横剥几刀，以彻底松解狭窄的深筋膜出口，解除卡压。术毕，外敷创可贴。3 天内刀口不可沾水，以免感染。术后可进行适当的功能锻炼以防止粘连，但要防止过度伸屈造成新的损伤。一般即时效果显著，下床活动症状立即缓解，每次治疗间隔 6～7 天。治疗后，痊愈 36 例，其中 1 次治愈 9 例，2 次治愈 16 例，3 次治愈 11 例；显效 7 例；有效 3 例。

4. 针刀结合神经阻滞治疗

杜志峰等[8]运用小针刀松解联合神经阻滞治疗臀部皮神经卡压征 220 例，其中臀上皮神经卡压者 140 例，将其随机分为 3 组，A 组 74 人，B 组 64 人，C 组 82 人。A 组针刀治疗组，应用针刀对神经卡压点进行剥离、疏通，以解除神经卡压；B 组神经阻滞治疗组，在神经卡压点注射由 2%利多卡因 2ml＋注射用水 7ml＋曲安奈德 10mg 配制成的混合液，进行神经阻滞治疗；C 组小针刀与神经阻滞联合治疗组，先应用针刀松解卡压神经，再进行神经阻滞。治疗后，A 组治愈率，第 1 次治疗后为 27.03%，第 2 次治疗后为 62.96%，第 3 次治疗后为 35.00%，复发率为 16.39%。B 组治愈率，第 1 次治疗后为 46.88%，第 2 次治疗后为 41.18%，第 3 次治疗后为 13.33%，复发率为 50.00%。C 组治愈率，第 1 次治疗后为 48.78%，第 2 次治疗后为 71.43%，第 3 次治疗后为 83.33%，复发率为 8.11%。联合组效果明显优于其他各治疗组，而且复发率低。

5. 针刀结合注射治疗

张照庆等[9]运用针刀配合病灶注射治疗臀上皮神经卡压症 52 例。患者俯卧位，常规消毒后，于腰三横突尖部及髂嵴中后部压痛点处进针，达骨面后稍退针，将 6ml 混合液在上述两点向四周肌肉作扇形缓慢浸润注射进行痛点阻滞。出针后，取Ⅰ型 4 号针刀沿神经肌肉纤维走向垂直皮肤刺入，缓慢推进，当有落空感时，即到腰三横突尖部和髂嵴上缘臀上皮神经的入臀点，在横突尖部提插切割 2～3 刀，入臀点纵疏横剥 2～3 刀。如遇条索状物，则垂直刺入条索物，切开数刀，纵行疏通剥离，然后将针身大幅度摆动数次，待有松动感后出针，压迫针孔并用创可贴覆盖。少数未愈者，7 天后再治疗 1 次，最多不超过 3 次。术后抗生素常规预防感染 3 天。治疗后，痊愈 46 例，好转 5 例，无效 1 例，有效率达 98.1%。

6. 针刀结合手法治疗

周祖刚等[10]采用针刀结合手法及功能训练治疗臀上皮神经卡压综合征 54 例。患者俯卧位，第 3 腰椎横突点，髂嵴中后部定点，用 2%利多卡因局部麻醉，使用汉章Ⅰ型针刀。第一支针刀松解腰 3 横突点的粘连和瘢痕：从腰 3 棘突中点旁开 3cm，在此定位，刀口线与脊柱纵轴平行，针刀经皮肤、皮下组织，直达横突骨面，刀体向外移动，当有落空感时即到达腰 3 横突尖，在此用提插刀法切割横突尖的粘连和瘢痕 2～3 刀，深度不超过 0.5cm，以松解臀上皮神经在横突尖部的粘连和瘢痕。第二支针刀松解臀上皮神经入臀点的粘连和瘢痕：在髂嵴中后部压痛点定位。刀口线与脊柱纵轴平行，针刀经皮肤、皮下组织，直达髂骨骨面，刀体向上移动，当有落空感时，即到达髂嵴上缘臀上皮神经的入臀点，在此纵疏横剥 2～3 刀，深度不超过 1cm，以松解臀上皮神经入臀点粘连和瘢痕。针刀松解术毕，患者仰卧位，屈膝屈髋 1～2 次。针刀治疗 1 周 1 次，3 次为 1 疗程。针刀术后给予手法治疗，术者先用按揉法、拿法等理筋手法松解患侧腰、臀部软组织 3～5 遍，然后沿髂嵴直下 2～3cm 痛点处用拇指弹拨法垂直方向反复弹拨臀上皮神经 3～5min，随后取侧卧位行腰椎侧扳法，最后取仰卧位行患侧下肢屈膝屈髋外展伸直法 3 遍结束治疗。针刀治疗及手法治疗 1 次，最多治疗 3 次，每次治疗间隔 1 周。经随访 3 个月，有 6 例复发，经手法治疗症状缓解。治愈 44 例，好转 10 例。

7. 针刀综合治疗

白和平等[11]采用一般治疗、神经阻滞及针刀综合治疗臀上皮神经卡压综合征 95 例。①一般治疗。休息，中频治疗，每次 20 分钟；针刺患侧大肠俞、气海俞、秩边、环跳、殷门等穴，1 天 1 次；TDP 灯照射，每次 30 分钟。均 1 天 1 次。②神经阻滞治疗。患者俯卧位，以臀上部压痛最明显处为穿刺点，多位于髂嵴中点下方 2～3cm 处，垂直刺入皮肤，然后针尖朝上逐渐向髂嵴下缘斜刺，由浅向深向皮下及筋膜下肌肉层作扇形浸润注射，一般注入 10～15ml 消炎镇痛液。然后于棘间隙外侧 3～4cm 处确定穿刺点，局麻下垂直刺入达横突或患者有麻电感后，回抽无血注入消炎镇痛液。再在 L2～L3、L4～

L5 横突背侧用同法阻滞 L2 和 L3 后外侧支神经。③针刀治疗。患者俯卧位，在臀上皮神经入臀处或髂嵴上缘从上向下寻找条索状物或明显压痛点，取Ⅰ型 4 号针刀，刀口线与臀上皮神经平行，刺破皮肤后缓慢进针刀，到臀筋膜时，手下有韧感，进行纵疏横剥松解。然后沿腰椎旁依次向下寻找压痛点，依次剥离。治疗后，痊愈 66 例，显效 20 例，有效 9 例。

参考文献

[1] 代成章. 针刀治疗臀上皮神经卡压综合征疗效观察 [J]. 湖北中医杂志，2011，33（2）：65.

[2] 庞青民，陈跃，吴炳煌，等. 针刀治疗臀上神经卡压症 30 例 [J]. 中医杂志，2011，52（增刊）：71.

[3] 张鹏. 臀上皮神经卡压解剖基础与针刀松解治疗 [J]. 中医外治杂志，2013，22（6）：22-23.

[4] 陈新利，袁国娜. 针刀治疗臀上皮神经卡压综合征 79 例 [J]. 实用中医药杂志，2014，30（5）：431-432.

[5] 胡昭端，吴绪平，张平，等. 针刀整体松解术治疗臀上皮神经卡压综合征临床观察 [J]. 湖北中医杂志，2014，36（06）：62-63.

[6] 李良平，孙玉萍. 针刀配合熏蒸治疗臀上皮神经卡压综合征 [J]. 按摩与导引，2008，24（4）：12.

[7] 陈萍. 小针刀加痛点阻滞治疗臀上皮神经卡压综合征 [J]. 中国中医药现代远程教育，2010，8（18）：257.

[8] 杜志峰，徐山，李海然，等. 小针刀松解联合神经阻滞治疗臀部皮神经卡压征疗效观察 [J]. 临床医学工程，2011，18（2）：235.

[9] 张照庆，董军立，吴曦，等. 针刀配合病灶注射治疗臀上皮神经卡压症 52 例 [C]. 全国第三届微创针刀学术年会论文集，2011：156.

[10] 周祖刚，金荣疆，李泓，等. 针刀结合手法及功能训练治疗臀上皮神经卡压综合征 [J]. 光明中医，2013，28（3）：534-535.

[11] 白和平，张彦珂. 综合治疗臀上皮神经卡压综合征 95 例 [J]. 中国社区医师·医学专业，2011，13（12）：99.

第十二节　梨状肌综合征针刀临床研究进展

1. 针刀治疗

周建新[1]用小针刀治疗梨状肌综合征疗效显著。患者取侧卧位，健肢在下伸直，患肢在上屈曲，身体略向前倾斜，使患膝着床，于梨状肌体表投影区寻找深压痛点。髂后上棘与骶骨连线中点的上、下约 1.5cm 处各选一点，它们与股骨大转子尖的连线组成的三角形区域，即为梨状肌在体表的投影区。常见压痛点有 4 个：髂后上棘与骶骨尖连线中点，第一点与大转子尖部连线的中内 1/3 段一点，该连线的中外 1/3 段一点，梨状肌在大转子尖部的附着处为一点。进针刀时，刀口线应与坐骨神经的循行方向一致，针体与臀部表面垂直。在第一点进针刀时，针尖刺至骶骨背面时，探其边缘，沿骨边缘继续向下刺入约 0.5cm，达梨状肌肌束，切断部分紧张的肌纤维，再令针体向外侧倾斜，针刀刀刃紧贴骶骨内面刺入 0.3cm 左右，纵行疏通剥离。第二点是最常见的压痛点和治疗点，位于梨状肌中段，多可摸到臀肌深部有条索状肿大硬物，压痛可向下肢放射，针刀刺入后，若患者有刺痛感、电击感，出现避让反应，可能是针尖触及了神经、血管，应迅速上提针刀 1~2mm，向旁边移动 2mm，继续进针，待患者有明显酸胀感时，说明针刀已达梨状肌病变部位，用针刀进行纵疏横剥。在第三点时，即在梨状肌体表投影区的外 1/3 处有压痛，针刀进针后，患者针下有明显酸胀时，针刃多在关节囊部位，纵疏横剥，然后出针。在第四点时，即在梨状肌止腱大转子尖部附着处有压痛时，针体垂直于大转子尖部骨面刺入，并直达骨面，纵疏横剥，必要时，调转刀口线方向，使刀口线与肌纤维方向垂直，切断部分肌腱。术后，被动活动髋关节，使之内收、内旋数下。每周 1 次，治疗 3 次后观察疗效。治疗组 60 例中，痊愈 43 例，显效 11 例，好转 6 例，总有效率 100%。

刘占平[2]采用针刀疗法治疗梨状肌损伤综合征 120 例，疗效显著。患者健侧卧位，健侧下肢在下伸直，患侧下肢在上屈曲 40°~60°，踝关节置于健侧小腿上，膝关节抵治疗床，取髂后上棘为 A 点，尾骨尖为 B 点，股骨大转子为 C 点，A、B 两点连线的中点为 D 点，C 与 D 的连线即为梨状肌的体表投影。在此投影范围内寻找压痛点、硬结及与梨状肌纤维走行一致的条索状物为进针点，用龙胆紫作标记。术区常规消毒、铺洞巾，医者戴一次性帽子、口罩和无菌手套。根据患者胖瘦选用汉章牌 IV 型 2~3 号针刀，刀口线与坐骨神经走行方向一致，垂直于皮肤快速进针，然后缓慢深入，当针刀下有抵触感、患者有明显酸胀、酸沉或向下肢放散感时，表明针刀已到达梨状肌病灶部位，此时即可纵行切割松解 3~5 刀，以刀下无抵触感为度，然后再将针刀刀口旋转 90° 作"十"字型切开松解 2~3 刀，最后再将针刀刀口旋转 90° 作纵、横摆动 3~4 下以钝性剥离，彻底松解梨状肌，出针后局部按压 5 分钟以防止出血，无菌纱布或创可贴外敷固定治疗点。1 次不愈者 5~7 天后再做治疗 1 次，2 次为 1 疗程，疗程间休息 3 天。治疗后，120 例中痊愈 110 例，显效 7 例，好转 2 例，无效 1 例，总有效率 99.17%。

彭勋超等[3]用小针刀治疗梨状肌综合征效果显著。针刀治疗：患者俯卧，髂后上棘与尾骨尖连线的中点与股骨大转子连线的中内 1/3 的交点处，为坐骨神经在梨状肌下孔的卡压点。先常规清毒，再局部麻醉，再用 IV 号小针刀按针刀手术四步操作规程进针刀，针刀体与皮肤垂直，刀口线与下肢纵轴一致，当患者有麻感时，已到坐骨神经在梨状肌下孔的部位，退针刀 2cm，针刀体向外倾斜约 15°，再进针刀，刀下有坚韧感时，以提插刀法向下切割 2~3 刀，范围不超过 1cm。手法治疗：做直腿抬高 2~3 次，令病人伸髋、伸膝的同时做髋关节外旋动作，同时在患者足部予以对抗药物治疗：抗生素常规抗感染 3 天。康复治疗：嘱患者做直腿抬高锻炼，髋关节外旋、内旋、屈曲、内收锻炼，每周 1 次。共治疗 97 例患者中，治愈 61 例，显效 16 例，好转 19 例，无效 1 例。

王志峰[4]采用针刀治疗梨状肌综合征 55 例。患者取俯卧位，选择进针点，在坐骨结节下缘与髂后上棘连线的 1/3 处，找出压痛点与梨状肌纤维走向保持一致的条索状物后，用龙胆紫进行标注，作为进针点。对术区进行消毒，选取合适针刀，使其垂直于皮肤，确保其切口线与坐骨神经在同一条线上。将针刀快速刺入皮肤，并根据患者实际情况进针，至患者感到明显酸胀，拔出 0.5cm，并向内偏 35° 后进针 1cm，对患者坐骨神经进行松解和分离，确保患者出现明显酸胀感为止。采用同种方法对外侧进行松解。出针后进行按压，并用纱布进行外敷。每 5 天进行 1 次，2 次为 1 疗程，共治疗 2 个疗程。共治疗 55 例患者中，治愈 35 例，显效 11 例，有效 7 例，无效 2 例，总有效率 96.4%。

2. 针刀结合封闭治疗

高军大等[5]采用局部封闭联合针刀松解治疗梨状肌综合征 168 例取得良好的效果。①局部封闭。以大拇指沿梨状肌走行方向加压，找出疼痛最显著部位并用龙胆紫标记。常规消毒铺巾，戴无菌手套，将得保松 7mg，2% 利多卡因注射液 5ml，654-2 注射液 10mg，弥可保注射液 1mg，维生素 B_6 0.2g 加生理盐水至 20ml 混合，沿标记点选 6 号 10cm 注射针垂直进针至髂骨，退针 0.5cm，得气后且无下肢触电麻木感、回抽无血。将混合液快速注入，通过压力让其渗透至病变周围。②针刀松解。距注射针向外旁开 3cm，向外倾斜 30°。用 I 型 2 号针刀平行梨状肌走行方向向注射针尖方向刺入，无下肢触电麻木且针下有落空感后，退针刀，紧贴骨缘，弧形切割 2～3 刀，刀下有松动感，出针刀。最后自注射针回抽无血、无液后出针。穿刺点创可贴敷贴。每周 1 次，3 次为 1 个疗程。共治疗 168 例中，治愈 140 例，好转 25 例，未愈 3 例，总有效率 98.2%。

3. 针刀结合中药治疗

王战波[6]采用小针刀配合中药治疗梨状肌损伤综合征疗效较佳。患者侧卧位，健肢在下伸直，患肢在上屈曲，身体略向前倾斜，使患膝着床，于梨状肌体表投影区寻找深压痛点，针刀切口应与坐骨神经的循行方向一致，针体与臀部平面垂直。髂后上棘与尾骨连线中点压痛点处，针尖刺至骶骨背面时，探及其边缘，沿骨边缘继续向下刺入约 0.5cm，达梨状肌肌束，切断部分紧张的肌纤维，再令针体向外侧倾斜，针刀刃紧贴骶内面刺入 0.3cm 左右，纵行疏通剥离。梨状肌终端是最常见的压痛点和治疗点，多可摸到臀肌深部有条索肿大硬物，压痛可向下肢放射，针刀刺入皮肤后，摸索进针，若患者有刺痛感、电击感，出现避让反应，可能是针刀触及了神经、血管，应迅速将针刀上提 1～2mm，向旁边移动 2mm，继续进针，当患者诉有明显酸胀感时，说明针刀已达梨状肌病变部位，先行疏通剥离，后横行摆动，如针下紧涩，绷紧感，可用切开剥离法。梨状肌与髋关节囊接触部位粘连时，即可以在梨状肌体表投影区的外 1/3 处有压痛，针刀摸索进针，患者诉针下酸胀明显时，针刃多在关节囊部位，纵行疏通剥离，横行铲剥、出针。梨状肌肌腱在大转子尖部附着处有压痛时，针体垂直于大转子尖部骨面刺入，直送骨面，纵行疏通剥离，横行摆动针体，必要时，可调转刀口线方向，使切口线与肌腱纤维方向垂直，切断部分肌腱。术后被动活动髋关节，使之内收、内旋几下。配合中药，水煎服 1 日 1 次，分两次服下。治疗后，40 例中痊愈 32 例，有效 7 例，无效 1 例，治愈率 80%，总有效率 97.5%。

周金香等[7]采用扶阳合小针刀治疗梨状肌综合征。严格按照扶阳医学的脉、理、法、药择药处方，并严格遵守服药禁忌。基础处方：桂枝，苍术，炙甘草，生姜，小茴香，茯神，羌活，威灵仙，松节，砂仁，全葱，熟附子，川乌等，根据病情脉象进行处方加减。结合常规针刀治疗，定点取髂后上棘为 A 点，尾骨尖为 B 点，股骨大转子尖端为 C 点，AB 二点连线的中 1/3 部分与 C 点的连线所围成的三角形即为梨状肌的体表投影，在此投影范围内寻找压痛点、硬结及与梨状肌纤维走行一致的条索状物作为进针点，用定点笔进行标记。患者俯卧位，术区常规消毒、铺巾，医者戴好一次性帽子、口罩和无菌手套，选取一次性汉章牌 3 号小针刀，垂直于局部皮肤，刀口线与坐骨神经走行一致，令患者咳嗽时快速刺入皮肤达皮下组织层，然后缓慢深入，患者有明显酸胀感时，采用切摆结合法，以针刀下松软为度，术中一定注意避免对神经、血管造成损伤，患者出现非常明显的酸胀感或向下肢的放散感即可，令患者深吸气时出针重压 5min 避免内出血，外敷创可贴，每 7 日治疗 1 次，2 次为 1 个疗程，治疗 1 个疗程后进行疗效评定。共治疗 52 例患者中，临床治愈 43 例，好转 9 例。

4. 针刀结合注射治疗

李裕国等[8]用小针刀松解术联合局部注射药物治疗梨状肌综合征效果明显。治疗方法：患者俯卧位，在臀部梨状肌压痛最敏感处为进针点。常规用碘伏消毒，铺无菌巾后，用 2%利多卡因局麻，然后取小针刀长平铲针沿进针点进入梨状肌后，沿梨状肌肌纤维走行方向剥离粘连组织，再沿其肌纤维垂直方向适当分开肌肉与周围组织的粘连，换用钩针沿其梨状肌肌纤维方向彻底分开粘连组织，完毕。再用有孔芯小针刀将醋酸泼尼松龙 5ml＋2%利多卡因 5ml 的混合液注入梨状肌卡压神经处后拔针，止血后针眼处贴创可贴，再将患者同侧髋关节过度屈曲，反复 5～7 次，术后给予口服消炎药。松解 1 次为 1 个疗程，连用 3～5 个疗程。治疗结果：142 例患者，治愈 89 例，有效 48 例，无效 5 例；总有效率为 96.5%。

程建明等[9]采用骶管阻滞配合小针刀治疗梨状肌综合征 20 例。针刀治疗：针尖垂直于皮肤且刀口线与坐骨神经走行相同，快速刺入皮肤达皮下组织层，然后慢慢探索进针。若患者有刺痛样、电击感时应提针，可能触及血管及神经，另外调换针尖方向继续进针若患者有明显酸胀感或向下肢的放射感时，即可。然后行疏通剥离术出针后按压 2min 并用无菌纱布或创可贴外敷治疗点。骶管阻滞：嘱患者俯卧，胸部及头部贴卧床面。用左手拇指指腹触摸到两骶骨骨角的中点下约 1 寸左右凹陷处，即骶骨裂孔。严格消毒后，利多卡因局部浸润麻醉，穿刺针垂直刺进皮肤进针至骶尾韧带，阻力感消失进入骶管腔后将针干向尾侧方向倾倒与皮肤呈 30°～45°角继续进针 2cm 即可。轻轻回抽注射器，无血，无脑脊液回流，即可注药。在注药的过程中，随时观察、询问病人的情况，防止出现蛛网膜下腔麻醉或者利多卡因中毒等不良反应。注完药观察 10min，无明显不适，可行小针刀松解术。治疗完毕，患者回病房休息，患者注意应卧床休息，少活动。卧床时应侧卧，病变一侧在下方，屈髋屈膝，健侧肢体在上方应伸直。共治疗 20 例患者中，治愈 13 例，显效 5 例，好转 2 例。

参考文献

[1] 周建新. 小针刀治疗梨状肌综合征 60 例疗效观察 [J]. 上海针灸杂志，2007，26（6）：17.

[2] 刘占平. 针刀治疗梨状肌损伤综合征 120 例疗效观察 [J]. 四川中医，2008.26（9）：105-106.

[3] 彭勋超，张立君. 小针刀治疗梨状肌综合征 97 例 [C]. 2009 年重庆市针灸学会学术年会论文集，2009，：126.

[4] 王志峰. 针刀治疗梨状肌综合征临床观察 [J]. 光明中医，2015，30（2）：339-340.

[5] 高军大，刘桂英，刘永德，王淑珍. 局部封闭加针刀松解治疗梨状肌综合征 168 例 [J]. 医学信息，2006.19（5）：1081-1082.

[6] 王战波. 小针刀配合中药治疗梨状肌损伤综合征疗效观察 [N]. 浙江中医药大学学报，2008.32

（6）：798-799.

［7］周金香，王文辉，苏淑仪. 扶阳合小针刀治疗梨状肌综合征临床研究［J］. 世界中西医结合杂志，2015，10（7）：979-980.

［8］李裕国，周建平. 小针刀松解术联合局部注射药物治疗梨状肌综合征 142 例［J］. 实用临床医学，2009，10（9）：44.

［9］程建明，郑苏，望庐山，等. 骶管阻滞配合小针刀治疗梨状肌综合征 20 例［J］. 河南中医，2013，33（12）：2153-2154.

第十三节　股神经卡压综合征针刀临床研究进展

针刀治疗　范小涛等[1]通过对股神经解剖结构的了解，对李殿宁教授的有关治疗股神经卡压的针刀治疗点的选择及运针法进行了研究与探讨。李殿宁的针刀松解法：患者仰卧位，在腹股沟韧带中点外侧、股神经经腹股沟韧带深面的外侧缘压痛或硬结处定点，常规消毒后，刀口线与髂腰肌和股神经的长轴一致，按四步规程进针刀，经皮肤、皮下组织、髂腰肌达骨面后，进行纵形针切、纵形推动、纵形摆动和小幅度的横行针切松解术，术后辅助弹拨理筋手法及下肢抖法。笔者认为，神经卡压部位不止一点，尚有其他潜在性的卡压点，而且是一个三维卡压的概念，神经本身受到压应力、张应力及因卡压部位的瘢痕纤维化等造成的拉应力影响，并且因为部位不同，受卡压的程度也并不相同，所以对股神经卡压的针刀治疗应进行多点松解，而且对卡压最明显处进行三维空间的透彻松解，而纵形针切、纵形推动、纵形摆动和小幅度的横行抖针只是在一个横向的层面对神经卡压部位的松解。术后适当辅以药物调理，以求标本兼治，不仅近期能收到立竿见影的效果，而且从远期疗效来看，对股神经再次卡压有着很好的预防作用。

参考文献

［1］范小涛，李殿宁. 针刀治疗股神经卡压综合征的探讨与分析［J］. 中医药信息，2010，27（3）：73.

第十四节　股外侧皮神经卡压综合征针刀临床研究进展

1. 针刀治疗

陈敏[1]等将针刀治疗的治疗组与针刺对照组进行比较，针刀治疗效果显著。治疗组：①患者仰卧位，充分暴露患侧腹股沟区，于患侧髂前上棘内下 1～2cm 处，寻找 Tinel's 征阳性压痛点及大腿前外侧、股直肌、股外侧肌股外侧皮神经循行区及阔筋膜张肌起点按寻到的压痛点、高应力点、条索、结节即为施术点。②用安儿碘对定点局部消毒，局麻。③刀口线与神经、肌肉走行平行，刀体垂直于髂嵴快速刺入皮肤，到髂嵴后在腹沟韧带的下方，纵行疏通、横行剥离，如有硬韧组织可纵行切 2～3 刀，刀下有松动感即可出刀。大腿前外侧股直肌、股外侧肌、股外侧皮神经循行区及阔筋膜张肌起点按寻找到的压痛点、高应力点、条索、结节各点处理基本同上，刀口线与神经、肌肉走行平行，以股骨为中心，刀体垂直于股骨快速刺入皮肤，直至骨面，行纵行疏通、横行剥离，刀下有松动感即可出刀，出刀后压迫止血，刀口贴输液贴预防感染。每周 1 次，4 次为一疗程。治疗一疗程后，治疗组与对照组的痊愈率分别是 33.3%和 24.4%，愈显率 84.4%、68.8%，说明治疗组的疗效优于对照组。

范小涛[2]等采用针刀疗法。①患者姿势：取仰卧，双腿伸直。②治疗点：多数在髂前上棘内侧 1～1.5cm，有压痛或硬结处。③针刀方向：与股外侧皮神经走向一致。④层次结构：皮肤、皮下组织、腹股沟韧带、髂腰肌、髂骨骨面。⑤运针法：纵形针切、纵形摆动、纵形推动。⑥辅助针法：针毕，在针刀治疗点进行弹拨、理筋手法。⑦注意事项：此处有旋髂浅动脉和静脉，应按压进针点，防止血管出血。⑧小针刀具体操作：若髂前上棘内侧压痛，以甲紫溶液或朱汉章医用定点笔作为标记，常规皮肤消毒，刀口线与股外侧皮神经循行方向一致，针体与皮肤垂直，快速进入皮肤，患者酸胀感明显，术者手下有阻挡感时先纵形疏通剥离，然后纵行切开 3～5 刀，感觉针下无阻挡后，再将针体横行摆动几次，针下有松动感时出针。若髂前上棘下方 3～6cm 处压痛，刀口线与下肢纵轴方向一致，垂直皮肤刺入达硬结或阔筋膜处，此时手下阻挡感明显，若刺在阔筋膜上则有坚硬感，轻轻移动刀锋在酸胀感最明显处纵形切割 3～5 刀，针刀在筋膜处左右横剥几下出针，按压片刻敷以创可贴或医用术后贴。

孙波[3]等用针刀疗法治疗此病，效果显著。令患者取仰卧位，暴露患侧腹股沟区。于患侧髂前上棘附近按压，找到压痛点或触及一滚动的条索状结节处，即为进针刀点。以 75%酒精消毒局部皮肤，刀口线与肌纤维方向平行进针，针体与髂嵴平面垂直，深度达髂嵴骨面，先纵行剥离 2～3 次，再横行疏通剥离 2～3 次，遇有条索状结节予切开，出针刀后，压迫针眼片刻止血，刀口处贴创可贴。经治疗后，症状减轻或无效 1 周后可再行针刀治疗 1 次。临床症状消失，随访半年无复发者为治愈。本组 12 例患者全部治愈，其中 1 次治愈 9 例，2 次治愈 3 例。半年后复发 1 例，仍采用上述方法治愈。

2. 特种针刀治疗

王学昌等[4]用弧刃针刀治疗股外侧皮神经卡压综合征 37 例，效果显著。用弧刃针刀，患者仰卧位。①定点：取股外侧皮神经骨纤维管出口，即腹股沟的外侧，髂前上棘下与腹股沟韧带下缘交点处稍偏内，沿阔筋膜张肌与缝匠肌上缘三角区缝隙向上，逐点沿神经干叩击试验，如遇大腿前外侧酸沉感或放射感等变化，则该点即为灶点，即进针点。一般地，患者多有 1～2 个灶点，以甲紫溶液标记之，并常规消毒铺巾。②定向：以弧刃针刀刃部两个端点连线为刀口线与股外侧皮神经方向一致。③加压分离：甲缘平行人体纵轴，拇指端垂直按压。④操作：快速刺入皮下，缓慢深入，寻找异感，连续松解；术中如遇放射感至大腿股外侧皮神经所支配区域，则效佳。⑤术后敷以创可贴，按压片刻。⑥每 1～2 周一次，如仍有症状，则需行第 2 次治疗，3 次为一疗程。经第 1 次弧刃针刀治疗后，痊愈 17 例，18 例显效，1 例有效，1 例无效。第 2 次治疗后，12 例痊愈，6 例显效，2 例有效。3 次为 1 疗程治疗后，除 1 例有效外，余全部痊愈。

3. 针刀结合中药熏洗治疗

鲍小翠[5]等采用小针刀配合中药熏蒸治疗股外侧皮神经炎 30 例，效果显著。治疗方法：小针刀松解法：取穴：阿是穴（1～2 个），患者采取仰卧位或健侧卧位，先定进针点，髂前上棘内侧 1～1.5cm，腹股沟韧带下缘。髂前上棘下方 5～6cm 股外侧皮神经处穿出深筋膜处。用紫药水做一记号，小针刀常规消毒，覆盖上无菌小洞巾。使进针点正对洞巾的洞口中间，刀口线与肢体纵轴一致，刀体与皮面垂直，快速刺入皮肤，到达骨面。局部用针尖摸索，出现酸胀痛等异感后，纵行剥离 2～3 次，有条索、结节予以切开，出针。对于疼痛耐受性差的患者可用 2%利多卡因稀释后常规麻醉。但应注意麻醉针刺入后髂骨面，回吸无血后退回式注入麻药 1～2 分钟后再行针刀松解。出针压迫针孔片刻，无出血后，用创可贴贴敷。一次治疗选 1～2 刀，最多治疗不超过 3 次。2 次治疗间休息 5 日。针刀松解后，一般无须做手法操作，可做髋关节的屈、伸、内、外旋活动，增加松解度。中药熏蒸，中药选用独活 15g，续断 15g，草乌 10g，乳香 10g，没药 10g，元胡 15g，怀牛膝 15g，僵蚕 10g，地龙 10g，马钱子 6g，伸筋草 10g，土鳖虫 10g，赤芍 10g，大黄 10g，木瓜 12g，川乌 10g，甘遂 10g，威灵仙 10g，乌梢蛇 10g。将以上中药置于熏蒸治疗仪的电热锅中，加冷水 1000ml 蒸沸。患者卧于熏蒸床上，暴露患侧大腿部进行熏蒸。3 天换 1 次药袋，每日可多次多人熏蒸，熏蒸温度 50℃，每次 30 分钟，每日 1 次。小针刀治疗 24 小时后进行中药熏蒸，切勿针刀治疗当日进行中药熏蒸，以防刀口感染。5 日为 1 个疗程。本组 30 例患者经 1 次治疗后症状体征消失者 12 例，2 次后又有 8 例痊愈，3 次后又有 8 例痊愈，另外 2 例症状明显好转，该 2 例患者为本组中病程最长者（2 年病史）。本组治愈率达 96%。

4. 针刀结合神经阻滞治疗

刘英民[6]等用小针刀结合神经阻滞治疗此病。方法如下：让病人仰卧位，取股外侧皮神经骨纤维管卡压处的痛点，即定点于髂前上棘下、内各 20mm 以内的压痛点。常规消毒后，以利多卡因 5ml，地塞米松注射液 3mg，注射用水 5ml 组成的混合液 10ml 局部神经阻滞治疗。要求穿刺针入皮后稍稍上下左右变换针尖位置，诱发麻痛后再注入药物，并在筋膜下、髂前上棘、腹股沟韧带附着部内侧下方注入 10ml 镇痛混合液。麻醉后实施小针刀松解术，刀口线与肢体纵轴一致，刀体与皮面垂直，快速刺入皮肤达骨面。在腹股沟韧带下的缝匠肌起点的硬韧组织中纵行切开 3～5 刀，纵行疏通，横行剥离即可。经上法治疗 1 周后复诊，未痊愈者行第 2 次治疗。经 1 次治愈 42 例，显效 22 例，无效 1 例。2 次治疗后总治愈 61 例，显效 3 例，无效 1 例。

5. 针刀结合封闭疗法治疗

杨小平[7]采用封闭疗法结合小针刀疗法治疗。治疗如下：①卡压点封闭疗法。醋酸强的松龙 25mg 加 2%利多卡因 2ml，痛点注射，1 周 1 次，最多 5 次。②小针刀疗法。令患者取仰卧位，患侧上肢上举，暴露患侧腹股沟区。在股外侧皮神经走行部位找到最明显的压痛点或触及一滚动的条索状结节处，再确定为进针刀点，并做好标记。常规消毒，术者戴手套，铺无菌洞巾，0.5%利多卡因作局部麻醉，然后选用汉章牌小针刀刺入皮下，刀口线与皮神经、肌纤维方向平行进针，缓慢深入，将刀口与皮神经方向平行、针体与髂嵴平面垂直、深度以髂嵴骨面作纵向剥离 2～3 次，如遇到神经有触电感时，不做剥离，提起小针刀或向旁边移开少许至不出现触电感后再继续做纵向剥离，纵行剥离后横向摇摆松解剥离 2～3 次，剥离结束后出小针刀，棉球按压针眼局部 2～3min 止血，刀口处贴敷创可贴，防止湿水，2 日后自行解除。每周 1 次，症状减轻或无效 1 周后再行小针刀治疗 1 次，3 次未愈者，改用其他方法。本组 21 例病人，经 2～5 次局部封闭结合 1～3 次小针刀疗法后，治愈 17 例，占 80.95%；有效 4 例，占 19.05%；总有效率为 100%。

周建国[8]等选取了 25 例患者进行治疗。25 例均采用在髂前上棘内下方 1.5～2cm 压痛点或索条状物处为进针点。常规消毒皮肤，用 1%利多卡因加少许醋酸泼尼松先行局部麻醉，要求穿刺针入皮下，再慢持续进针达阔筋膜深层。穿刺正确患者可有异感，回抽无血，注入药物 5～8ml 后，用 4 号针刀垂直皮肤快速进刀到皮下（刀口线与神经走行线平行），再缓慢持续进刀走阔筋膜深层，纵行剥离几刀后出针刀，每 2 周 1 次，2～3 次为 1 疗程。治疗结果：第 1 次针刀治疗后，25 例均感麻、痛显著好转，针刺感觉减退区明显缩小，感觉减退的程度亦有好转。1 疗程治疗后，有 23 例腿部麻痛完全消失。仅有 2 例仍有部分皮肤感觉减退，但范围较前明显缩小。随访 6 个月～5 年，除 2 例大腿外侧偶感不适，外前侧皮肤仍有约 5cm×5cm 的感觉减退以外，余均痊愈。

柳爱红[9]采取针刀治疗。体位：患者仰卧位。患侧上肢上举。定点：在髂前上棘向内再向下 1.5cm 左右压痛处作标记。方法：皮肤常规消毒，术者戴手套，铺无菌巾，行针刀术。治疗前先以 2%利多卡因 2ml 加强的松龙 25mg 于定点处注射，针刀刀口线与下肢纵轴平行，垂直进刀，缓慢深入达阔筋膜深层，行纵向疏通和横行摆动后出刀，如遇硬结或条索状物时，可作切开剥离 2～3 刀。术毕，消毒刀口，以创可贴贴住刀口，防止湿水，2 天后可自行解除。针刀术 1 次未愈者，可间隔 1 周后再行施术，3 次未愈者，改用其他方法。本组 35 例病人，经 1～3 次针刀术后，治愈 31 例，占 88.6%；有效 4 例，占 11.4%；总有效率 100%。

参考文献

[1] 陈敏, 左振芹, 向东东, 等. 针刀治疗股外侧皮神经卡压综合征的疗效观察[J]. JCAM.Feb, 2013, VOL.29, NO.2：30-32.

[2] 范小涛, 李殿宁. 针刀治疗股外侧皮神经卡压临床研究[J]. 辽宁中医药大学学报.2010, 12,（4）：201-202.

[3] 孙波, 邹翠敏. 针刀治疗股外侧皮神经卡压综合征 12 例[J]. Chinese Acupuncture & Moxi-bustion, September 2008, Vol.28No.9：666.

[4] 王学昌, 刘延青, 张董喆等. 弧刃针刀治疗股外侧皮神经卡压综合征 37 例临床观察 [J]. 中国疼痛医学杂志, 2016, 22,（7）：556-557.

[5] 鲍小翠, 王岁珠. 小针刀配合中药熏蒸治疗股外侧皮神经炎 30 例 [J]. 国社区医师·医学专业, 2012, 7,（14）：207.

[6] 刘英民, 赵雪竹. 小针刀合神经阻滞治疗股外侧皮神经卡压综合征 65 例分析[J]. 河北医学.2017, 7,（7）：954-955.

[7] 杨小平. 封闭疗法结合小针刀松解治疗股外侧皮神经卡压综合征 21 例 [J]. 右江民族医学院学报.2009, 8,（4）：607.

[8] 周建国, 陈军刚, 毛德军. 针刀治疗股外侧皮神经卡压综合征 [J]. 四川中医.2008, 26,（2）：121

[9] 柳爱红. 小针刀治疗股外侧皮神经卡压综合征 35 例 [J]. 中医药信息, 2004（02）：54.

第十五节　腓浅神经卡压综合征针刀临床研究进展

针刀治疗　夏铂等[1]运用小针刀治疗腓浅神经皮支卡压综合征 30 例。治疗方法：患者仰卧位，膝关节伸直放松，确定痛点并做标记，常规消毒后，使针刀刀口线和胫前肌纤维走向一致刺入皮下，针刀体与手术床面垂直，行纵行疏通剥离 2～3 次，再横行铲剥 2～3 次，剥离粘连筋膜和皮下脂肪。然后用切开剥离法，将刀口刺入该神经的深筋膜下出口处切割，以切断卡压于神经之上的横行筋膜纤维，有效松解受卡压的神经。出针后，压迫针孔止血。并局部封闭针孔，盖以无菌纱布、胶布固定。7 天治疗 1 次，6 次为 1 个疗程，疗程间休息 7 天。共治疗 30 例患者中，痊愈 20 例，2 个疗程后症状消失，占 66.7%；有效 7 例，2 个疗程后症状基本消失，但后趾间尚遗留不同程度麻木感，占 23.3%；无效 3 例，2 个疗程后症状无改变，占 10.0%；总有效率 90.0%。随访 1 年复发 3 例。笔者认为小针刀疗法将针法与刀法融合为一体，再结合现代软组织松解术，能剥离粘连组织，改善局部血液循环，松解痉挛的肌腱及筋膜，从根本上扩大狭窄的出口，解除卡压。该法简便安全，止痛效果显著。

参考文献

[1]　夏铂，龚谨. 小针刀治疗腓浅神经皮支卡压综合征 30 例 [J]. 江苏中医药，2011，43（4）：65.

第十六节　跗管综合征针刀临床研究进展

1. 针刀结合手法治疗

谈湘森等[1]采用小针刀配合手法治疗跗管综合征 61 例。患者取患侧卧位，将患足内踝朝上，沙袋垫平稳。在内踝后缘与足跟骨划一直线，分别在内踝与跟骨内侧定位。用 1%利多卡因局部麻醉。第 1 支针刀切开分裂韧带内踝部的起点：在内踝后缘定位，针刀体与皮肤垂直，刀口线与腓骨纵轴呈 45°角，按针刀手术四步操作规程进针刀，针刀经皮肤、皮下组织、筋膜，直达内踝后缘骨面，沿骨面向下探寻，刀下有坚韧感时，即到达分裂韧带的起点，以提插刀法切割 2～3 刀，范围不超过 0.5cm。第 2 支针刀切开分裂韧带跟骨内侧的止点：在跟骨内侧面定位，针刀体与皮肤垂直，刀口线与下肢纵轴呈 45°角，针刀直达跟骨内侧骨面后，沿骨面探寻，遇坚韧感时，即到达分裂韧带的止点，向上下各铲剥切割 2～3 刀，范围不超过 0.5cm。然后，在分裂韧带起止点之间，选择 2～3 个压痛点，按上述手法，行纵疏横剥 2～3 刀。针刀术后再行手法外展、外旋踝关节数次，持续 5～10min。共治疗 61 例患者中，治愈 42 例，好转 17 例，未愈 2 例。

2. 针刀结合中药熏洗治疗

江开春等[2]采用小针刀配合中药熏洗治疗跗管综合征。患者患侧卧位，健肢伸直，患肢屈曲向前，充分暴露内踝。定位于内踝后下缘及足跟内后缘压痛点处，一般两端各选两点为进针点。常规消毒，铺无菌巾。取 4 号针刀，沿标定进针点分别刺入，切断部分分裂韧带，再在分裂韧带两端沿韧带内缘用通透剥离法。轻巧操作，避免损伤胫后神经、血管。针刀术后，术者一手握患者足跟，另一手握足掌，用力跖屈、外翻患足数次，以进一步松解粘连。7～10日治疗1次，根据病情治疗1～4次。术后次日行中药熏洗，每日2次，每次30min，每剂中药连用2日。每次针刀治疗后用药3剂。共治疗40例患者中，优19例，良12例，可5例，差4例，优良率为77.5%。

参考文献

[1] 谈湘森，田心义，陈守平. 小针刀配合手法治疗跗管综合征61例临床分析 [J]. 中医正骨，2013，25（11）：37-39.

[2] 江开春，李武强. 小针刀配合中药熏洗治疗跗管综合征临床研究 [J]. 中医学报，2012，27（12）：1675-1676.

第十七节　morton 跖骨痛针刀临床研究进展

针刀治疗　郭永昌[1]用自制针刀治疗摩顿跖痛症。针刀制作：用一直径为2mm的克氏针，一端弯成环状作为柄，针体长5cm，针刀端略弯呈弧形，并使刀刃方向与柄一致，针刀前约2cm磨成扁平，磨出约3mm的双刃刀，经高温灭菌备用。治疗方法：用肥皂水将足洗净，在足背定痛点，标记，常规消毒，在标记点作局部封闭，达第3跖骨远端外侧骨膜及掌面。自制针刀从标记点垂直皮肤沿第3跖外侧骨皮质进针，并沿骨皮质潜行剥离约1cm左右后，用手指顶推底侧趾蹼，感觉针尖位置已超过跖骨间韧带后，将针刀向外斜45度，贴骨皮质切断跖骨间韧带，检查第3至4趾骨头之间已松动即可。用无菌敷料包扎，在足底侧、背侧各置一纱布卷用绷带加压包扎。术后常规服抗生素3天，嘱患者1天后反方向推分第3至第4趾骨头以防粘连。治疗后，22例中1次治愈18例，3例症状消失，1例症状大部分缓解

李孝林等[2]用针刀松解治疗摩顿跖痛症。在病变跖骨之间找准压痛点，背侧或跖侧入路均可。常规消毒，铺孔巾，局麻，以4号针刀刀口线与足纵轴平行，针刀体与皮面垂直，经皮肤、皮下组织至跖骨，再将针刀移至跖间，触及条束状硬结。将刀身向远端倾斜45°角，紧贴骨皮质缓慢向前推进，逆行切断跖骨间深横韧带至刀下有落空感时调转刀口线90°，在原硬结处上下1cm切开2～3刀，并纵疏横剥2～3次，出针刀，无菌敷料覆盖。术后常规口服抗生素2天，2周内避免久站、久行、负重。本组26足经1次治疗，痊愈20足，好转4足，总有效率达92.3%，另2足因术后过多行走而缓解不明显，后经保守治疗好转。所有病例随访6个月～2年无复发。

参考文献

[1] 郭永昌. 自制小针刀治疗摩顿跖痛症22例报道 [J]. 中医中药，2007，45（15）：78.

[2] 李孝林，熊昌源. 小针刀松解治疗摩顿跖痛症的体会 [J]. 中国中医骨伤科杂志，2007，15（6）：31.

第八章
神经卡压综合征针刀术后康复保健操

"康复"这个词语来源于中世纪的拉丁语，其意是指"重新获得能力"。

90 年代，国际卫生组织对康复的定义为：康复是指综合协调地应用各种措施，最大限度地恢复和发展病者、伤残者的身体、心理、社会、职业、娱乐、教育和周围环境相适应的方面的潜能。

所以，"康复"一词的含义是强调患者本身的活动能力和发展患者的潜能，说明康复的意义是强调患者的主动能力。针刀疗法发明以来。在其四大基本理论的指导下，治愈了成千上万的慢性软组织损伤和骨质增生患者，对一些局部的软组织损伤及骨质增生性疾病，比如桡骨茎突肌腱炎、跟骨骨刺等，只需使用 1～2 支针刀进行一次闭合性松解就能治愈，于是，有的医生就片面地认为，针刀治疗疾病就是靠针刀扎几下就行了，不需要其他辅助措施，其结果是普遍存在针刀见效快，复发率高的现象，以至于医生和患者都承认针刀治疗有效，但在短时间内就会复发。造成这种现象的原因一方面是对慢性软组织损伤的病理机制认识不足，只把疼痛点当成针刀的治疗点，不清楚慢性软组织损伤的病理结构是以点成线、以线成面的立体网络状病理构架，另一方面是不重视针刀术后的康复，忽略了人体自身的主观能动性。针刀治疗只是帮助人体进行自我调节的一种手段，是一种扶正的手段，人体弓弦力学系统的修复必须由人体自身发挥调节作用才能恢复正常的动态平衡。随着针刀医学的发展，针刀治疗的适应证不断扩大，已经从骨伤科疾病扩展到内、外、妇、儿、五官等多科疾病的治疗，在长期的神经卡压综合征的治疗实践中，发现针刀的治疗次数不再是 1～2 次，可能达到 2～4 次，针刀的治疗部位也不再是 1～2 刀，而是 4～12 刀，或者更多。这样，针刀术后人体的自我修复就需要更长的时间，因此，我们根据人体弓弦力学系统和慢性软组织损伤的病理构架理论设计了神经卡压综合征针刀术后康复操，帮助人体进行针刀术后的自我调节，这种方法是让患者主动参与，充分发挥人体的自主意识，将动态弓弦力学单元的锻炼和静态弓弦力学单元的锻炼两者有机地结合起来，加快针刀术后组织的修复，尽快恢复人体弓弦力学系统的力平衡。

本套康复操具有如下特点：

（1）每一式都在神情安逸、放松中练习，使患者取得事半功倍的疗效，总在喜、怒、哀、怨、恨中，何来平衡之趣。

（2）在斜伸式、伸肩式和跪膝式等中都安排了肌肉作静力收缩练习的时间，持续用力 8 秒后，然后加大用力作短促的动力收缩一次。这是根据针刀医学整体理论、网眼理论和中医推拿"寸劲"演变而来，这种方法可以将运动练习从动态弓弦力学单元的练习逐渐转变到静态弓弦力学单元的练习，从局部弓弦力学系统的练习逐渐转变到整体弓弦力学系统的练习，体现了以点成线，以线成面的整体康复理念。

（3）虽然每一式都明确了练习部位和主要运动肌群，且每式都具有调节机体的整体性和协调性的作用，但其练习量的多少需要患者根据自身的条件，量力而行，不可拘泥。

（4）很多练习者欲速愈，试图整天地练习，却忘记了欲速则不达的古训，在完成了适合自身练习量的前提下，应参加非练习的各项动作内容，甚至参加社会活动，在乐趣中培养康复的信心，我们谓之"功课以外，快乐之中"。

（一）预备式

身心放松，神态安逸，两脚并拢，周身中正，两手自然下垂，目平视前方，深呼吸3次（图8-1）。

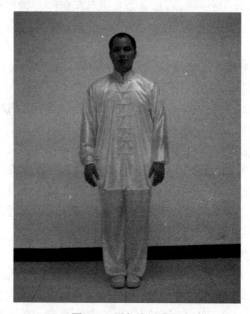

图8-1　预备式示意图

（二）斜伸式

1. 练习原理

本式练习操锻炼胸锁乳突肌、斜角肌、斜方肌、椎枕肌等肌群的协调运动能力。

2. 练习方法

两手叉腰，拇指向后，以下颌为动点，斜向左外上方伸出，同时颈项努力向上伸展，静力斜伸8秒，第9秒时稍加大用力将下颌和头顶同时伸展1次，还原放松，自然呼吸3次，反方向练习1次，左右各重复3次图（8-2，图8-3）。

（三）伸肩式

1. 练习原理

本式练习肩关节肩袖肌群、肩带肌及腕掌部肌群的协同运动能力。

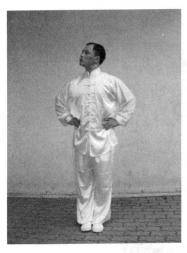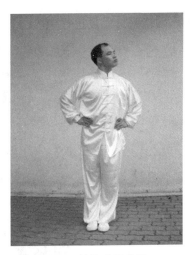

图 8-2　斜伸式示意图 1　　　　　　　　图 8-3　斜伸式示意图 2

2. 练习方法

两脚并拢，周身中正，两手体前十字交叉上举于头顶上方，翻掌心向上，肩、肘、腕及双臂用力作推举状，持续 8 秒，第 9 秒时，加大用力向上推举一次，随即放松，保持原姿势，双腕交替向上推揉 36 次，放下双臂，还原体侧，自然呼吸三次，重复上述动作 9 遍（图 8-4，图 8-5）。

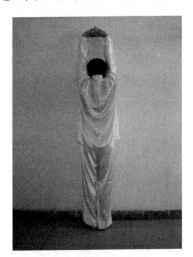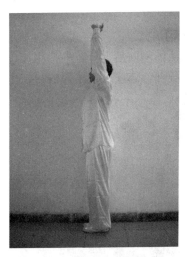

图 8-4　伸肩式示意图 1　　　　　　　　图 8-5　伸肩式示意图 2

（四）压胸式

1. 练习原理

胸椎的动态平衡和力学平衡依赖于胸背部各肌群的协调运动和胸肋关节的微小运动。本式练习增强了多裂肌、回旋肌、肋间肌、颈髂肋肌等的协调运动能力，调整了胸椎各关节的平衡关系。

2. 练习方法

面墙而立，双臂向上伸直轻贴墙壁，双脚后撤一大步，全身放松双臂向上尽力伸展，胸部尽力压贴墙壁。反复进行 36 次。中立位停止，自然呼吸（图 8-6）。

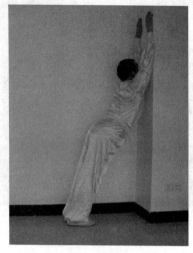

图 8-6 压胸式示意图

（五）搓腰式

1. 练习原理

本式练习操锻炼腰背肌群、上肢肌和下肢肌各肌群的协调能力。通过腰部运动，培补身体元气，提高生命原动力。

2. 练习方法

两手从体侧向后上升，中指相接，抚于腰部向下搓动，至尾骨尖轻揉三次，双手上升，搓回腰部，连续 9 次还原放松，自然呼吸（图 8-7，图 8-8）。

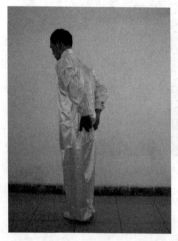

图 8-7 搓腰式示意图 1

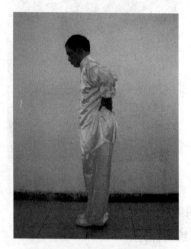

图 8-8 搓腰式示意图 2

（六）跪膝式

1. 练习原理

本式练习锻炼膝关节股四头肌各止点、髌腱、膝关节各肌群、跟腱及足部各肌腱的协同运动能力。

2. 练习方法

双手叉腰，双脚并步站立，保持躯干和大腿成一直线，膝关节慢慢下跪，体会膝关节髌腱、膝关节内外侧肌群及脚后跟腱的牵拉紧张感，坚持 8 秒，第 9 秒稍用力下跪，牵拉髌腱及跟腱 1 次，并步还原，深呼吸 3 次（图 8-9）。

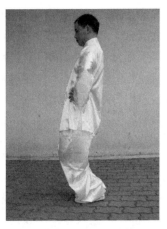

图 8-9　跪膝式示意图

（七）象行式

1. 练习原理

本式康复操锻炼腰背肌、脊柱周围的韧带及上下关节突关节以及与全身所有肌群的协调运动能力，从而将脊柱的动态弓弦力学单元和静态弓弦力学单元的锻炼有机地结合起来，恢复整体生理平衡。

2. 练习方法

四肢触地，全身放松，颈项自然向前伸展，仿大象向前爬行，前进后退共 20 步，还原放松，自然呼吸。练习时，手掌和脚掌放松触地行走，向前迈步时，位于后面的那条腿一定要努力伸直，脚掌向前（图 8-10）。

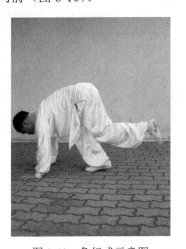

图 8-10　象行式示意图

（八）推腹式

1. 练习原理

本式练习操对内脏进行挤压和按摩，使内脏均接受了有序的被动运动，同时，锻炼了腰背肌群、多裂肌、回旋肌等的协调能力，提高内脏和肢体的协同运动能力。

2. 练习方法

平躺于练习毯上，两手从体侧上升，掌心相叠置于胸部，肩、肘、腕放松，相叠的双手沿体前正中线轻推至耻骨联合部，稍停，轻压，然后，相叠的双手稍离腹部皮肤寸许，沿体前正中线返回胸部，双手沿体前正中线再轻推至耻骨联合部，稍停，轻压，如此反复50次，还原放松，自然呼吸3次。同理，继续沿两侧锁骨中线各轻推50次，然后再回到体前正中线轻推50次，还原放松，自然呼吸3次（图8-11，图8-12）。

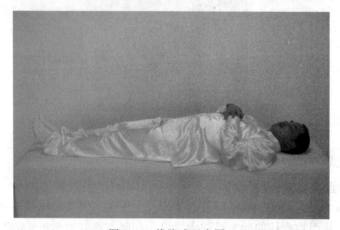

图 8-11　推腹式示意图 1

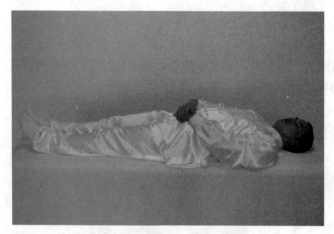

图 8-12　推腹式示意图 2

（九）推掌式

1. 练习原理

本式练习操通过呼吸运动的力量传递，让内脏和脊柱周围的韧带及上下关节突关节产生有序运动，锻炼脊柱静态弓弦力学系统和内脏的协同运动能力。

2. 练习方法

平躺于练习毯上，两手掌心相叠置于腹部，全身放松，自然呼吸，认真体会吸气时腹肌对双手掌的推动和气流对腰部的撑胀感，默数 300 次（图 8-13）。

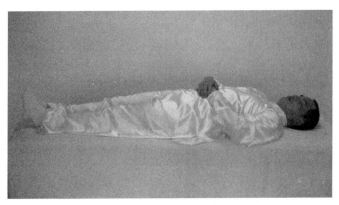

图 8-13　推掌式示意图